CTG モニタリングテキスト

改訂版

TEXTBOOK OF CARDIOTOCOGRAM MONITORING

編集代表
馬場一憲・松田義雄

編集
日本母体胎児医学会

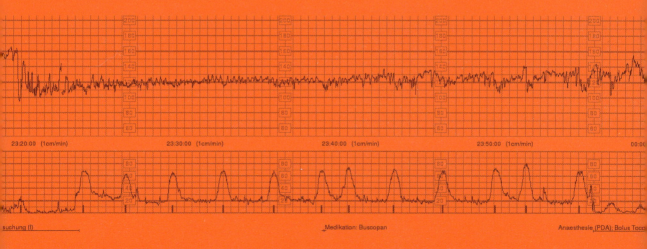

東京医学社
TOKYO IGAKUSHA

執筆者一覧 (五十音順)

東　裕福　　　Hiromitsu Azuma
日本大学医学部産婦人科

池田智明　　　Tomoaki Ikeda
三重大学医学部産婦人科

池ノ上　克　　Tsuyomu Ikenoue
宮崎大学

石川浩史　　　Hiroshi Ishikawa
神奈川県立こども医療センター産婦人科

岡井　崇　　　Takashi Okai
元愛育病院

岡村州博　　　Kunihiro Okamura
東北公済病院

上塘正人　　　Masato Kamitomo
鹿児島市立病院産婦人科

神元有紀　　　Yuki Kamimoto
三重大学医学部産科婦人科

瓦林達比古　　Tatsuhiko Kawarabayashi
公益財団法人福岡県すこやか健康事業団

木村芳孝　　　Yoshitaka Kimura
東北大学大学院医学系研究科融合医工学分野

経塚　標　　　Hyo Kyozuka
福島県立医科大学医学部産科・婦人科学講座

倉澤健太郎　　Kentaro Kurasawa
横浜市立大学産婦人科

上妻志郎　　　Shiro Kozuma
元東京大学医学部産婦人科

佐藤多代　　　Kazuyo Sato
仙台赤十字病院産婦人科

佐藤尚明　　　Naoaki Sato
東北大学医学部産婦人科

鮫島　浩　　　Hiroshi Sameshima
宮崎大学医学部産婦人科

菅原準一　　　Jun-ichi Sugawara
東北大学医学部産婦人科

竹内康人　　　Yasuhito Takeuchi
香川大学瀬戸内圏研究センター

田中　守　　　Mamoru Tanaka
慶應義塾大学医学部産婦人科

田平達則　　　Tatsunori Tabira
鹿児島市立病院産婦人科

友野康江　　　Yasue Tomono
三宅医院

中井章人　　　Akihito Nakai
日本医科大学多摩永山病院女性診療科・産科

長谷川潤一　　Jun-ichi Hasegawa
聖マリアンナ医科大学産婦人科学

馬場一憲　　　Kazunori Baba
埼玉医科大学総合医療センター総合周産期母子医療センター

濱田真一　　　Shinichi Hamada
ベルランド総合病院産婦人科

林　昌子　　　Masako Hayashi
日本医科大学多摩永山病院女性診療科・産科

福嶋恒太郎　　Kotaro Fukushima
福嶋クリニック

藤森敬也　　　Keiya Fujimori
福島県立医科大学医学部産科・婦人科学講座

古川誠志　　　Seishi Furukawa
宮崎大学医学部産科婦人科

前田隆嗣　　　Takatsugu Maeda
鹿児島市立病院産婦人科

牧　洋平　　　Yohei Maki
宮崎大学医学部産婦人科

松岡　隆　　　Ryu Matsuoka
昭和大学医学部産婦人科学講座

松田義雄　　　Yoshio Matsuda
三島総合病院

三谷　穣　　　Minoru Mitani
東京女子医科大学八千代医療センター母体胎児科

宮木康成　　　Yasunari Miyagi
岡山大福クリニック

三宅貴仁　　　Takahito Miyake
三宅医院

村越　毅　　　Takeshi Murakoshi
聖隷浜松病院総合周産期母子医療センター・周産期科

村田雄二　　　Yuji Murata
ベルランド総合病院産婦人科

八重樫伸生　　Nobuo Yaegashi
東北大学病院

安田　俊　　　Shun Yasuda
福島県立医科大学周産期・小児地域医療支援講座

増田公美　　　Kumi Masuda
市立貝塚病院産婦人科

山本樹生　　　Tatsuo Yamamoto
春日部市立医療センター

山本香澄　　　Kasumi Yamamoto
兵庫県立がんセンター婦人科

脇本　剛　　　Goh Wakimoto
脇本産婦人科

初版前書き：
「CTG モニタリングテキスト」刊行に向けて

　今日，産科の臨床現場での分娩監視装置は，超音波診断装置とともに広く普及している。しかし，その装置から得られる胎児心拍数陣痛図（cardiotocogram：CTG）をどう判読して，どのように対応すべきかをめぐっては，今なお議論の多いところである。判読の標準化を図るべく何度か胎児心拍数パターンの定義に変更を加えてきたが，それでも判読で不一致をみることも多く，問題点は少なくない。

　CTG を臨床現場で生かすためには，単に胎児心拍の波形を機械的に暗記するのではなく，その背景にある胎児の生理や病態を学び，CTG の本質を理解することが極めて重要である。

　そうした状況を踏まえて，CTG への理解をより深めていただくべく月刊誌「周産期医学」Vol.42 No.4 に日本母体胎児医学会共同企画として特集「CTG テキストブック 2012」を発行した。

　幸い読者の反響も上々で，それを受けて，さらに多くの方々に CTG を啓発・普及すべく，書名を「CTG モニタリングテキスト」として単行本化することとした。
刊行に当たり，内容の見直しや修正，その後の新知見も加筆していただいた。

　本書が，産科医療に携わるすべてのスタッフの基礎知識や技術の向上に役立ち，さらなる安全な分娩につながることを願っている。

2013 年 1 月

「日本母体胎児医学会」常任幹事
馬場一憲，松田義雄

改訂版前書き：
改訂版刊行に向けて

　2013年2月に発刊された初版は，お陰さまで多くの方々に受け入れていただいた。それから5年が経過したが，この間，産婦人科診療ガイドラインが広く普及し，補償だけでなく脳性麻痺発症の原因分析や再発防止に繋げていこうとする「産科医療補償制度」も軌道に乗り，重症例の数が低下傾向になったと同時に，症例の蓄積によって新たな病態の存在も明らかになってきている。

　また，日本母体胎児医学会が日本産科婦人科ME懇話会として発足してから40周年を迎える記念の年でもあることから，本書の改訂版を上梓することになった。

　改訂版作成にあたっては，初版をすべて読み直し，初版で触れられていなかった新知見などを含む新たな章を加えて内容をより一層充実させると同時に，初版の原稿も内容を最新のものに差し替え，また，産婦人科医，助産師のみならず産科診療に関わるすべてのスタッフにとって，「CTGモニタリングの基礎から臨床まで」わかりやすく読みやすいものになるよう，表現の変更や語句の統一などを各著者にお願いした。ただし，心拍数図に関しては，波形とパターンの2つの表現があるが各著者の表現方法にゆだねた。

　編集作業にあたっては，日本母体胎児医学会の幹事の方々だけでなく，特に，日本母体胎児医学会名誉会員の村田雄二先生から貴重なご意見を頂戴した。

　残念ながら，CTGの基礎と臨床の両面でご活躍され初版にご寄稿いただいた岡井　崇先生，上妻志郎先生がお亡くなりになったが，後進が引き継いで内容を更新し，お2人のお名前を残すことができた。

　本書が，引き続き，臨床現場で，教育の場で，そして学術研究の参考図書として，幅広く利用されることを切に願っている。

2018年3月

「日本母体胎児医学会」編集代表
馬場一憲，松田義雄

目次 contents

序

総論

1. CTGは何を表し，何をどうやって知ることができるか　　　　馬場　一憲　010
2. モニタリングの原理　　　　竹内　康人　017

基礎編

3. 胎児心拍数モニタリングと周産期予後：歴史的経過
   濵田　真一，脇本　剛，増田　公美，山本　香澄，村田　雄二　032
4. 心拍数パターン分類の歴史的考察　　　　上妻　志郎，馬場　一憲　040
5. 心拍数波形判定基準に関する我が国と海外との比較　　　　神元　有紀，池田　智明　046
6. 胎児心拍数の調整メカニズム　　　　三谷　穣，松田　義雄　051
7. 頻脈，徐脈，一過性頻脈，一過性徐脈の発生機序　　　　三谷　穣，松田　義雄　057
8. 胎児心拍数細変動の重要性　　　　古川　誠志，池ノ上　克　064
9. 胎児心拍数波形と児のアシドーシスとの関係　　　　牧　洋平，鮫島　浩　070
10. 異常胎児心拍数波形の病態解明に寄与した実験周産期医学の歴史
    池ノ上　克　076
11. 子宮収縮の評価法　　　　瓦林　達比古　081
12. 最近の話題：母体腹壁誘導胎児心電図
    佐藤　尚明，木村　芳孝，八重樫　伸生　088

臨床編

- 13. CTG におけるピットフォール　　　　　　　　　　　　　　馬場　一憲　096
- 14. 心拍数波形の定義　　　　　　　　　　　　　　　　　　　松岡　隆　104
- 15. 心拍数波形のレベル分類に基づく分娩時胎児管理指針
  　　　　　　　　　　　　　　　　　　　　　　岡井　崇，松岡　隆　109
- 16. NST の実施方法と読み方　　　　　　　　　　東　裕福，山本　樹生　114
- 17. 多胎における CTG　　　　　　　　　　　　　　　　　　村越　毅　125
- 18. 特異な胎児心拍数波形　　　　　　　　藤森　敬也，経塚　標，安田　俊　131
- 19. 超音波検査による臍帯異常の診断と CTG　　　　　　　　長谷川　潤一　136
- 20. 絨毛膜羊膜炎，前期破水の CTG モニタリング
  　　　　　　　　　　　　　　　　　　　上塘　正人，田平　達則，前田　隆嗣　144
- 21. 急変時の CTG －常位胎盤早期剥離，臍帯脱出，子宮破裂，胎児貧血－
  　　　　　　　　　　　　　　　　　　　　　　　　　　　　石川　浩史　150
- 22. 胎内発症中枢神経系機能障害の CTG　　　　　　　　　　福嶋　恒太郎　165
- 23. CTG 判読における問題点－ Interobserver difference と intraobserver difference －
  　　　　　　　　　　　　　　　　　　　佐藤　多代，菅原　準一，岡村　州博　171
- 24. 我が国における臨床成績　　　　　　　　　　　　　　　倉澤　健太郎　176
- 25. トレーニングの実際　　　　　　　　　　　　　林　昌子，中井　章人　182
- 26. CTG 判読トリアージと 標準化への試み
  　　　　　　　　　　　　　　　　　　　三宅　貴仁，友野　康江，宮木　康成　188
- 27. 新生児専門医に必須な胎児心拍数モニタリングの基礎知識　　田中　守　195

索引　　　　　　　　　　　　　　　　　　　　　　　　　　　　　　　199

総　論
GENERAL REMARKS

1. CTGは何を表し，何をどうやって知ることができるか

はじめに

　分娩監視装置は広く普及しているが，そこから得られる胎児心拍数陣痛図（CTG：cardiotocogram）をどう解釈し，どのような行動をとるべきかについては，臨床現場で議論になることも少なくない。日本産科婦人科学会周産期委員会が，判読の標準化のために胎児心拍数変動パターン（胎児心拍数波形）を定義しなおしたが[1,2]，それでも判読に不一致が生じることも少なくない（「23．CTG判読における問題点」の章参照）。また，胎児心拍数波形だけが独り歩きして，なぜ心拍数が変化してさまざまな波形が出現するのか，その波形が胎児の生理や病態とどう結び付くのかといった本質が見失われがちである。

　CTGを臨床現場で生かすためには，胎児心拍数波形を単に機械的に暗記するのでなく，その裏にある生理や病態を知ってCTGの本質を理解することが重要である。

分娩時のCTGの目的

　子宮内の胎児は，胎盤機能不全，子宮収縮，臍帯圧迫などさまざまな要因によって，低酸素状態，さらに進んでアシドーシスに陥ることがあり，重篤な場合は，脳などに不可逆的な損傷を受けたり，死に至ることがある。特に分娩中は，繰り返される強い子宮収縮によって，胎児に酸素が十分供給されない状況が急速に進行する危険性が高い。そのため，分娩進行中には常に胎児血中の酸素分圧ないしは酸素飽和度をチェックし，状況に応じて急速遂娩などの処置を速やかに行うことが望ましい。しかし子宮内の胎児は，新生児のように呼吸状態を確認することはできず，また，血中に酸素が十分取り込まれているかを連続的にモニタすることはできない。

　そこで，胎児血中の酸素分圧ないしは酸素飽和度を直接モニタする代わりに使用されるのがCTGである。すなわち心拍数は，交感神経・副交感神経系により調節されているが，これら神経の中枢は血液ガスの情報や血圧などの情報を基に心拍数をコントロールする信号を出しているため，心拍数をモニタすることにより，胎児の低酸素状態やアシドーシスなどを推定することができると考えられる。さらに，CTGは，現在の胎児の状況を示すだけではない。たとえば，一過性であっても徐脈の間は胎盤循環血流量が減少して胎盤から胎児への酸素供給が減少するため，一過性徐脈が頻回に起こっている場合は，胎児がしだいに低酸素状態やアシドーシスに至るであろうという予測が成り立つ。

　分娩時のCTGの目的を大まかにまとめると，表1のようになる。重要な点は，CTGから胎児の状態が悪化したことを速やかに読み取り，それに対して速やかに行動（体位変換，酸素投与などの保存的処置や，吸引・鉗子分娩，緊急帝王切開術などの急速逐娩術など）を起こすことであ

表1　分娩時のCTGの目的
①胎児の低酸素・アシドーシスを速やかに発見 　→　速やかな処置 　→　intact survival（後遺症のない生存） ②陣痛の状態を評価

表2　妊娠中のCTGの目的
①胎児の健康状態（well-being）の評価 　→　胎児にとって，そのまま子宮内に止まったほうがよいのか，出生したほうがよいのかを判断 ②子宮収縮の状態を評価

る。そのためには，産科で勤務するすべてのスタッフがCTGの読み方をマスターしておく必要がある。

妊娠中のCTGの目的

陣痛のない妊娠中にCTGを得るNST（non-stress test）の目的は，基本的に分娩時の目的と同じであるが，常位胎盤早期剥離のような突発的な事態を除けば，胎児の健康状態（well-being）を評価するために用いられる（詳細は「16. NSTの実施方法と読み方」の章参照）。また，切迫早産症例においては，子宮収縮の評価も重要である（表2）。

CTGから胎児の状態をどう判断するか

CTGは，胎児の低酸素状態やアシドーシスの"間接的な"情報であり，低酸素状態やアシドーシス以外の因子によっても修飾されるため（詳細は「6. 胎児心拍数の調整メカニズム」「7. 頻脈，徐脈，一過性頻脈，一過性徐脈の発生機序」「8. 胎児心拍数細変動の重要性」の章参照），CTGから胎児の状態を判断するのに迷うケースも少なくない。現時点ではっきり言えるのは，以下の1.と2.である。

1. 胎児に問題がないと考えられるCTG

CTGが下記の四つをすべて満たす時，胎児に低酸素状態やアシドーシスがなく，胎児の状態は良好であると考えられている（図1）。

1）心拍数基線が正常（110～160 bpm）
2）基線細変動が正常（6～25 bpm）
3）一過性頻脈がある
4）一過性徐脈がない

2. 胎児に問題があると考えられるCTG

下記の四つの場合は児に危険が差し迫っていると考えられ，緊急に何らかの処置（急速逐娩など）が必要と考えられている。

1）基線細変動の消失を伴った，繰り返す遅発一過性徐脈
2）基線細変動の消失を伴った，繰り返す変動一過性徐脈
3）基線細変動の消失を伴った，遷延一過性徐脈
4）基線細変動の減少または消失を伴った，高度徐脈

3. その他のCTG

上記以外のCTGをどう判断するかに関しては，日本産科婦人科学会周産期委員会から提示

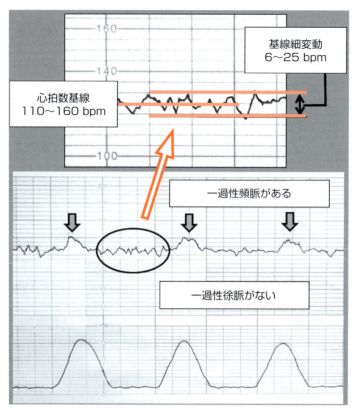

図1　胎児の状態は良好と判断されるCTG

されている「胎児心拍数波形の分類に基づく分娩時胎児管理の指針」[3]が役に立つ（詳細は「15. 心拍数波形のレベル分類に基づく分娩時胎児管理指針」の章参照）。

ただし，この管理指針は確定したものではなく，データのさらなる蓄積および再検討によって，今後，改訂される可能性がある。

胎児心拍数変動パターンの定義の変遷

CTGでは，胎児心拍数変動パターンから胎児の状態を推測するが，変動パターンは，以下の三つに大別される。

1）心拍数基線の変動（頻脈と徐脈）
2）心拍数の一過性変動（一過性頻脈，一過性徐脈など）
3）心拍数基線の細変動

我が国では，日本産婦人科医会（旧日本母性保護医協会）が分娩監視装置診断使用法委員会（坂元正一委員長，前田一雄，室岡一，藤井仁，竹村晃，諸橋侃委員）を発足させ，1975年に読み方の統一見解をまとめた[4]。

しかし，CTGでの予想と出生後の児の状況が一致しないケースも少なくなく，また，我が国の定義が海外の定義と異なっていたために国際的に議論しにくいなどの理由から，日本産科婦人科学会周産期委員会は，胎児心拍数変動パターンの定義の変更を2003年[1]と2008年[2]に

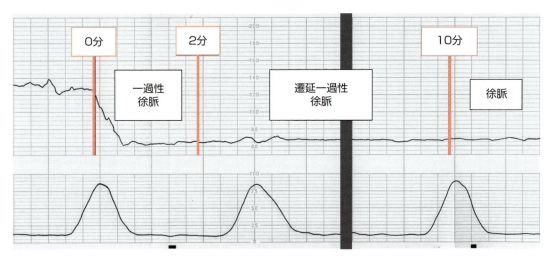

図2 一過性徐脈，遷延一過性徐脈，徐脈
心拍数の低下から2分未満で回復すれば一過性徐脈。2分以上10分未満で回復すれば遷延一過性徐脈，10分以上回復しなければ徐脈

行い，各パターンと児の状態との関連を見直すこととした（その後の細かい変更も含めた最新の心拍数変動パターン（心拍数波形）の定義とその詳細については，「14．心拍数波形の定義」の章参照）。

1．2003年の変更

主な変更点は，以下の通りである。

1）胎児心拍数基線

正常脈の範囲を110～160 bpmに変更。徐脈と頻脈に関して，高度と軽度の区別をなくした。

2）基線細変動の消失

細変動の消失をその幅が0 bpm（肉眼で変動が見えない）とした。

3）胎児心拍数細変動（FHR variability）

心拍数基線以外の部分の細変動にも注目。

4）持続時間（回復までの時間）の導入

徐脈と頻脈に関して，一過性，遷延，基線の変化（徐脈または頻脈）を2分，10分で区分（図2）。

5）一過性徐脈の判別

最初のボトムまでの時間で，早発/遅発一過性徐脈と変動一過性徐脈を判別するとした（図3）。早発一過性徐脈（図4）と遅発一過性徐脈（図5）は従来どおり判別する。

6）変動一過性徐脈

15 bpm以上の心拍数低下として，高度と軽度の区別をなくした（持続時間は15秒以上2分未満）。

2．2008年の変更

1）徐脈の中で，より重篤な徐脈を区別。80 bpmで区分（図6）。

2）遷延一過性徐脈の高度と軽度を区別。80 bpmで区分（図7）。

3）変動一過性徐脈の高度と軽度の復活。最下点が70 bpm未満で持続時間30秒以上，または

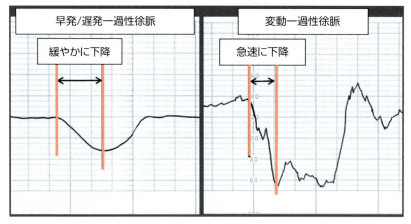

図3 早発/遅発一過性徐脈と変動一過性徐脈

現在では，心拍数減少の開始から最初のボトムまでの変化が緩やかか急速かで判別するが，2003年の変更では，30秒以上（緩やか）か30秒未満（急速）かで区別するとしていた

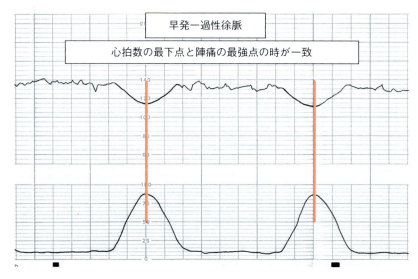

図4 早発一過性徐脈

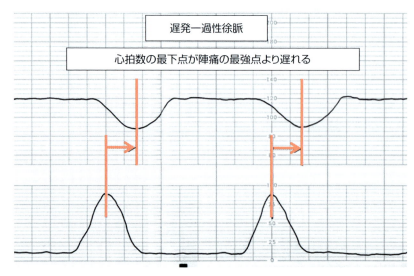

図5 遅発一過性徐脈

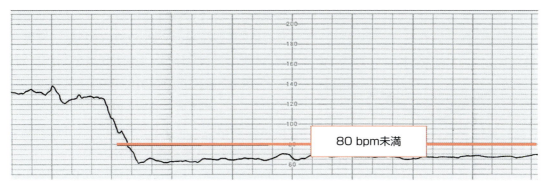

図6　高度徐脈

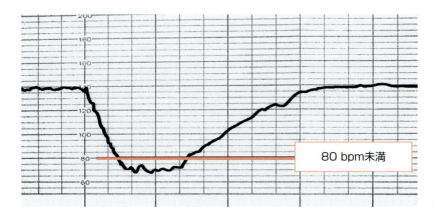

図7　高度遷延一過性徐脈

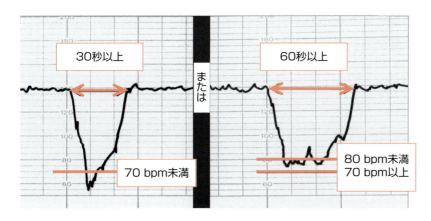

図8　高度変動一過性徐脈

　最下点が 70〜80 bpm で持続時間 60 秒以上を高度，それ以外を軽度と区分（図8）。
4）遅発一過性徐脈の高度と軽度を区別。変動の深さを 15 bpm で区分（図9）。

低酸素・アシドーシス以外に CTG からわかること

　　CTG の最大の目的は，胎児の低酸素・アシドーシスの発見であるが，それ以外にも CTG から読み取れることがある。詳細は，「6. 胎児心拍数の調整メカニズム」「7. 頻脈，徐脈，一過

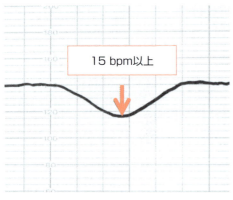

図9　高度遅発一過性徐脈

性頻脈，一過性徐脈の発生機序」「8．胎児心拍数細変動の重要性」の章で述べられているが，早発一過性徐脈は陣痛発作時に児頭が圧迫を受けていること，変動一過性徐脈は臍帯が一時的に圧迫されていること，細変動の増加と減少の周期的な変化は胎児の睡眠サイクルを含む活動状態（behavioral state）を表していると考えられている。

陣痛図からは，子宮収縮の持続時間や間隔を知ることができる。ただし外測法では，山の大きさから子宮収縮の強さ（絶対値）を知ることはできない。

胎児仮死という用語

以前は，低酸素状態やアシドーシスなど胎児に危険が差し迫っているという状態を胎児仮死（fetal distress）と呼んでいたが，この用語は，一般の人たちに「死にかけている」といった誤解を生じさせる恐れがあるとして，日本産科婦人科学会周産期委員会が2001年の報告書[5]の中で，胎児仮死に代わって，non-reassuring fetal status という用語を用いることを提案した。現在では，その後に提案された「胎児機能不全」を用いることとし，日常臨床では「胎児仮死」という用語は用いないことになっている[6]。

おわりに

本書が，新しい生命の誕生を見守る産科で働くすべてのスタッフの基礎知識向上に役立ち，すべての分娩が，より一層安全に行われるようにと祈ります。

文　献

1) 日本産科婦人科学会周産期委員会：胎児心拍数図の用語及び定義検討小委員会報告（委員長　岡村州博），日産婦誌 55：1205-1216，2003
2) 日本産科婦人科学会周産期委員会：周産期委員会（平成19年度専門委員会報告），日産婦誌 60：1220-1229，2008
3) 岡井崇，池田智明，瓦林達比古，他；日本産科婦人科学会周産期委員会：委員会提案―胎児心拍数波形の分類に基づく分娩時胎児管理の指針（2010年版）―（日本産科婦人科学会周産期委員会，胎児機能不全の診断基準作成と妥当性の検証に関する小委員会提言（2008年）の改訂版）．日産婦誌 62：2068-2073，2010
4) 日本母性保護医協会：研修ノート No. 6「分娩監視」，1975
5) 日本産科婦人科学会周産期委員会：周産期委員会報告：胎児仮死の用語と定義検討小委員会：平成11年度～平成12年度検討結果報告：日産婦誌 53：935-936，2001
6) 日本産科婦人科学会/日本産婦人科医会：産婦人科診療ガイドライン産科編 2011，pp199-205，2011

（馬場　一憲）

2. モニタリングの原理

はじめに

　この章においては，胎児心拍および陣痛（子宮収縮）の物理学および観測のための計測工学，分娩監視装置の動作原理の大要を縦覧し，また動作原理に起因する使用上の注意事項を解説する。

胎児心拍とその観測手法

　胎児心拍の観測とは，別言すれば胎児心拍を代弁する信号を入手することである。これを総称して胎児心拍信号，ないしはさらに略して胎児信号と呼ぶ。胎児心拍信号を得る技術的手段手法は，特殊なものを除き，次の4種類がある。
(1) 胎児心電信号（児頭誘導，腹壁誘導）
(2) 胎児心音信号
(3) 超音波ドプラ胎児心拍信号
(4) 胎児心磁信号

　ある胎児から(1)〜(3)を同時に観測した例を図1に示す。これらの中でおおよそあらゆる場面[1]での実用に耐え，かつ40年にもわたる長年の臨床実績が証明されているものは超音波ドプラのみである。以下においては主としてこれを中心に説明を進める。

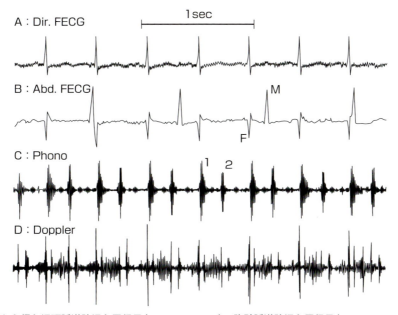

図1　同一の胎児から得た児頭誘導胎児心電信号（A：direct FECG），腹壁誘導胎児心電信号（B：abdominal FECG），胎児心音信号（C：fetal phonocardiography），超音波ドプラ胎児心拍信号（D：fetal doppler cardiography）の同時記録の例

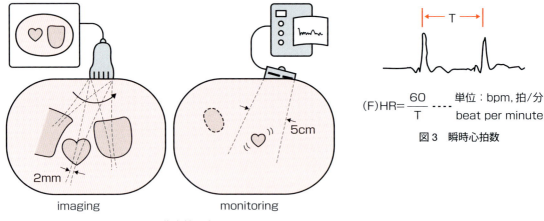

図2　指向性の違い
画像診断用の超音波システムでは空間分解能が高いことが必要なので指向性を鋭く絞り込む（2 mm とか）が，監視装置用の超音波システムは有感領域から対象物が逃げ出さないように指向性を絞らずに広目（5 cm とか）に取る

$$(F)HR = \frac{60}{T} \cdots \text{単位：bpm, 拍/分}\ \text{beat per minute}$$

図3　瞬時心拍数

超音波ドプラ法で得られる胎児信号の概要

　　超音波ドプラ法は関心ある領域に能動的に超音波（送波信号）を送り込み反射源の応答すなわち反射波（エコー，受波信号）を観測する能動計測である。ドプラ信号（ドプラ計測）とは，この受波信号の中から時間的に変化する成分だけを送波信号と関連づけて抽出[2]したものである。結果としてドプラ信号は観測領域の中の停止している物体は無視して運動する（振動する）物体のエコーのみを代弁する信号となる。

　　超音波システムは送波超音波をどの方向に出すか，またどの方向から来た超音波を選択的に受け入れるかで関心領域が選択できる。これを指向性があるという[3]。ただし胎児監視用の超音波ドプラシステムでは分娩の進行とともに，また母体の陣痛や呼吸によっても，胎児は移動するのであまりに指向性が鋭すぎるとかえって使いづらいものとなるため，故意に観測領域をやや広くとり，指向性の鈍い超音波システムを構成している（図2）。

　　また胎児監視用のドプラシステムは，長いパルスのパルスドプラシステムが主として用いられる。またその超音波周波数（キャリア周波数）は1 MHz前後である。

胎児心拍数を求める方法

　　瞬時心拍数は，拍毎の時間間隔すなわち周期Tを測り，それを1分間値に換算して表現する（図3）。このような個々の拍の拍間時間だけによる瞬時心拍計測をbeat-to-beat計測とも呼び，これは本書のほかのいくつかの章において重要課題となる心拍細数変動の評価における重要な約束事となる。

　　図1の波形図にも示したごとく，瞬時心拍数を計測するための心拍の生起時刻ないし周期の認識は，児頭誘導胎児心電の場合は波形が単純であることから誠に容易である。しかしながらドプラの場合は波形があまりに複雑でかつ刻々と変転するため，どこを基準に心拍時刻を認識するかが一義的には決められない（図4）。

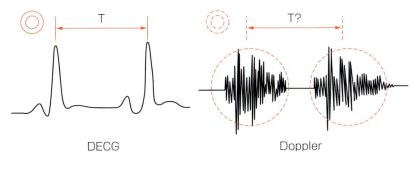

図4 児頭誘導胎児心電信号（DECG）と超音波ドプラ胎児心拍信号（Doppler）における心拍周期の認識手法

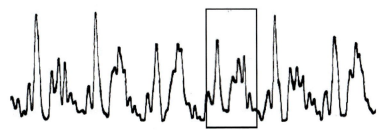

図5 胎児ドプラ信号のエンベロープ（信号強度の時間関数）の例
全長約2秒。1拍分（四角で囲った区間）がこの関数の過去（左側）の姿と似ている程度（相関）を演算する

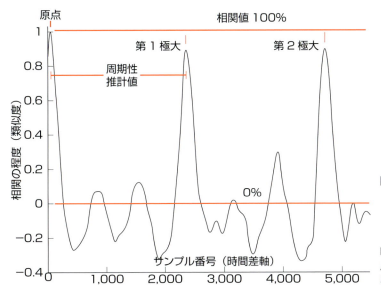

図6 胎児ドプラ信号のエンベロープをフィルタ処理および自己相関演算により過去との類似度を求め，その極大から周期性の推計値にした例
時間差軸（横軸）全長は約1秒。この周期性推計値の逆数が心拍周波数であり，60倍して心拍数とする

ドプラ胎児信号に特有な心拍数測定方法

　現象の生起時刻の認識を経ずにその周期性を評価する手法として，ここでは数学的にいう所の「自己相関」を利用する。「相関」とは，「類似度」の評価手法である，と考えればよい。すなわちある時点での局所信号波形が自分自身の過去の姿とどの程度似ているか，を関数として求めたのが「自己相関」である。規格化された自己相関においては，自身のどのくらい過去のものと何％似ているかが表現される（図5，6）[4]。

　すなわち図示のごとく，自己相関の第1極大の位置からその時の心拍数を推算する。この手

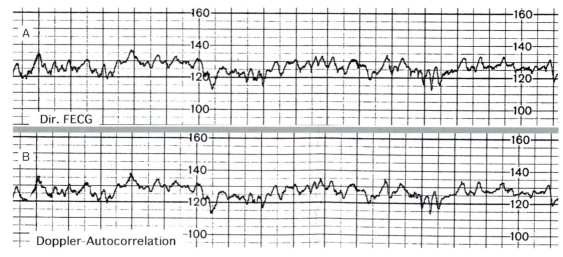

図7 同一胎児から同時に得た児頭誘導胎児心電（A）とドプラ自己相関（B）の心拍数図を並べてみたもの
両者は各々を単独に見たのでは容易に区別がつかない程同じだが，微細な表現性は異なる

続きにより1拍の波形を規定することなく拍間周期を求めることができ，もって胎児ドプラ心拍数計測が安定して行えるようになった。この場合，要求されるのは「隣の拍とある程度似ていること」だけであり，数拍分以上の時間単位においては波形の斬変を大きく許容する。この手法[5,6)]で得たドプラ胎児心拍数図は図7に示すごとく，臨床実用上の評価において児頭誘導胎児心電由来のものと比べて何ら遜色ない[7)]。これは，その後FIGO（International Federation of Gynecology and Obstetrics）のガイドライン[8)]により世界的なデファクトスタンダードとして承認された。

ドプラ探触子の装着方法

図8に胎児監視用に特化された平型広角指向性ドプラ探触子の典型例の接触面の外観を示す。先に超音波システムの特徴は指向性があることであると述べたが，それ故に探触子を装着する位置はその指向性の成す有感領域の中に目的胎児心が収まる部位でなければならない。典型的には臍を原点としてxy直交座標を考え，次のように例えられる（図9）。

(1) 陣痛計は臍の上方，子宮底が触れるあたり，つまりy軸上
(2) ドプラ探触子は臍の下方の左側か右側，つまり第3象限か第4象限

胎児心の位置は個々の例における胎位に依存するが，胎児監視用の探触子は有感領域を直径数cmもの太さにとっているので，「この辺だろう」でもって試行錯誤せずにあたらずとも遠からずの初期位置を見つけることは可能で，その後最適位置に向けて1度2度修正すれば目的を達することができる。ここで最適位置とは最もよく聞こえる位置と考えてもよいが，正確に言うと胎児心が探触子の真正面に来る位置であり，その後事情により探触子がずれたり傾いたりした時，また分娩進行とともに胎児が下がっていく場合，を許容するゆとりのある位置である[9)]。

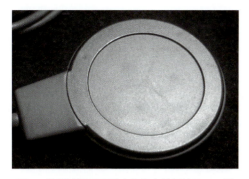

図8 胎児監視用平型広角指向性探触子の1例
中央部のくぼみ（直径約6 cm）は送受波器が多数並んでいる場所で，このくぼみは結合ゲルを逃がさないための手段でもある

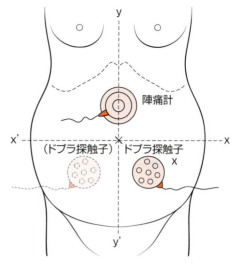

図9 腹壁上の4象限と陣通計，探触子の位置

⊙ 陣痛とその観測手法

　陣痛の計測には，特殊な手法を除き，下記のような手法がある。
(1) 子宮内圧を直接測定する手法（内測法）
(2) 子宮内圧を体外から間接的に測定（推定）する手法（外測法）
(3) 子宮筋の活動を筋電信号等を介して推定する手法
(4) 外測陣痛計測に便乗して実装できる胎動計および接触式胎児心音マイクロホン
　現在，臨床現場でお目にかかるのはほとんど(2)の外測法に限定されるので，以下これを中心に説明する。胎児監視においては胎児瞬時心拍数の時系列データには可及的厳密さを期待されるが，陣痛計測は大方が「参考データ」として利用されるまでであり，その目的に必要十分であればそれ自身の厳密さは要求されない点に注意を喚起しておく。

⊙ 外測法陣痛計測の動作原理

　外測陣痛計の動作原理の考え方は，基本的には「静止流体で満たされた閉空間の内圧は壁のどこでも同じであり，圧の応力は壁面に垂直に働く」というパスカルの原理を援用する[10]。ゴム風船やドッジボールのような可撓膜でできた閉空間を考えると，膜に物体を押し付けると押し付けた物体の接触面にこの原理が及ぶ（図10）。
　一方で，外測陣痛計を一種の「硬さ」計であると理解することもできる。すなわち相手の硬さとは，適当な突起物を押し付けた時の変位と応力で評価することができる。外測陣痛計の場合，トランスデューサーの接する体表面の局部構造には子宮内腔までの間に皮膚や皮下脂肪，また腹筋，子宮筋等が介在しているので，この突起物を腹壁から押しつけて，それら介在組織を機械的に押しのけて子宮内圧に応じた応力を感受する，という構成を取る。これらの圧ないし応力のセンサーは，結局の所，技術的には適当なバネ定数のもとの微少変位センサーとして実現される（図11）。図12に外測陣痛計の典型例の接触面の外観を示す。

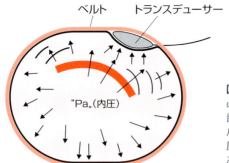

図10
必要十分程度にタイトな(つまり伸縮性のない)ベルトで腹部に取り付けたトランスデューサーの接触面には，パスカルの原理により，ベルトへ向けて体内から加わる圧と同じ圧が加わる。これにはベルトが囲っているものが大略であっても流体に等価な挙動をするという前提がある

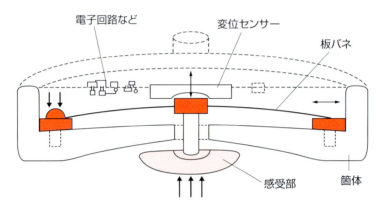

図11 外測陣通計のセンシング機構の1例

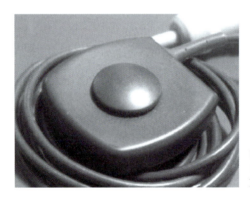

図12 外測陣痛計の一例の接触面
中央部の出っ張りが応力を感受する。
対角線長約8 cm

◉ 外測陣痛計の使用手順

　外測陣痛計はすべて，計測の条件設定また維持のために締め付けベルトに由来する適切なバイアス応力の設定が必要である。締め付けベルトの締め具合については，臨床現場では日常の経験により「緩すぎずきつすぎず適当に」されているだけで，その定量評価を行った研究はごく少数しかないが，接線方向の張力で300 gないし500 gという値であるとされる。これがトランスデューサーを腹壁に押し付ける応力でいって何gに相当するのかは，トランスデューサーの機種毎に異なるであろうし，また適切に公開されているデータがない。

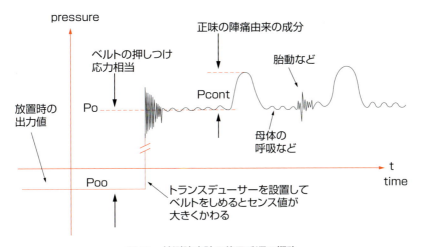

図13　外測陣痛計の使用手順の概略
装着直後にバイアス応力相当分のオフセットを除外すべく基線設定をやり直す

　この装着時設定のバイアス応力に重ねて陣痛由来の変化分が，また胎動や母体の呼吸に由来する微少成分が受かりはじめる（図13）。そこで装着設定の直後に基線（読みの上でのゼロ）設定をやり直す必要がある。また長時間使用中にはベルトが弛んだり装着位置が変わってしまったりすることがあり，また胎児の位置が大きく変わると，この基線設定をやり直さざるを得ない場面に遭うことがある。

　外測陣痛トランスデューサーの設置部位は，総論としては正中線上，臍の上方，子宮底が触れる辺りにといわれている。

胎児監視業務における品質管理

　胎児心拍数図の品位低下の要因のひとつは信号がまともに受信されていない，または雑音やアーチファクトが多いという点である。自己相関法の完成以来，妊婦の腹壁上でドプラ胎児信号が"よく聞こえる点"に探触子を装着しさえすれば一応使い物になる胎児心拍数図が即座に得られると考えてよい。

　しかし着けたなりで放置するのではその後の時間経過にしたがって，探触子と信号源の位置関係が変化して信号の品位低下を生ずる可能性が無視できない。この場合，時々記録紙を見に行くよりは別の仕事をしながらでもドプラ信号音を連続して聞いているほうが信号の品位低下を容易に発見できるし，記録の品質を維持する上でも有効である。最近の装置は信号の品位をパネル上に表示する機能がある場合が多いので，これを頼りに品質管理をすることが好ましい（図14）。

胎児心拍数図の品位の見分け方

　入感している信号の総合品質が良い場合，本質的な生理的現象に基づき，1拍毎にすべてわずかながら前拍とは異なる値が描かれる。信号の総合品質が悪い場合は，装置の蓋然性認証論理部が"考え中"のままで新しい1拍のデータが認証できずに横1本棒の無変動の微小区間が

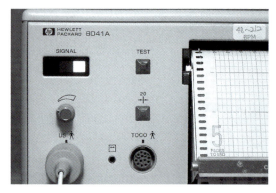

図14 信号品位表示灯を具備した監視装置の1例
左上にSIGNALとある枠の中にある交通信号のような赤，黄，緑の3色灯のおのおのが不合格，疑問，合格を意味する

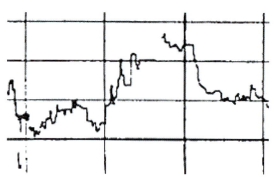

図15 時折心拍認証ができず横1本棒の「考え中」状態と，さらに続いて記録を中止している空白時間とがみられる箇所の典型例(竹内，1994より引用)[11]

生じる．さらにこの考え中の状態がたとえば3拍分ないし1〜2秒ほど続くと描線は打ち切られ，記録紙の搬送だけが行われる．この様子を図15[11]に示す．

　この"脱落拍"すなわち横1本棒と空白区間は信号レベルや心拍数の急変，アーチファクトの混入等に際して発生し，その出現頻度が増えるにしたがって心拍数図の品位は低下し，局所的にも全体的にも解読しづらいものとなる．一応品位が良いといえるには脱落率1割以下が目安であり，2，3割を超えると全体像しか把握できなくなる．

信号それ自身，また自己相関法それ自身の特性に関する注意事項

　自己相関法はガタッという単発性の，心拍周期である可能性のある時間帯以内に相関する，相手の存在しない妨害には大変鈍感で，数秒以上の周期の胎動や母体の咳やしゃっくり等は脱落拍の増加はもたらしても本質的に計測を撹乱しない．

　しかし，到来する信号が多成分から成る場合には，その中から最も強力な周期性成分をその出自によらず抽出する．そのため，胎児信号が消退しがちな状態に母体の血流ないし動脈壁の拍動の信号が混在するとこれを誤認したり，また胎動や呼吸様運動，ないし歩行，高笑，母体の規則的体動等を誤認したりする．また胎児信号の振幅変化が激しい場合には，1拍づつ飛ばして倍の周期を，したがって半分の心拍数と誤認したりすることがある．特に200〜210 BPMを超える極端な頻脈の場合には装置の蓋然性検証部が1拍ずつ飛ばして半分を認識し始める（ハーフカウント）可能性が非常に高い．

　また，徐脈のとき等には心拍信号は心音の1音2音のように収縮期と拡張期とに分離して聴こえはじめるので，それらの時間差を周期として約倍の心拍数と誤認し（ダブルカウント），真の拍間時間を無視することがある．さらに2段脈に類する不整脈の場合には，各拍を認識しないで拍の群を1単位として認識し始め，極端な徐脈と誤認することがある．

　蓋然性検証部の作用として，自己相関方式は本質的に対象胎児心における不整脈を無視する性質があることは念頭に置かねばならない．このように自己相関法が誤診を招きかねない誤った出力を与える危惧は払拭し切れないが，誤診を避けるためには人間の聴覚を最終判断の手段

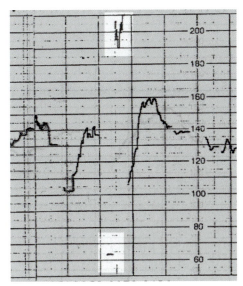

図16 陣痛由来の徐脈に際しハーフカウント（下端部の最初の窓で示す）が，および続いてダブルカウント（上端部の2番目の窓で示す）が発生している心拍数図の例

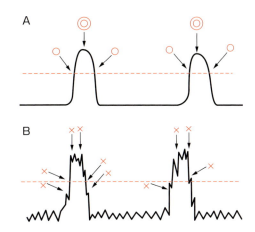

図17 ノイズによる周期計測の不確定化
A ノイズなし：頂点の位置，壁の位置とも確定的に定まる
B ノイズあり：頂点の位置，壁の位置ともその都度流動し確定できない

とすることが最も有効であり，信号音を聴き続けることの重要性がここにある。

　図16に徐脈中にハーフカウントとダブルカウントが続いて発生した例を示す。このように心拍数図上で突然理不尽に倍または半分を描き始めるので，この「理不尽に突然」という視点でこれを発見することは，慣れれば容易である。この誤カウント状態は，装置内部でさらなる検証があり比較的短時間のうちに呪縛が解けて正常に復する設計になっていると考えられる。

　また，単純に信号の入感レベルが低下（たとえば陣痛発作の影響で腹部全体が変形して胎児が探触子の正面の有感領域から外れた場合）したか，もしくは定常雑音が混入したせいでS/N比（信号対雑音比）が低下した場合，また，波形や成分内容が許容限界以上に拍毎に激しく変化する場合には，信号の捕捉は維持されていても周期検出の不確定性が増し，心拍数図にジッタ（ゆらぎ，ないし千鳥足現象）を生じる。この信号品位の低下に由来するジッタは，臨床現場ではそれとなく見過ごされている可能性が高いが，本書のいくつかの別の章で述べられている生理的な心拍数細変動と似通っており，非常に紛らわしく大きな誤診の元となった例が散見されるので，以下に説明する。

　この現象の原理的側面を簡略化して説明する。まず定常雑音の影響を理解する。ドプラ受信システムには一般の電子システムと同様に一定の不可避的な内部雑音が存在するので，目的信号の入感レベルが低下すると信号対雑音比（S/N）はそれに反比例して悪化する。定常雑音は不確定成分を一様に分布追加するので，図17のごとく信号波形の頂点の位置や立ち上がり立ち下がりの壁の位置に観測上ゆらぎが生じ，周期の計測に乱れを生ずる。これは時刻認定による決定論的周期計測でも自己相関による推計論的周期計測でも，事情は本質的に同じである。

　そこで試みに一定周期のパルス列にノイズを添加してS/Nの極端に悪い心拍信号を人工的

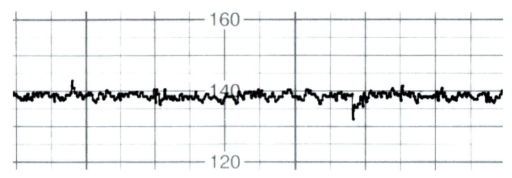

図18 心拍信号を模擬する一定周期のパルス列を，S/Nを装置の受理限界まで悪化させて心拍数図にしてみた所(竹内, 2010 より引用)[12]
　受理限界は機種により異なるので一般的には確定できないが，この例の場合，S/N＝3 dB 程度である

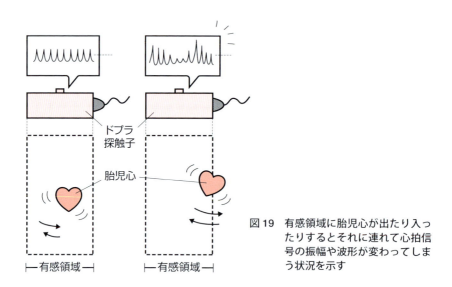

図19 有感領域に胎児心が出たり入ったりするとそれに連れて心拍信号の振幅や波形が変わってしまう状況を示す

に発生させて心拍数図を描いてみると，図18 のように実在の心拍数細変動と誠に紛らわしいグラフが得られる[12]。この元になるパルス列は，心拍数図上では横1本線になるべきものである点に注意したい。現実にはもし対象胎児が心拍数細変動を完全に消失した状況でも，信号の入感状況が悪化するとこのように肉眼には細変動が存在するかのごとき心拍数図になることが考えられる。

　次に，拍毎の信号波形が許容限界以上に変転する場合の問題を説明する。これは目的物体(胎児心)が超音波システムの有感領域を外れかけている場合に，特に母体の呼吸，陣痛等の理由で腹部が変形する時にその端部を出たり入ったりしている時に発生する(図19)。心臓の動きは各部が一斉ではなく少しづつ異なるので，このように見え隠れするとその都度信号の主成分が変転する。結果として隣の拍の波形との相関性が維持できなくなる。

　自己相関法による周期計測は，1拍毎の波形が多少異なっても大局的に正しい周期を推計する点では優れた手法であるが，それが大きく異なるともはや周期性を計測する作業の定義に外れる事態となる。お腹の形が変わり，隣り合う拍の波形との相関が変調をきたした結果，周期計測すなわち心拍数の計測に乱れが混入し，ジッタだらけの心拍数図になってしまった例を図

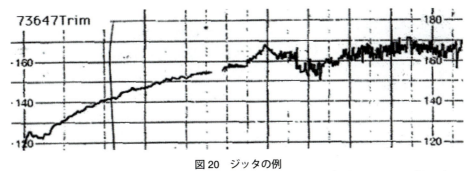

図20 ジッタの例

陣痛による徐脈から回復する途上(左半)では探触子は胎児心を捕足しているが心拍数図はのっぺらであり，心拍数細変動がほぼ消失している状況が記録されている

その後お腹の形が元に戻ると探触子の有感領域は胎児心から外れ始め，結果として心拍数細変動と紛らわしいジッタだらけの記録になっている

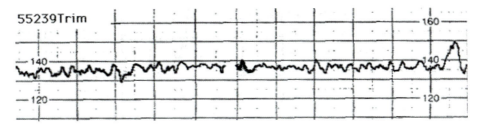

図21 心拍数細変動が正常に描記されている例(その1)

図20の後半は意味のないゆらぎであるのに対し，この場面では一定の様式で心拍数の上げ下げ押し引きが見えることが理解される。ただしこの例は正常例の内の1例に過ぎず，このような見え方以外はすべて異常という意味ではない

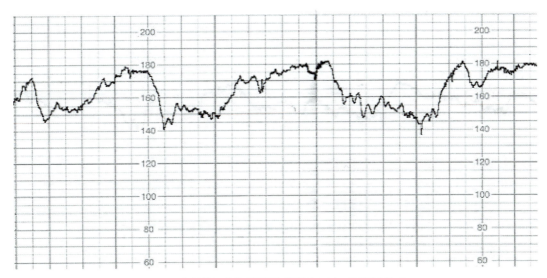

図22 心拍数細変動が正常に描記されている例(その2)

この例では図21のような心拍数細変動が大まかな生理的変動に重ね合わされて描記されている。このような一見「ざらついた」印象が正常な所見であり，図20の左半の「スムーズ，のっぺら」な印象は細変動消失を意味するので要注意である

20に示す。このようなジッタをその見え方から定性的に視認できるためには，およそ正常な心拍数細変動とはどのように見えるかを心得ていなければならない。参考のために一, 二の正常例を図21, 22に示す。また，先に掲載の図7の心拍数図も正常例の見本として参考になる。

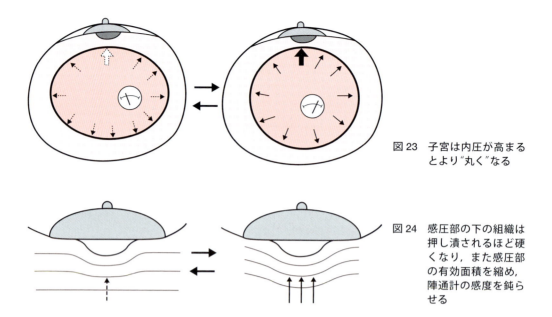

図23 子宮は内圧が高まるとより"丸く"なる

図24 感圧部の下の組織は押し潰されるほど硬くなり，また感圧部の有効面積を縮め，陣通計の感度を鈍らせる

⊙ 外測陣痛計測の品質管理

　外測陣痛計測においても要注意事項はほとんど「トランスデューサーを正しく設置（装着）すること」という一言に要約されてしまうが，以下，この計測の基本的性質を復習しつつ，正しく設置しなかった場合にどうなるかを解説する。

　子宮は内圧が高まるとより球形に近づくので（図23），部位によっては腹壁から内部に向かって離れていくことも考えられ，そこに取り付けられた外測陣痛計には始めから，あるいは途中から期待とは逆向きの波形が観測されることもあり得る。そのためトランスデューサーは，その感受部が子宮壁を感じることができる部位に法線方向（相手方に垂直の方向）から立ち向かうように装着しなければならない。これが，最適位置はとりあえずは臍の上方の子宮底が感知できる場所といわれる理由である。

　計測系として本質的に非線形性が避けられない事情はまず感圧部の下にくる筋や脂肪等の組織が「押し潰されるほど硬くなる」性質があることによる。また感圧部の有効面積が「押し付けられるほど縮小する」ことにもよる（図24）。これらの理由により，外測陣痛計測は計測の階調性は担保されるものの観測値が大なるほど感度が鈍くなる（目詰まりしてくる）という基本的性質を有し，これは全体を通じて原理上の直線性が期待できる内測法と異なる点であり，外測法の陣痛曲線と内測法のそれとはコンパチブルではない。

　また，トランスデューサーを押し付ける法線方向のバイアス応力，もしくは間接的にそれを代弁する装着ベルトの接線方向の張力が緩すぎると上記の装着部位依存性や非線形問題がより顕在化しやすいことは容易に想起できる。これに関しては臨床現場ではこの程度だろうで実施されているまでで，最適値に関する研究ないし調査は書誌学的には発見困難である。

原理の背景にある技術とその歴史，動向について

　　原理を親しく理解するためには多少ともその背景にある技術，その歴史，また最近の動向等への理解が欠かせない[13]．大きな流れは無線テレメトリー化，デジタル化，ネットワークへの組み込み，遠隔モニタリング，自動診断等にあるが，この章で述べた事項はそれらすべての発展の根幹を支えるものであることを強調しておきたい．

参考文献，解説ないし学習用検索キーワード

　本章は入門解説の章であり学説主張の章ではないので，ここに，根拠となる文献の引用に代えて学習の糸口となる諸般の情報を開示する．推奨検索語をアンダーラインしてある．

1) 成人の心電図観測は教科書的な手技によりほとんどの場合成功するが，それとは異なり胎児監視のための胎児信号の採取には種々の困難な場面が発生する．各方式における困難な場面の詳説は省略するが，経験的にみて困難な場面に遭遇する可能性が最も少ないのが(胎児監視用における)超音波ドプラ方式である．

2) ドプラ効果とその検出を教科書通り「運動中の物体からの反射波は周波数が変化する」と考えるのは視野が狭く，かえって本質的な理解を妨げる．反射波の帰投時間が，ゆえに反射波の位相が，刻々と変化すると考えるのが正しい．ゆえにドプラ検出とは反射波の時間的な変化分の検出である．

3) 光も音も波であり，基本的に「ある方向に」伝搬するという性質を有し，またレンズや反射鏡で，また波源の分布形態でもって集束させたり発散させたりすることができる．波を用いた計測にはこの性質は積極的に利用され，波の束(ビーム)をある方向に差し向ける(指向性を持たせる)ことが行われる．

4) 自己相関，相互相関およびその礎となるコンボリューション積分(畳み込み積分)に関しては応用数学の部門のあらゆる入門書に記載されていると考えられるが，ここでは概念的な理解を容易にするため類似度という表現を用いた．

5) 竹内康人，穂垣正暢：Adaptive correlation ratemeter, A new method for Doppler fetal heart rate measurement. Ultrasonics 16-3：127-137，1978

6) 坂元正一，穂垣正暢，原　量宏，他：胎児情報のとらえ方，実時間自己相関による胎児心拍計測システム．産婦人科治療 30：595-601，1975

7) Hewlett-Packard GmbH，公開済みの顧客啓蒙用資料(1982年)

8) FIGO News, Guidelines for the use of fetal monitoring(FIGO subcommittee on standards in perinatal medicine. Zurich, March 28-29, 1985), Intl J Gynaecol Obstet 25：159-167, 1987

9) 分娩進行に伴う胎児の下降とその一般的な経緯に関しては助産学の教科書ないし解説書には必ず掲載されているが，どの程度下降するまで胎児心拍の監視を続けるべきか，もしくは実際問題としてまともな監視が実行できるのはどこまでか，という観点の研究ないし説示の出典は，著者の調査した範囲内では，見当たらない．

10) パスカルの原理については中学～高校レベルの物理の教科書に必ず記載がある．これを流体とは如何なるものかの定義に用いることもあるが，ここでは現象面からこのように理解する．このように系を簡略化しないと外測陣痛計は子宮内圧の代替えと称して一体何を測っているのかという問題に関して簡単な解釈が困難になる．

11) 竹内康人：胎児心拍数計測の信頼性―現象および計測ハードウエアの面について．産婦の実際 43：1777-1784，1994

12) 竹内康人："ドプラ・自己相関方式胎児心拍数計の使用者の期待に反する動作およびそれに由来する意図せざる誤診の可能性について"日本超音波医学会　基礎技術研究会，BT2010-28(2010.12.10)

13) 竹内康人："遠隔胎児監視システム構築のための胎児心拍陣痛テレメーター送信機の試作"．臨床婦人科産科 70：641-649，2016

　　　　　　　　　　　　　　　　　　　　　　　　　　　　　　　　　　　　　　　（竹内　康人）

基礎編
BASIC LECTURES

3. 胎児心拍数モニタリングと周産期予後：歴史的経過

▶ 分娩中の胎児監視

　胎児心拍数モニタリングの当初の目的は，分娩中の胎児監視（intrapartum fetal surveillance）であった．分娩中では，分娩の進行に伴う頻回の子宮収縮により，胎児低酸素症（fetal hypoxia）（胎児組織における酸素低下）の存在や進行，および重症度の評価をすることが重要であった．そこで，胎児低酸素症が原因で発来するとされている遅発一過性徐脈が注目された．

　図1[1)]は，遅発一過性徐脈の発生機序を示す．子宮収縮は，胎盤における胎児への酸素供給減少を招き，子宮収縮がピークとなると絨毛間腔への血流減少が最大になり，胎児血酸素分圧が最低になる．図2[1)]のように，子宮収縮による胎児酸素分圧の低下が18〜20 mmHg以下になると化学受容体が作動し始め，子宮収縮毎に遅発一過性徐脈が出現する．後に遅発一過性徐脈の発生機序には，①化学受容体を介して圧受容体による反射性のもの（reflex late deceleration）と，②低酸素症によるアシドーシス（酸血症）の進行に伴う心筋の抑制（non-reflex late deceleration）の2種類が存在することが知られるようになった[2)]．胎児低酸素血症（fetal

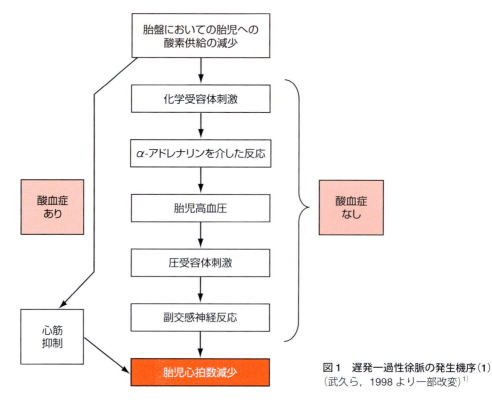

図1　遅発一過性徐脈の発生機序（1）
（武久ら，1998より一部改変）[1)]

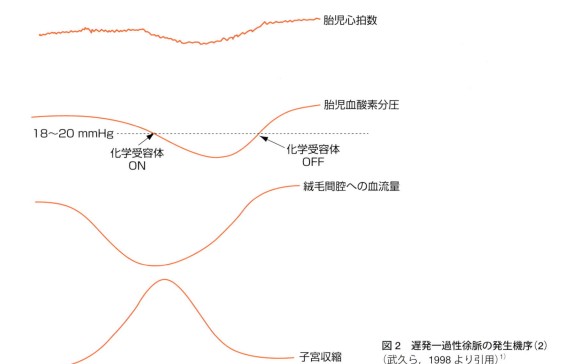

図2 遅発一過性徐脈の発生機序(2)
(武久ら，1998 より引用)[1]

hypoxemia)(胎児血中での酸素容量の低下)の初期では，①の機序による遅発一過性徐脈が出現し，この時は迷走神経を介した反射であるためアシドーシスは認めない。この状態での遅発一過性徐脈は，基線細変動を伴うとされた。胎児低酸素血症がさらに進行すると，組織内の酸素量が減少し，この状態がさらに増悪すると嫌気性代謝が亢進し乳酸が蓄積する結果，徐々に代謝性アシドーシスに移行し，①＋②の機序による遅発一過性徐脈が出現する。この状態では，基線細変動は減少もしくは消失しているとした。

⊙ 分娩前の胎児監視への移行

　分娩中の胎児監視を行うことで，多くの胎児死亡を未然に防ぐことが期待されたが，胎児死亡の 2/3 が分娩前に起こっていることが明らかになってきた[3]。そこで，分娩前の胎児監視 (antepartum fetal surveillance) の必要性が提唱された。分娩前の胎児死亡の多くは，子宮胎盤機能不全 (uteroplacental insufficiency : UPI) に起因する[4]。慢性の UPI は図3[5]に示すように，最初は胎児の栄養障害により胎児発育不全 (fetal-growth restriction : FGR) が生じ，次いで呼吸障害により低酸素症が生じる。胎児が分娩前に UPI による慢性的な低酸素症の程度が強いと，分娩の進行に伴い子宮収縮による胎児の低酸素症がさらに悪化し，胎児死亡に至ることもある。
　胎児の心拍数モニターによる胎児監視では，突然の臍帯圧迫や臍帯脱出，胎盤早期剥離等による胎児低酸素症やアシドーシスは，時に秒あるいは分単位で急速に進行し，したがって胎児死亡の転帰をとることは予知あるいは予防することはできない。しかし，UPI による胎児の低酸素症は通常比較的緩徐に週または月の単位で進行することが多いため，心拍数モニターを用いて胎児の予後を改善することが可能であると考えられた。その方法論として，分娩中の胎児

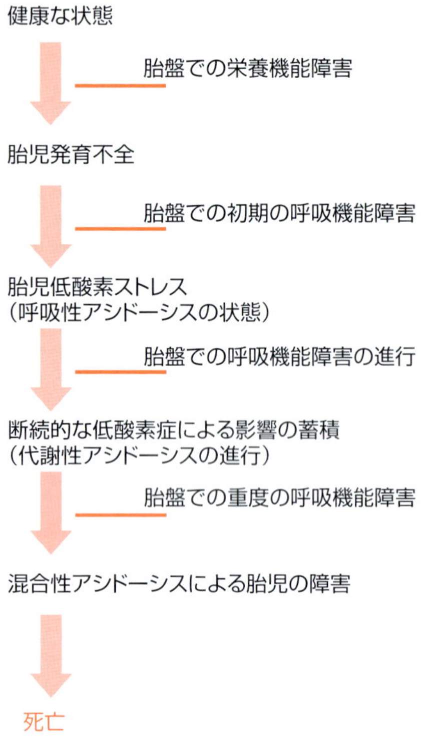

健康な状態
↓ 胎盤での栄養機能障害
胎児発育不全
↓ 胎盤での初期の呼吸機能障害
胎児低酸素ストレス
(呼吸性アシドーシスの状態)
↓ 胎盤での呼吸機能障害の進行
断続的な低酸素症による影響の蓄積
(代謝性アシドーシスの進行)
↓ 胎盤での重度の呼吸機能障害
混合性アシドーシスによる胎児の障害
↓
死亡

図3 Uteroplacental insufficiency(UPI)の病態(Freemanら, 2003より引用, 改変)[5]

表1 CSTの判定基準

陰性(negative)	3つ，またはそれ以上の適正な子宮収縮に伴って，記録中に一過性徐脈を全く見ないもの
陽性(positive)	子宮収縮の50%以上に遅発一過性徐脈を認めるもの。ただし，「過刺激(hyperstimulation)」は，「判定不能(equivocal)」とする。しかし，「過刺激」と判断される子宮収縮であっても，遅発一過性徐脈を伴わない症例では，「陰性」と判断することができる
疑陽性(suspicious)	子宮収縮の50%以下で遅発一過性徐脈が認められるもの。これも「判定不能(equivocal)」とする
過刺激(hyperstimulation)	90秒以上持続する子宮収縮，もしくは2回/分以上の頻度で発来する子宮収縮に伴って遅発一過性徐脈が認められるものでは，「過刺激(hyperstimulation)」として，「判定不能(equivocal)」とする
不完全(unsatisfactory)	適正な質または頻度の子宮収縮が得られない，または心拍数の記録の質が適正な判定に不十分であるものは，「判定不能(equivocal)」とする

監視の知見を分娩前に応用した。すなわち，分娩前に人為的に子宮収縮を起こし，これに伴う胎児心拍数変化を観察して，子宮-胎盤-胎児系の機能障害による胎児の低酸素症を評価する方法(contraction stress test：CST)がとられた。胎児の慢性的な低酸素症があると，分娩前の試験的な子宮収縮により，絨毛間腔への血流量の減少の程度がわずかでも胎児血酸素分圧値は化学受容体閾値を下回り，化学受容体が作動することによって遅発一過性徐脈が出現する。

CSTは，分娩前における胎児状態評価の手段として，この生理学的意義がPoseら[6]により1969年に初めて報告された。実際の施行は，妊婦をセミファーラー位にして仰臥位低血圧症候群を予防し，検査中随時血圧を測定する。まず，胎児心拍数と子宮収縮を約20分間記録して，胎児の状態に異常がないことを確認する。この間40秒以上持続する自然の子宮収縮が10分間に3回以上出現していれば，子宮収縮を誘発する必要はない。子宮収縮の頻度が少なければ，オキシトシンの点滴(oxytocin challenge test)や乳頭の刺激(nipple stimulation)で，10分間に3回以上の子宮収縮を誘発する。CSTの判定基準を表1に示す。

CSTが陰性と判定された検査後1週間は，胎児の生存が99%(negative predictive value：陰性的中率)保証される[7,8]。CSTが陰性の検査後1週間以内における胎児死亡率(false-negative rate：偽陰性率)は0.04%であった[9]。一方，CSTが陽性でも，30%(false-positive rate：偽陽性率)は分娩中に胎児が低酸素の状態に陥らずに分娩に至った[10]。CSTが陽性であっても一過性頻脈を伴っていれば，偽陽性となることがある[11]。これらのことから，CSTは陰性的中率が高く，陽性的中率は低いため，正常の胎児を確認するのには有用であるとされている。

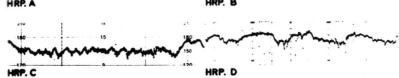

図4 Human Behavioral States の分類と胎児心拍数（FHR）Patterns（Nijhuis ら, 1982 より引用）[17]
State 1F：corresponds to non-REM sleep, State 2F：corresponds to REM sleep,
State 3F：corresponds to quiet wakefulness, State 4F：corresponds to active wakefulness

しかしCSTは，切迫早産や早産歴のある時や，preterm PROM，前置胎盤，頸管無力症，多胎，子宮縦切開の既往があるものに対しては禁忌とされている。また検査の煩雑さや検査に要するコストや時間を考慮すると，簡便に行い得る検査ではない。その他，過度の子宮収縮や羊水過少があると，正確に判定できないことがある。

CST から NST へ

Hammacher ら[12]は，胎動に伴う一過性頻脈の出現が，胎児の良好な状態を示すと報告した。NST（non-stress test）の原理は，胎児がアシドーシスでなく，薬物投与等で神経学的にも抑制されていない状態で，一過性頻脈（acceleration）の有無をみるものである。胎児に一過性頻脈がみられる時，その胎児は reactive であると表現し，一過性頻脈がない時は，その胎児はnon-reactive と表現した。多くの一過性頻脈は，胎動に伴って起きることが観察されているが，音響刺激（fetal acoustic stimulation：FAS）や胎児頭皮刺激によっても，一過性頻脈を起こすことができる。Clark ら[13]は，200 例の分娩中の胎児において頭皮刺激と胎児頭皮血 pH 測定を行い，一過性頻脈があればアシドーシスは存在しないと結論している。Polzin ら[14]は，一過性頻脈のある場合にはその98%は pH ＞ 7.25 であったが，一過性頻脈のない場合にはその39%がpH ＜ 7.25 であったとしている。Smith ら[15,16]は，一過性頻脈がみられる時にはその100%がpH ＞ 7.25 であったが，一過性頻脈のない場合はその53%がpH ＜ 7.25 であったとしている。すなわち，一過性頻脈のある時にはアシドーシスがないのに対し，一過性頻脈がない場合でも必ずしもアシドーシスありとはならない。

胎児一過性頻脈は，胎児睡眠サイクルと深い関係を示していることを Martin ら[17]は，胎児の生理学的な反応と胎児心拍モニタリングの所見を四つに分類して示した（図4）[17]。自然に観察する場合，一過性頻脈がない時に児を NST だけで異常と判定するためには，観察を 60 〜

80分間は連続して行う必要があると報告している[18]。NSTを判定する上で，このような胎児の生理学的な特徴を理解する必要がある。

CSTとNSTの比較

　NSTは，妊娠週数が早くなると，正常胎児でもnon-reactiveの頻度が高い。妊娠24～28週ではその割合が50％に及び[19]，妊娠28～32週では15％がnon-reactiveである[20,21]。NSTがreactiveと判定された時，99％（negative predictive value：陰性的中率）は，検査後1週間は胎児の生存が保証されるとの報告もある[20]。一方，Boehmら[22]は週1回と週2回のNSTでは，週2回で行うほうが，子宮内胎児死亡率を有意に減少させることができると報告した。NSTはCSTと比較して検査が簡便であるが，妊娠週数や胎児睡眠サイクル（fetal behavioral states）等，胎児の生理的状態の影響を受けることを理解することが重要である。

　Freemanら[9]は，6,168例のUPIを伴った症例に対して，妊娠中の胎児監視のためにNSTのみを用いた群（1,542例）と，CSTのみを用いた群（4,626例）で，分娩前胎児死亡（antepartum death）率について，prospective multi-institutional study（前向き多施設共同研究）を行った。その結果，分娩前胎児死亡の割合は，CSTのみを用いた群ではNSTのみを用いた群の1/8であった（0.4/1,000 vs 3.2/1,000）。

　これを生理学的に裏付ける事実として，低酸素血症の進行に伴う心拍数パターンの変化について，サル胎仔の生理的慢性実験モデルを用い，徐々に胎内死亡に至る過程の心拍数パターンの変化を連続的に観察したものがある[23]。胎仔の酸素化が正常（pH 7.37，PO_2 27.6 mmHg）から軽度の低酸素血症（pH 7.32，PO_2 23.9 mmHg）になると，まず遅発一過性徐脈が出現し，さらに進行してアシドーシス（pH 7.22，PO_2 18.7 mmHg）が加わると，一過性頻脈が消失することを示した。すなわち，軽度の低酸素血症で最初に出現するのは遅発一過性徐脈であり，さらに軽度のアシドーシスが加わると，一過性頻脈が消失すると報告した。

　これらの結果は，遅発一過性徐脈の出現は，一過性頻脈の消失より早い時期に現れる胎児低酸素症のサインであるため，UPIによる慢性的な胎児低酸素症を伴った症例に対しては，NSTよりもCSTのほうが低酸素症を早期に察知し，臨床的にも胎児の予後の改善に有用であることを示している。

Biophysical profile score（BPP, BPS）

　胎児呼吸様運動（fetal breathing movement：FBM）の存在は，NSTと同様に，胎児が良好な状態を示す[24,25]。分娩前胎児評価項目として，FBMとNSTを組み合わせると，単独で検査した時よりも，false-positive rate（偽陽性率）が有意に低下した[25]。Abnormal CSTでも同時にFBMを認めると，false-positive rateが有意に減少した[26]。胎動（fetal movement：FM）や羊水量（amniotic fluid volume）の減少が，分娩前の胎児評価に有用であった[27,28]。これに胎児筋緊張（fetal tone：FT）を加えた五つの胎児評価項目（NST，FBM，FM，FT，amniotic fluid volume）から，胎児の状態を点数化したものが，Manningら[29]が提唱したbiophysical profile score（BPP, BPS）である。表2[28]にBPPにおける評価項目を示す。各項目のnormalを2点，

表2　BPPにおける評価項目(Manningら，1980より引用)[28]

注釈：これはオリジナルの文献から引用したものであり，現在臨床において使用されているものとは若干異なるため，留意されたい

Nonstress test
NST―reactive(*normal*)：Two or more fetal heart rate accelerations of at least 15 bpm in amplitude and at least 30 seconds' duration associated with fetal movement(s) in a 20 minute period. *NST―nonreactive*(*abnormal*)：One or less fetal heart rate accelerations of at least 15 bpm and 30 seconds' duration associated with fetal movement in 40 minutes.
Fetal breathing movements
FBM―present(*normal*)：The presence of at least one episode of fetal breathing of at least 60 seconds' duration with a 30 minute observation period. *FBM―absent*(*abnormal*)：The absence of FBM or the absence of an episode of FBM of at least 60 seconds' duration during a 30 minute observa―tion period.
Gross fetal body movements
FM―present(*normal*)：The presence of at least three discrete episodes of fetal movements with a 30 minute period. Simultaneous limb and trunk movements were counted as a single movement. *FM―decreased*(*abnormal*)：Two or less discrete fetal movements in a 30 minute observation period.
Fetal tone
Normal：Upper and lower extremities in position of full flexion. Trunk in position of flexion and head flexed on chest. At least one episode of extension of extremities with return to position of flexion and/or extension of spine with return to position of flexion. *Decreased*(*abnormal*)：Extremities in position of extension or partial flexion. Spine in position of extension. Fetal movement not followed by return to flexion. Fetal hand open.
Amniotic fluid volume
Normal：Fluid evident throughout the uterine cavity. Largest pocket of fluid greater than 1 cm in vertical diameter. *Decreased*：Fluid absent in most areas of uterine cavity. Largest pocket of fluid measures 1 cm or less in vertical axis. Crowding of fetal small parts.

abnomalを0点とした。彼らは，すべての胎児評価項目が良い時(BPP 10/10)は周産期死亡率は0であるのに対して，すべてが悪い時(BPP 0/0)は，周産期死亡率が600/1,000となることを報告した。胎児の五つの評価項目を組み合わせることで，それらを単独で使用するより，分娩前の胎児評価を行う上で有用であるとした。

　Vintzileosら[30]は，BPPと臍帯動脈血ガスとの関連について報告した。胎児のNSTがnon-reactiveでFBMが消失すると臍帯動脈血pHは7.20より低くなり，FMやFTが低下し始めると臍帯動脈血pHが7.10〜7.20，胎動や筋緊張が消失すると臍帯動脈血pHが7.10より低くなると報告した。胎児アシドーシスが進行すると，最初にNSTがnon-reactiveとなり，次いでFBMが消失し，さらに胎児アシドーシスが進行すると，FMとFTが消失するとした。NST，FBM，FM，FTは胎児の中枢神経系により影響を受けており，中枢神経系は低酸素状態に敏感であるため，胎児の状態を表す急性期の指標であるといえる。胎児の低酸素症が進行すると，NST，FBM，FM，FTの順に消失し，神経発生学的な出現順序はこの逆であることを示した[31]。一方，羊水は胎児尿であり，これは胎児の腎血流量に依存し，低酸素状態に直ちに反応するものではなかった。しかし，UPIがあると胎児の腎血流量が減少し，胎児の尿量が減少するため羊水過少となる[32]。よって羊水量は，長期的な子宮胎盤機能の評価に用いられた。この考えを基にして，胎児低酸素症の急性期の指標であるNSTと，慢性的な指標である羊水指

表3 胎児状態悪化のcascade

胎児の状態	胎児の反応	Antenatal testingの所見
良好		
低酸素	遅発一過性徐脈出現	CST陽性
アシドーシス	一過性頻脈消失	NST：non-reactive
	呼吸運動消失	
	胎動消失	
	トーヌス消失	
死亡		

数(amniotic fluid index：AFI)を組み合わせて，modified biophysical profile(MBPP)が使用されるようになった。

Rutherfordら[33]は，AFIが減少すると，NSTがnon-reactiveやdecelerationの頻度が高くなり，pregnancy outcome(妊娠結果)は悪化するとした。Nageotteら[34]は，CSTが陰性であることと，MBPPが陰性であることは同等の意義をもつとした。

胎児状態悪化のカスケード(cascade)

以上のことから，胎児低酸素の進行に伴う生理学的な変化と，それを反映する生理学的なパラメータの出現を示すcascadeの概念が出現した(表3)。

胎児が，子宮収縮により胎盤血流量が減少する結果，低酸素血症(hypoxemia)から低酸素症(hypoxia)に移行するにつれて，胎児心拍数モニタリングでは，まず最初に低酸素血症のサインである遅発一過性徐脈が出現し，CSTが陽性となる。一過性頻脈がある(NSTがreactive)であるうちは，胎児はアシドーシスには至っていない。胎児の低酸素症からアシドーシスに移行すると，一過性頻脈が消失(NSTがnon-reactive)となり，さらにアシドーシスが進行すると，呼吸様運動(FBM)，胎動(FM)，トーヌス(FT)の順に消失し，やがて死亡に至る。

文献

1) 武久 徹，矢沢珪二郎，Paul RH，他：胎児心拍数モニタリングの実際——一歩進んだ分娩前・分娩中胎児管理法—第1版，医学書院，東京，1998
2) Martin CB Jr, de Haan J, van der Wildt B, et al：Mechanisms of late deceleration in the fetal heart rate. A study with autonomic blocking agents in fetal lambs. Europ J Obstet Gynecol Reprod Biol 9：361-373, 1979
3) United States Department of HEW/NIH：Predictors of fetal distress. Antenatal diagnosis, NIH Publication no. 79-1973, 1979
4) Garite TJ, Freeman RK, Hochleutner I, et al：Oxytocin challenge test；achieving the desired goals. Obstet Gynecol 51：614-618, 1978
5) Freeman RK, Garite TJ, Nageotte MP：Fetal Heart Rate Monitoring, 3rd ed, Lippincott Williams & Wilkins, Philadelphia, p182, 2003
6) Pose SV, Castillo JB, Mora-Rojas EO, et al：Test of fetal tolerance to induced uterine contractions for the diagnosis of chronic distress. In Perinatal Factors Affecting Human Development, Pan Am Health Organization, Scientific Publication no. 185, 1969
7) Evertson LR, Gauthier RJ, Collea JV：Fetal demise following negative contraction stress test. Obstet Gynecol 51：671-673, 1978
8) Schifrin BS：The retionale for antepartum fetal heart rate monitoring. J Reprod Med 23：213-221, 1979
9) Freeman RK, Anderson G, Dorchester W：A prospective multi-institutional study of antepartum fetal heart rate monitoring. II. Contraction stress test versus nonstress test for primary surveillance. Am J Obstet Gynecol 143：778-781, 1982

10) ACOG practice bulletin. Antepartum fetal surveillance. Number. 9, October 1999 (replaces Technical Bulletin Number 188, January 1994). Clinical management guidelines for obstetrician-gynecologists. Int J Gynaecol Obstet 68：175-185, 2000
11) Frahani G, Fenton AN：Fetal heart rate accelerations in relation to the oxytocin challenge test. Obstet Gynecol 49：163-166, 1977
12) Hammacher K, Huter KA, Bokelmann J, et al：Foetal heart frequency and condition of the foetus and newborn. Gynecologia 166：349, 1968
13) Clark SL, Gimovsky ML, Miller FC：The scalp stimulation test：a clinical alternative to fetal scalp blood sampling. Am J Obstet Gynecol 148：274-277, 1984
14) Polzin GB, Blakemore KJ, Petrie RH, et al：Fetal vibro-acoustic stimulation：magnitude and duration of fetal heart rate accelerations as a marker of fetal health. Obstet Gynecol 72：621-626, 1988
15) Smith CV, Phelan JP, Paul RH, et al：Fetal acoustic stimulation testing：a retrospective experience with the fetal acoustic stimulation test. Am J Obstet Gynecol 153：567-569, 1985
16) Smith CV, Phelan JP, Platt LD, et al：Fetal acoustic stimulation testing. Ⅱ. A randomized clinical comparison with the nonstress test. Am J Obstet Gynecol 155：131-134, 1986
17) Nijhuis JG, Precht HF, Martin CB Jr, et al：Are there behavioural states in the human fetus? Earl Hum Dev 6：177-195, 1982
18) Brown R, Patrick J：The nonstress test: How long is enough? Am J Obstet Gynecol 141：646-651, 1981
19) Bishop EH：Fetal acceleration test. Am J Obstet Gynecol 141：905-909, 1981
20) Lanvin JP Jr, Myodovnik M, Barden TP：Relationship of nonstress test reactivity and gestational stage. Obstet Gynecol 63：338-344, 1984
21) Druzin ML, Fox A, Kogut E, et al：The relationship of the nonstress test to gestatinal stage. Am J Obstet Gynecol 153：386-389, 1985
22) Boehm FH, Salyer S, Shah DM, et al：Improved outcome of twice weekly nonstress testing. Obstet Gynecol 67：566-568, 1986
23) Murata Y, Martin CB Jr, Ikenoue T, et al：Fetal heart rate accelerations and late decelerations during the course of intrauterine death in chronically catheterized resus monkeys. Am J Obstet Gynecol 144：218-223, 1982
24) Platt LD, Manning FA, LeMay M, et al：Human fetal breathing movements：Relationship to fetal condition. Am J Obstet Gynecol 132：514-518, 1978
25) Manning FA, Platt LD, Sipos L, et al：Fetal breathing movement and the nonstress test in high-risk pregnancies. Am J Obstet Gynecol 135：511-515, 1979
26) Manning FA, Platt LD：Fetal breathing movements and the abnormal contraction stress test. Am J Obstet Gynecol 133：590-593, 1979
27) Manning FA, Platt LD：Monitoring the fetus using fetal breathing movements. Clin Obstet Gynaecol 6：335, 1979
28) Manning FA, Platt LD：Qualitative assessment of amniotic fluid volume-a rapid screen for IUGR (abst.). Proceedings of Society for Gynecologic Investigation, San Diego, 1979
29) Manning FA, Platt LD, Sipos L：Anteparetum fetal evaluation：development of a fetal biophysical profile. Am J Obstet Gynecol 136：787-795, 1980
30) Vintzileos AM, Gaffney SE, Salinger LM, et al：The relationship between fetal biophysical profile and cord pH in patients undergoing cesarean section before the onset of labor. Obstet Gynecol 70：196-201, 1987
31) Vintzileos AM, Campbell WA, Ingardia CJ, et al：The fetal biophysical profile and its predictive value. Obstet Gynecol 62：271-278, 1983
32) Seeds AE：Current concepts of amniotic fluid dynamics. Am J Obstet Gynecol 138：575-586, 1980
33) Rutherford SE, Phelan JP, Smith CV, et al：The four-quadrant assessment of amniotic fluid volume：An adjunct to antepartum fetal heart rate testing. Obstet Gynecol 70：353-356, 1987
34) Nageotte MP, Towers CV, Asrat T, et al：The value of a negative antepartum test：Contraction stress test and modified biophysical profile. Obstet Gynecol 84：231-234, 1994

（濵田　真一，脇本　剛，増田　公美，山本　香澄，村田　雄二）

4. 心拍数パターン分類の歴史的考察

はじめに

　胎児心拍数モニタリングは，胎児管理そして分娩管理上，欠くことのできない診断法となっている。しかしながら，同一の記録に対する評価が判読者間で異なり，どちらが正しいかについて裁判で争われるようなことも稀ではない。このような事態が起こるのは，評価法に問題があるからなのか，それとも教育が足りず評価法が十分理解されずに誤って利用されているからなのかは議論があるところである。

　本章では，現在の評価法の背景や意味を深く理解し，より適切にCTGを判読することができるよう，今日に至るまでの心拍数パターン分類の特徴や変遷を振り返る。

心拍数パターンの分類

　表1[1]は，これまでに報告された一過性徐脈の分類法をまとめたものである。この中で最も広く普及している分類がHonの分類（図1）である。この分類は胎児心拍数モニタリングの中にearly, late, variable decelerationという概念を導入したものであり，それぞれが児頭圧迫，子宮胎盤循環不全，臍帯圧迫と関連付けられている。これは，文字通り，胎児に加わっているストレスを分類したものであり，負荷の分類であるということができるだろう。

　複雑な波形を示す心拍数パターンからこのような特徴を見出したことは，Honらの胎児胎盤系に対する深い理解と洞察があってのことであり，歴史的偉業といえるだろう。子宮収縮はほぼ同様なものが連続して起こると仮定すると，隣り合うdecelerationを比較することにより，それらが類似していれば，観察された心拍数低下は子宮筋の収縮・弛緩の状態と直接的関連を有する事象であり，類似していなければ，心拍数低下のメカニズムと子宮筋の収縮・弛緩状態とは直接的な関連は少ないと考えられる。そして，前者には児頭圧迫，子宮胎盤循環不全を，後者には臍帯圧迫を対応させたのである。

　胎児に対する圧刺激，低酸素刺激の加わり方の違いにより，その反応である心拍数パターンに差が生じるのであり，"臍帯圧迫"といっても，不安定な変化の例としてあげられているに過ぎず，どこかで必ず臍帯が圧迫されているというわけではない。Honの分類は状態把握では

表1　一過性徐脈の分類法（坂元，1977より引用）[1]

Hon	Caldeyro-Barcia	Hammacher	日母	坂元	竹村
variable deceleration	Type I dip	Dip-0	混合型	IVa	乱発性胎児徐脈
early deceleration		Dip-1	反射反応型	III	早発性胎児徐脈
late deceleration	Type II dip	Dip-2	低酸素型	IVb	遅発性胎児徐脈

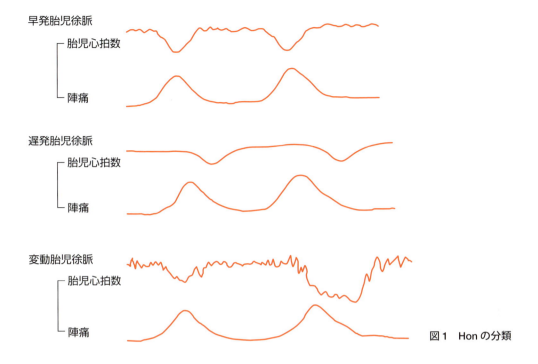

図1 Hon の分類

なく, 心拍数低下の発生メカニズム理解のための分類であると考えるべきである。

　Hon の分類の弱点は, 複数個の deceleration を比較することにより行われるものであって, 一つひとつの deceleration に対する判定ではないことである。さまざまな修飾を受け複雑な形態を示す心拍数変化の中から, 共通性や異質性を見出し判定するというパターン認識の技術が必要となる。しかし, 判定が容易な典型例に出会うことは少なく, 判定が正しいか間違いであるかについては権威者の意見以外の客観的な判定材料がないため, 診断に対して十分なフィードバックがかからず, 診断技術の向上が難しい。

　Caldeyro-Barcia の分類(図2)は, 心拍数の最下点と子宮収縮のピークとの lag time により, type Ⅰ と type Ⅱ に分類するものであり, 原因分析のためではなく, 胎児の状態を子宮収縮という負荷に対する反応の仕方で評価するためのものである。ここでは, 波形の分類はされていない。この定義で2群に分けるだけでは, 複雑な心拍数パターンを適切に表現するのは難しいように思われる。

　坂元の分類(図3)は, 個々の心拍数パターンの分類を試みたもので, アシドーシスの程度との関連も考慮に入れたものであったが, あまりにも複雑化してしまい, 臨床的に利用しにくいのが欠点である。

　表1にある上記以外の分類は, 基本的には Hon の分類と同様のものと思われる。

　Hon の分類は, 心拍数パターンの中に特徴を見出して, その特徴を持つものについては, その原因が推察可能であるということであった。それに対し, Caldeyro-Barcia の分類, 坂元の分類はすべての心拍数パターンを評価しようとするものである。我々は, いつの間にか Hon の分類ですべてを分類しようとしていることに気がつくべきだろう。現実には, 典型的なもの

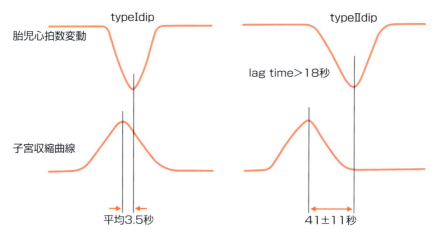

図2 Caldeyro-Barcia の分類

胎児risk	型分類		名称		胎児心拍数図と子宮収縮の関係				
					典型的波形	spike	transient ascents	irregular type	持続性徐脈ブロック型
good	I		正常整脈	normocardia				±20%	
	II	a	随伴性頻脈	correspondent tachycardia			徐脈と合併する頻脈 IIa or b +III 〃+IV 〃+V 〃+VI		
		b	持続性頻脈	continuous tachycardia					
	III		随伴性徐脈	correspondent bradycardia	児頭圧迫型	早期反射型	臍帯圧迫型		
	IV	a	軽度hypoxia性 W型徐脈	W-shape bradycardia		臍帯圧迫合併			
		b	単純晩発性徐脈	simple late bradycardia	単純晩発型				
	V		中等度hypoxia性 (遷延性徐脈)	prolonged bradycardia	a 早期性	b 娩発性			
poor	VI		高度hypoxia性 (不可逆性徐脈)	irreversible bradycardia	a 早期性	b 娩発性			

図3 坂元の分類

よりも，三つのパターンの中間的なもののほうが多いのであるから，それをどこに入れるかで意見が食い違うのは当然のことのように思われる。どちらかわからないといえばよいのに，わかったようなふりをするというのは，医師の習性なのかもしれない。

表 2　NICHD 分類

Characteristics of Decelerations

Late Deceleration
- Visually apparent, usually symmetrical, gradual decrease and return of the fetal heart rate (FHR) associated with a uterine contraction.
- A gradual FHR decrease is defined as from the onset to the FHR nadir of ≥30 seconds.
- The decrease in FHR is calculated from the onset to the nadir of the deceleration.
- The deceleration is delayed in timing, with the nadir of the deceleration occurring after the peak of the contraction.
- In most cases, the onset, nadir, and recovery of the deceleration occur after the beginning, peak, and ending of the contraction, respectively.

Early Deceleration
- Visually apparent, usually symmetrical, gradual decrease and return of the FHR associated with a uterine contraction.
- A gradual FHR decrease is defined as from the onset to the FHR nadir of ≥30 seconds.
- The decrease in FHR is calculated from the onset to the nadir of the deceleration.
- The nadir of the deceleration occurs at the same time as the peak of the contraction.
- In most cases the onset, nadir, and recovery of the deceleration are coincident with the beginning, peak, and ending of the contraction, respectively.

Variable Deceleration
- Visually apparent abrupt decrease in FHR.
- An abrupt FHR decrease is defined as from the onset of the deceleration to the beginning of the FHR nadir of <30 seconds. The decrease in FHR is calculated from the onset to the nadir of the deceleration.
- The decrease in FHR is ≥15 beats per minute, lasting ≥15 seconds, and <2 minutes in duration.
- When variable decelerations are associated with uterine contractions, their onset. depth, and duration commonly vary with successive uterine contractions.

▶ NICHD 定義

　　NICHD（National Institute of Child Health and Human Development）分類（表 2）は Hon 分類を一つ一つの波形から判定できるように作り直したものといえるだろう。刺激に対する反応をゆっくりしたもの（gradual）と急速なもの（abrupt）とに区別し，前者を early と late，後者を variable というように対応させている。ゆっくりと変化するものは子宮の収縮状態に密接に関連して発生してくるものと考えれば，その対応関係はある程度納得できるものであるだろう。

　　一番の問題点は，その区別にもう一つの基準を設けた点である。急速とゆっくりを，心拍数低下の部分が 30 秒未満であるか，それ以上であるかによって区別するようにしたことである。確かに，何も定義がなければ主観的なものに対する依存度が大きくなるので，何らかの基準が必要となる。

　　しかしながら，この 30 秒を厳格に捉えすぎると，困ったことが発生する。従来の分類で，軽度の late deceleration といわれていたものが，低下部分の持続時間が 30 秒未満であることはよくあることであり，30 秒で判別すると variable deceleration ということになる。さらに細かいことをいえば，variable deceleration は 15 bpm 以上の心拍数低下が必要であると定義されているため，低下幅が 15 bpm 未満の mild late deceleration は，持続が 30 秒未満であれば，どこにも分類されないことになってしまう。また，30 秒という区切りを設けることで，より厳密な定義であるかのような印象を与えるが，開始点をどこにするのか，終了点をどこにする

表3 日産婦定義（2003年）（日本産科婦人科学会周産期委員会，2003より引用）[2]

心拍数基線—正常脈
110〜160 bpm
一過性徐脈—分類の基準
持続時間2分未満
心拍数減少の開始から最下点までの時間
30秒未満
変動一過性徐脈（15 bpm以上の心拍数低下，15秒から2分持続）
30秒以上
早発一過性徐脈（一過性徐脈の最下点と子宮収縮の最強点が一致）
遅発一過性徐脈（一過性徐脈の最下点が子宮収縮の最強点より遅れる）
持続時間2分以上
遷延一過性徐脈（15 bpm以上の心拍数低下，2分から10分持続）

のかということについては判定者任せであり，それを少しずらすことによって，分類は容易に異なるものになってしまうのである。

このように考えていくと，この30秒という数値は厳密性を求めたものではないと解釈するのが妥当であろう。30秒というのは，おおよその目安を示したものにすぎないのである。判読の基本原則として，心拍数低下の最初の部分が急速かゆっくりかを肉眼的に判定すること，と記載されている。また，定義の文章中でも，最初に肉眼的な判定についての記載があり，次に「急速とは何か」，「ゆっくりとは何か」という説明の中で30秒という数値が出てくる。30秒で分類するという直接的記載はどこにも認められない。判読の基本原則にのっとれば，上記の軽度なdecelerationは肉眼的判断を優先して，late decelerationということになるだろう。

日産婦定義（2003年）

日本産科婦人科学会（日産婦）ではNICHD分類に準拠した日産婦分類（表3）を作成し，2003年に公開したが[2]，30秒で分類するということがNICHD分類よりも前面に押し出されている。NICHD分類とは異なり「心拍数低下の最初の部分が急速であるか，ゆっくりかを肉眼的に判定すること」という部分が基本原則から省略され，定義の文章中でも30秒で分類するということになっている。

2003年の日産婦定義をそのまま用いると，前述したようにmild late decelerationは存在しなくなってしまうが，その後，後述のように，日産婦定義は改定されている。

日産婦定義（2013年）

日産婦定義は，2013年に「一過性徐脈の波形は，心拍数の減少が急速であるか，緩やかであるかにより，肉眼的に区別することを基本とする。その判断が困難な場合は心拍数減少の開始から最下点に至るまでに要する時間を参考とし，両者の境界を30秒とする」と改定されている[3]。

現在の評価法は，Honの分類が基本となり，NICHD分類で詳しく記述されたものがベースとなっている。そのため，根底にあるHonの分類の精神を学んでおくことは，CTGを正しく

判読するために大切なことと考えられる。

文　献
1) 坂元　正一：図説臨床産婦人科講座　第1巻　分娩と胎児仮死．メジカルビュー社，東京，1977
2) 日本産科婦人科学会周産期委員会：胎児心拍数図の用語及び定義検討小委員会報告(委員長　岡村州博)．日産婦誌 55：1205-1216，2003
3) 胎児機能不全診断基準の妥当性検討に関する小委員会：「胎児心拍数図の用語及び定義」改定案．日産婦誌 65：1398，2013

（上妻　志郎，馬場　一憲）

5. 心拍数波形判定基準に関する我が国と海外との比較

はじめに

　1960年代の初頭に開発された胎児心拍数の連続モニター法（胎児心拍数モニタリング）は1970年代以降多くの国で使用され，妊娠中および分娩中の胎児の状態（低酸素症・アシドーシスの有無）を把握する上で，臨床現場に必要不可欠な検査の一つである。しかし，胎児心拍数パターンの判定における検者間の誤差が大きいことや，胎児の状態が良くても悪いと診断されてしまうという高い偽陽性率により帝王切開の増加が問題となっている。そこで，米国では1997年に胎児心拍数パターン判定の定義に改訂を加え[1]，さらに2008年にはアップデートされた[2]。これを受け，日本では2001年に胎児の状態に対する診断名の改訂を行い，これまでの「胎児仮死・胎児ジストレス」を廃止してAmerican College of Obstetricians and Gynecologists（ACOG）が提案した英語のnon-reassuring fetal status（NRFS）を使用することが決められた。また胎児心拍数パターンの判定基準は，2003年の周産期委員会報告[3]で米国のNational Institute of Child Health and Human Development（NICHD）の勧告に沿った日本の定義が提言された。取り扱い指針については，2010年に日本産科婦人科学会周産期委員会により「胎児心拍数波形の分類に基づく分娩時胎児管理の指針」として発表された[4]。
　胎児心拍数図波形の用語の定義については諸外国と大きな違いはないため，本章では胎児心拍数パターンの判定基準について，日本，米国だけではなくカナダ，英国における基準についても述べ，比較する。

胎児心拍数パターンの判定基準に関する比較

　1997年，胎児心拍数モニタリングの判定の標準化と定義を明確にするために，米国NICHDからリサーチガイドラインが発表された[1]。ここでは，「基線と基線細変動が正常で，一過性頻脈があり，一過性徐脈がなければ胎児の酸素化に問題はない」と「基線細変動の消失に繰り返す遅発一過性徐脈，変動一過性徐脈あるいは遷延一過性徐脈（または徐脈）を伴う場合は胎児が低酸素・アシドーシスに陥っている可能性が高い」とし，それらの中間に位置するパターンについては，取り扱いに関する提言はできないと報告している。その後，上記二つ以外のパターンに関しても，胎児well-being評価と臨床的対応の標準化を早急に確立する必要があり，英国[5]，カナダ[6]，さらに米国[2]において，胎児心拍数パターンを中心とした所見と胎児健康度の解釈，および臨床的対応に対してガイドラインが提案された。各国とも3段階（3-tier system）に分類されており，現在まで変更はない（表1～3）。3段階は，英国ではnormal, suspicious, pathological，カナダではnormal, atypical, abnormal，米国ではnormal, indeterminate, abnormalと分類されている。表現方法は違うが，いずれも明らかに

表1-1 胎児心拍数パターンの分類（英国）

カテゴリー	定義
Normal	すべての四つの波形（baseline, variability, deceleration, acceleration）が reassuring に分類
Suspicious	一つの波形が non-reassuring で，残りは reassuring に分類
Pathological	二つ以上が non-reassuring か一つ以上が異常に分類

表1-2 胎児心拍数波形の分類（英国）

波形	baseline（bpm）	variability（bpm）	deceleration	acceleration
Reassuring	110〜160	≧5	なし	あり
Non-reassuring	100〜109 161〜180	<5 （40〜90分間）	90分にわたって子宮収縮の半分以上にみられる典型的な変動一過性徐脈。3分までの遷延一過性徐脈	なし
Abnormal	<100 >180 サイナソイダルパターン （10分以上）	<5（90分間）	30分間にわたって子宮収縮の半分以上にみられる異常な変動一過性徐脈もしくは遅発一過性徐脈。3分以上の遷延一過性徐脈	

表2 胎児心拍数パターンの分類（カナダ）

	Normal 以前の"Reassuring"	Atypical 以前の"Non-reassuring"	Abnormal 以前の"Non-reassuring"
Baseline	110〜160 bpm	徐脈 100〜110 bpm 頻脈＞160　30〜80分 基線の上昇	徐脈＜100 bpm 頻脈＞160　80分未満 不規則な基線
Variability	6〜25 bpm ≦5 bpm（40分）	≦5 bpm 40〜80分	≦5 bpm 80分以上 ≧25 bpm 10分以上 サイナソイダル
Decelerations	なし or 時折の単純な変動 or 早発一過性徐脈	反復する（≧3）単純な変動一過性徐脈 時折の遅発一過性徐脈 2〜3分の遷延一過性徐脈	反復する（≧3）複雑な変動一過性徐脈： 　一過性徐脈 　＜70 bpm（60秒） 基線細変動の消失 overshoots slow return to baseline 徐脈後の基線の低下 基線が頻脈 or 徐脈 子宮収縮の半分以上に遅発一過性徐脈 3〜10分の遷延一過性徐脈
Accelerations	あり	児頭刺激による一過性頻脈の消失	消失
対応	母胎の状態に変化がないかオキシトシンの流量に変化がなければ30分までの胎児心拍数モニタリングの一時中断可	特にいくつかの波形がみられた場合はさらなる内診による評価を行う	分娩へ 分娩前に児頭採血

　胎児の状態が良いと判断される（normal）カテゴリーⅠ，明らかに胎児状態が悪いと判断される（pathological, abnormal）カテゴリーⅢ，カテゴリーⅠ・Ⅲに含まれないもの（suspicious, atypical, indeterminate）がカテゴリーⅡに分類されている。この3段階の分類はまさに，non-reassuring fetal status の考え方による胎児心拍数波形分類である。しかしこの3段階の分類は，シンプルで教えることが簡単であるという理由から採択されているにすぎず，中間分

表3　胎児心拍数パターンの分類（米国）

カテゴリーⅠ
以下のすべてを満たす
- Baseline rate：110〜160 bpm
- Baseline FHR variability：moderate
- Late or variable decelerations：なし
- Early decelerations：あり or なし
- Accelerations：あり or なし

カテゴリーⅡ
カテゴリーⅠもしくはカテゴリーⅢに含まれないもの
Baseline rate
- 基線細変動の消失を伴わない徐脈
- 頻脈

Baseline FHR variability
- 基線細変動の減少
- 反復する一過性徐脈を伴わない基線細変動の消失
- 基線細変動の増加

Accelerations
- 胎児刺激後の一過性頻脈の消失

Periodic or episodic decelerations
- 基線細変動の減少もしくは中等度の基線細変動を伴う，反復する変動一過性徐脈
- 2分以上10分未満の遷延一過性徐脈
- 中等度の基線細変動を伴う，反復する遅発一過性徐脈
- 基線への回復に時間を要したり，"overshoots"，"shoulders"といったような変動一過性徐脈

カテゴリーⅢ
以下のいずれかを満たす
- 基線細変動の消失と以下のいずれか
    反復する遅発一過性徐脈
    反復する変動一過性徐脈
    徐脈
- サイナソイダルパターン

表4-1　胎児心拍数パターンの分類（Parerら，2007より引用）[7]

カテゴリー	定義
Green	アシドーシスなし
Blue	胎児中枢神経系のアシドーシスなし
Yellow	胎児中枢神経系のアシドーシスないが，断続的な酸素の減少により胎児の低酸素状態を引き起こす
Orange	潜在的な胎児の障害
Red	胎児仮死の状態

類が広く，それらの胎児心拍数パターンに対する処置・対応があまり示されていないという欠点がある。また，実際の臨床の場において胎児心拍数モニタリングの80％がこの中間分類に入ってくる。そこでParerとIkedaら[7]は，分類を5段階（5-tier system）にし，胎児がnon-reassuring fetal statusかそうでないかの2分類ではなく，胎児が低酸素・アシドーシスの状態である可能性を段階的に推量し対応する分類とした（表4）。この5段階分類は基線細変動の程度を中心に考え，それに加えて基線の程度，一過性徐脈の種類や程度によってレベルを色分け（緑，青，黄，オレンジ，赤）し分類している。さらにParerら[8]は，この5段階分類のほうが胎児のアシドーシスの程度に即しており，米国でも採用するように勧めている。2011年には，

表4-2 アシドーシスと重症化のリスクと対応（Parer ら，2007 より引用）[7]

	アシドーシスのリスク	重症化のリスク	対応
Green	0	Very low	なし
Blue	0	Low	保存的処置と準備開始
Yellow	0	Moderate	保存的処置と監視の強化
Orange	Borderline/acceptably low	High	保存的処置と急速遂娩の準備
Red	Unacceptably high	Not a consideration	分娩

表5 胎児心拍数パターンの分類（日本）

レベル	日本語表記	英語表記
レベル1	正常波形	normal pattern
レベル2	亜正常波形	benign variant pattern
レベル3	異常波形（軽度）	mild variant pattern
レベル4	異常波形（中等度）	moderate variant pattern
レベル5	異常波形（高度）	severe variant pattern

3段階分類よりも5段階分類のほうが胎児のアシドーシスの程度分類には適しているという報告も出てきている[9]。しかし，3段階分類と5段階分類を比較し，同じ程度に有効でより微細な胎児心拍の変化をフォローするのであれば5段階分類が優れているが，米国で日常臨床に使うのであれば3段階分類の方が使いやすいとする報告もある[10]。また，米国，英国，カナダの3段階分類と5段階分類を比較した論文もあり，そこでは臍帯動脈血のpH≦7.15の感度・特異度がともに高いのは米国の3段階分類と5段階分類であり，5段階分類では胎児のアシドーシスのリスクを評価するのに最も有効であり，不要な介入を避けることができるとしている[11]。我が国においても日本産科婦人科学会から，ほぼ同様の5段階（1～5）の評価が推奨され[4]（表5），この5段階分類が胎児の酸-塩基バランスと相関しており，また5段階という一定の診断基準とそれに対応した標準的な治療方針が有用であったという報告もある[12]。5段階分類についての詳細は，「15. 心拍数波形のレベル分類に基づく分娩時胎児管理指針」の章で述べられているが，5段階それぞれの評価に対応して臨床的な胎児管理としての対応と処置が提示してあり，それぞれの施設に応じて対応可能なように幅がもたせてある。今後は各施設において具体的なルールを定め，分娩中の胎児の状態に即応できるようにしていく必要があると思われる。

文献

1) National Institute of Child Health and Human Development Research Planning Workshop：Electronic Fetal Heart Rate Monitoring：Research guidelines for interpretation. Am J Obstet Gynecol 177：1385-1390, 1997
2) Macones GA, Hankins GDV, Spong CY, et al：The 2008 National Institute of Child Health and Development Workshop Report on Electronic Fetal Monitoring. Obstet Gynecol 112：661-666, 2008
3) 日本産科婦人科学会周産期委員会：胎児心拍数図の用語及び定義検討小委員会報告（委員長　岡村州博）．日産婦誌 55：1205-1216, 2003
4) 2010年，周産期委員会報告：胎児心拍数波形の分類に基づく分娩時胎児管理の指針（平成22年8月）．日産婦誌 63：1043-1045, 2011
5) Intrapartum care. Care of healthy women and their babies during childbirth. National Collaborating Centre for

Women's and Children's Health. National Institute for Health and Clinical Excellence. Clinical Guideline, RCOG Press, 2007
6) SOGC Clinical Practice Guideline, Fetal health surveillance：Antepartum and intrapartum consensus guideline. J Obstet Gynecol Can 29(9 suppl 4)：S3-56, 2007
7) Parer JT, Ikeda T：A framework for standardized management of intrapartum fetal heart rate patterns. Am J Obstet Gynecol 197：e1-6, 2007
8) Parer JT, King TL：Fetal heart rate monitoring：the next step？ Am J Obstet Gynecol 203：520-521, 2010
9) Coletta J, Murphy E, Rubeo Z, et al：The 5-tier system of assessing fetal heart rate tracing is superior to the 3-tier system in identifying fetal acidemia. Am J Obstet Gynecol 22：e1-5, 2011
10) Gyamfi Bannerman C, Grobman WA, Antoniewicz L, et al：Assessment of the concordance among 2-tier, 3-tier, and 5-tier fetal heart rate classification systems. Am J Obstet Gynecol 205：288. e1-4, 2011
11) Di Tommaso M, Seravalli V, Cordisco A, et al：Comparison of five classification systems for interpreting electronic fetal monitoring in predicting neonatal status at birth. J Matern Fetal Neonatal Med 26：487-490, 2013
12) Sadaka A, Furuhashi M, Minami H, et al：Observation on validity of the five-tier system for fetal heart rate pattern interpretation proposed by Japan Society of Obstetricians and Gynecologists. J Matern Fetal Neonatal Med 24：1465-1469, 2011

（神元　有紀，池田　智明）

6. 胎児心拍数の調整メカニズム

はじめに

　生物は，自己の生命を維持するため，種々の機能を有している。循環システムにおける調節機能は，各細胞の代謝活動に必要な物質の供給ならびに代謝産物の除去を適切に行う役割をもつ。循環システムの運搬機能は，圧の高いところから低いところへ血液が流れるという基本的な物理法則に従うため，この中心的機能は血圧調整によるものであり，各臓器が必要とする血流量を確保し，一方で必要量が少ない時には心臓に休息を与えるように調節している[1,2]。

　胎児においても同様の機能が働く。恒常性を保つため血圧の調節を行っており，これに伴って心拍数の変化が認められる。胎児を連続的にモニタリングする場合には，血圧を評価することは困難であるため，心拍数の変化によって胎児の状態を評価することが求められる。したがって，胎児循環の変化がどのように心拍の変化として表現されるのかを理解する必要がある。本章では，胎児循環に影響を与える因子とそれに対する循環調節，これに伴う心拍数の変化について概説する。

ヒトにおける循環調節

　循環の調節は局所での調節と全身的な調節に分けられるが，この両者は密接に関係している。循環の全身的な調節の意義は，総末梢血管抵抗と心拍出量を維持し，血圧勾配に応じて血流量を確保することにある。全身血圧＝総末梢抵抗×心拍出量の関係があり，総末梢抵抗と心拍出量の変化により，全身血圧の変動を少なくするよう調節される[3]。急速に血圧を調節するものは圧受容体反射系，化学受容体反射系等であり，中間から長時間にわたる調節は，血管壁の緊張性の変化，レニン・アンジオテンシン系，腎による血液量調節，アルドステロン系等による（表1）[1]。これらの動作開始と持続時間の関係を図1に示す[1,4]。

　緩徐に血圧を調節するものの代表例としては，血流の再分配があげられ，慢性的な低酸素症において，脳血管抵抗が低下し，脳血流の増加を起こすような調節が行われる。

　血圧の急速な調節には神経反射が関与しており，おおよそ30秒以内に反応が発現し，かつ反応が大きい[3]。分娩時の胎児心拍の変化は子宮収縮に伴うことが多く，この急速な

表1　血圧調節系の分類（細見，1991より引用）[1]

A．急速血圧調節系
　1．圧受容器反射系
　　・頸動脈洞圧反射系
　　・大動脈弓圧反射系
　　・心肺領域の圧反射系（低圧系）
　2．化学受容器反射系
　3．中枢神経性乏血反射
B．中間型血圧調節系
　1．血管壁の緊張性の変化による血管収縮
　2．レニン・アンジオテンシン系による血管収縮
　3．毛細管における体液の移動
C．長時間性血圧調節系
　1．腎による血液量調節系
　2．アルドステロン系

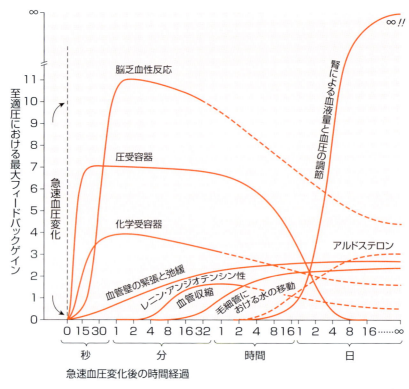

図1　各血圧調整の大きさと速度（細見，1991 / Guyton, 1980 より引用，改変）[1,4]

調節作用によって心拍数が変化する。

　循環を調節する交感神経と副交感神経の活動は，脳によって調節されている。そして，脳は循環器の内外に存在する神経性受容器からの情報を基に調節を行っている。中枢への感覚神経による求心性刺激と運動神経による遠心性刺激は，心血管系の反射を介するループを形成し，恒常性を保つように作用する（図2）[5]。遠心性の経路には，興奮系の交感神経系と抑制系の副交感神経系がある（図3）[6,7]。交感神経系の興奮によってノルアドレナリンが放出され，これによって血管収縮，心拍出量増加，心拍数増加を起こし，血圧が上昇する。副交感神経系の興奮では，アセチルコリンが放出され血管拡張と心拍数減少がみられる[2,3,5]。

1. 圧受容体

　全身血圧の変化は圧受容体によって感知され，中枢に情報が伝えられる。動脈の外膜に存在する圧受容体は，頸動脈洞と大動脈弓の2カ所に存在する（図4）[5]。頸動脈洞の圧受容体からの求心性神経は頸動脈洞神経であり，これは舌咽神経に合流して，延髄に入り，孤束核に至る。また，大動脈弓からの求心性神経は迷走神経を介して延髄に入り，孤束核に至る。圧受容体は進展によって反応する機械受容体であり，血圧の上昇は動脈壁を進展させ，その壁の変形が受容器終末を興奮させる。血圧が低下した場合，圧受容体の神経活動は一時的に鎮静化し，その後，減少した血圧に対応した低頻度の活動が再開される。

　血圧が急激に上昇すると圧受容体が興奮し，脳幹に刺激が伝わる。この反応により，心臓に対する迷走神経（副交感神経）活動を亢進させるとともに，交感神経活動を抑制して，血管拡張，

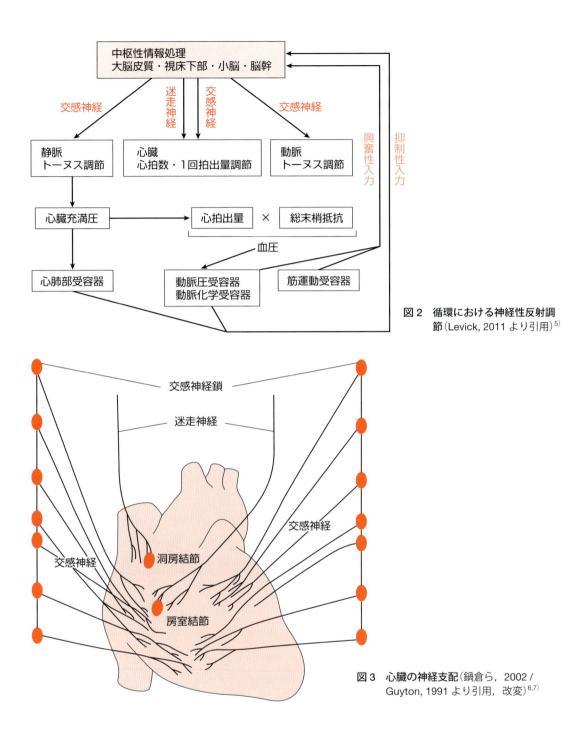

図2 循環における神経性反射調節(Levick, 2011 より引用)[5]

図3 心臓の神経支配(鍋倉ら,2002 / Guyton, 1991 より引用,改変)[6,7]

徐脈,心収縮力の低下を起こし,血圧を低下させる。反対に血圧が急激に低下した場合には,圧受容体からの刺激が減少することにより,交感神経活動の亢進と迷走神経活動低下を起こし,頻脈,心筋収縮性の上昇,血管の収縮が起こり,心拍出量の増加と血圧の上昇を起こす[3,5]。

2. 化学受容体

化学受容体には,骨格筋に存在する筋運動受容体と動脈に存在する動脈化学受容体があり,筋運動受容体には,筋機械受容体と化学的感受性のある筋代謝受容体がある。運動により骨格

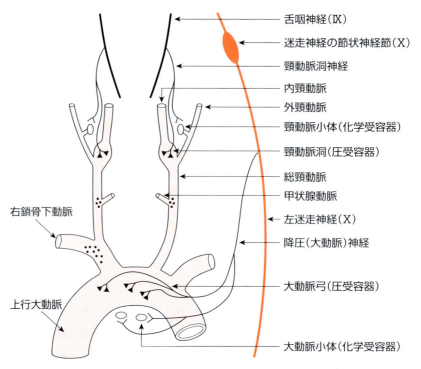

図4 圧受容体，化学受容体と神経分布(Levick, 2011)[5]

筋は収縮し，筋機械受容体が刺激され迷走神経活動を抑制し，心拍数は増加する。筋代謝受容体は収縮した筋線維によって放出される多くの化学物質（ATP・K^+・$H_2PO_4^-$ 等）によって刺激され，その刺激により交感神経性血管運動神経が興奮し，血圧は上昇する。

　動脈化学受容体は，主に頸動脈小体と大動脈小体に存在する（図4）。動脈化学受容体は，動脈血の低酸素血症，高二酸化炭素血症，アシドーシス，高カリウム血症によって興奮する。これらの求心線維は舌咽神経，迷走神経に含まれている。化学受容体の興奮により，交感神経活動は亢進し，血圧の上昇と心拍数の増加をもたらす[5]。

基線細変動

　副交感神経および交感神経システムは持続的な綱引き（push-pull）のような状態にあり，この効果によって細変動が生じる。細変動には，心拍毎（beat to beat）の変化である short-term variability（STV）と1分間に3から5回程度の頻度である long-term variability（LTV）の2種類がある。STV は通常2から3 bpm 程度の変動であり，LTV は6から20 bpm の変動である。副交感神経は交感神経と比べて，より短時間で影響を及ぼすため，STV は副交感神経の影響が強く，LTV は交感神経の影響が強いと考えられている。細変動は，無脳児等の高次脳障害においても減少または消失するため，より高次の中枢神経も関与していると考えられているが，不明な点も多い[8]。

　胎児の睡眠サイクルにおいて，non-REM 睡眠（深睡眠）時には自律神経の反応が弱まるため，基線細変動が減少する[9]。

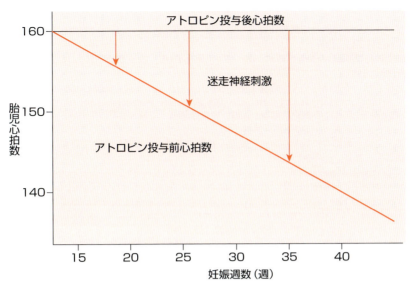

図5 妊娠週数による胎児心拍数の変化とアトロピン投与の影響（Schifferli ら，1973より引用，改変）[11]

心臓の発生と週数による変化

　胎児の心臓は，発生第3週の中頃より脈管系が出現し，血液を送り始め，規則的な収縮を始めるようになる[10]。正常妊娠において，妊娠5週での心拍数の平均は110回/分であり，次第に増加し，妊娠9〜10週頃には平均170回/分となる。その後は次第に減少し，妊娠14〜15週頃には150〜160回/分となり，その後も分娩までに緩徐に減少する。はじめの心拍数増加は主に形態的な変化と伝導系組織の発達によるものであり，その後の減少は副交感神経系調節の増加，心室収縮の発達，心室壁の肥厚，房室弁機能の発達等により起こる。分娩に向かって心拍数が低下し，心拍細変動が増加するのは，副交感神経系の発達と自動調節能の発達による。1973年Schifferliら[11]は，15週での胎児心拍数は平均160/分であり，その後週数とともに減少を認めるが，副交感神経遮断薬であるアトロピンを使用すると，どの週数においても平均160/分にまで増加することにより，心拍数の減少が副交感神経の発達によることを示している（図5）[11]。ヒトの胎児において，12週頃には心筋伝導系が完成し，副交感神経による洞房結節への抑制は妊娠12〜17週頃で確立され，交感神経による影響は妊娠22〜24週頃に確立される[12]。神経系の確立に伴い，基線細変動も次第に増加し，28〜30週頃にはほぼ正期産時と同程度の振幅となる[8]。

おわりに

　胎児から得られる情報は心拍数がほとんどである。心拍数のみで状態を正確に把握することはなかなか困難なことであるが，胎児の状態を評価するためには，胎児の生理学的なメカニズムを理解することが重要と考えられる。

文 献

1) 細見　弘：循環システムにおける調整と統合．星　猛，伊藤正男（編）：新生理科学体系16 循環の生理学，医学書院，東京，pp333-345，1991
2) 熊田　衛，照井直人：循環系の神経性調節．星　猛，伊藤正男（編）：新生理科学体系16 循環の生理学，医学書院，東京，pp346-360，1991
3) 中山貢一：循環．杉　晴夫（編）：人体機能生理学第5版，南江堂，東京，pp381-436，2005
4) Guyton AC：Arterial pressure and hypertension, WB Saunders, Philadelphia, pp2-3, 1980
5) Levick JR，岡田隆夫（監訳）：心血管受容器，反射，中枢性調節．心臓・循環の生理学，メディカル・サイエンス・インターナショナル，東京，pp297-315，2011
6) 鍋倉浩子，池ノ上克：胎児心拍数モニター　胎児心拍数の基礎．武谷雄二（編）：新女性医学体系30 胎児胎盤機能評価，中山書店，東京，pp9-30，2002
7) Guyton AC：Textbook of medical physiology, 8th ed, WB Saunders, Philadelphia, pp98-117, 1991
8) Freeman RK, Garite TJ, Nageotte MP：Physiologic basis of fetal monitoring. Freeman RK, Garite TJ, Nageotte MP(eds.)：Fetal heart rate monitoring, 4th ed, Lippincott, Philadelphia, pp8-24, 2012
9) Cabaniss ML, Ross MG：Basic pattern components. Cabaniss ML, Ross MG(eds.)：Fetal Monitoring interpretation, 2nd ed, Lippincott, Philadelphia, pp20-143, 2010
10) Saldler TW（編），安田峯生（訳）：心臓脈管系．ラングマン人体発生学第10版，メディカル・サイエンス・インターナショナル，東京，pp175-211，2010
11) Schifferli P, Caldeyro-Barcia R：Effects of atropine and beta adrenergic drugs on the heart rate of the human fetus. Boreus L(ed)：Fetal pharmacology, Raven Press, New York, pp259-279, 1973
12) Baschat AA, Gembruch U：Development of fetal cardiac and extracardiac Doppler flows in early gestation. Yagel S, Silverman N, Gembruch U(eds.)：Fetal cardiology, Martin Dunitz, United Kingdom, pp121-140, 2003

（三谷　穣，松田　義雄）

7. 頻脈，徐脈，一過性頻脈，一過性徐脈の発生機序

はじめに

　　胎児はストレスを受けると，恒常性を保とうとして循環システムにおける調節機能が働き，これに伴って心拍数変化が生じる。特に分娩時には子宮収縮に伴う急性のストレスが生じうるため，胎児心拍数はさまざまな変動を起こしうる。本章では，さまざまなストレスが心拍数にどのような変化を与えるかについて概説する。

基線の変化

1. 頻脈 (tachycardia)

　　胎児頻脈を引き起こすものとして，表1のような因子があげられる[1]。胎児が低酸素血症となった場合には低酸素，高二酸化炭素，アシドーシス等により交感神経が興奮し，副交感神経が抑制されるため頻脈となる。この際，細変動が減少していることが多い[1,2]。頻脈の原因として最も多いものは，母体発熱である。胎児の感染がなく，母体のみに原因がある場合（子宮以外の感染症等）には，細変動が正常であることが多い[2]。

2. 徐脈 (bradycardia)

　　胎児徐脈の原因として表2のような因子があげられる[1]。前述の通り低酸素血症では頻脈を呈するが，低酸素が進行すると心筋抑制から心不全となり，また中枢神経系もダメージを受けて胎児徐脈を呈し，最終的には心停止に至る[2]。

　　胎児徐脈は低酸素以外の原因でも認められる。分娩第2期に児頭が産道を通過する際，圧迫により頭蓋内圧が強く亢進すると，迷走神経が刺激され，胎児徐脈を生じる。この場合基線細変動は保たれ，通常，胎児低酸素血症は認めない[1,2]。

　　非常に稀な胎児心拍数陣痛図（CTG）として，基線が変動して定まらず，細変動が消失する wandering baseline と呼ばれる所見がある。これは胎児期における脳障害や奇形等で認められるものであり，中枢神経での調節が欠如した状態と考えられている[1,2]。

胎児心拍数一過性変動 (periodic or episodic change of FHR)

1. 一過性頻脈 (acceleration)

　　胎児の一過性頻脈を起こす機序は2種類ある。一つは胎児の刺激や胎動に伴うものであり，一過性頻脈の多くはこの機序によるものである。胎動によって筋運動受容体が刺激されると，交感神経活動が亢進し頻脈を起こすという経路が考えられるが，必ずしも胎動と一過性頻脈は一致しない。超音波断層法とCTGを同時に記録した研究では，一過性頻脈を伴わない胎動と，反対に胎動を伴わない一過性頻脈が存在することが確認されている[3]。また，胎動と一過性頻

表1　胎児頻脈の原因（Freemanら，2012より一部著者改変）[1]

胎児低酸素症
母体発熱
副交感神経遮断薬
アトロピン
ヒドロキシジン塩酸塩（アタラックス）
フェノチアジン
母体甲状腺機能亢進症
胎児貧血
胎児敗血症
胎児心不全
絨毛膜羊膜炎
胎児頻脈性不整脈
β刺激薬

表2　胎児徐脈の原因（Freemanら，2012より一部著者改変）[1]

重症胎児低酸素血症
徐脈性不整脈
分娩第2期における迷走神経刺激
低体温
長期の母体低血糖
β遮断薬投与
胎児汎下垂体機能低下症

脈はほぼ同時に生じることから，一過性頻脈は胎動の結果として生じるものではなく，運動と心拍数を司る中枢神経が近接するために，これらの中枢神経が同時に刺激されることによって胎動とともに一過性頻脈が生じると考えられている[4]。もう一つは部分的な臍帯圧迫によるものである。臍帯動脈の血流を阻害しない程度の軽度の臍帯静脈圧迫によって胎児の血圧低下が起こると，圧受容体刺激により頻脈となる[1,5]。稀なものとして，骨盤位分娩においては子宮収縮に伴って胎児の体幹が圧迫刺激されることにより，交感神経活動が亢進し生じることがある[6]。

通常，一過性頻脈は2分以内に元の基線に戻る。長期（2〜10分）に一過性頻脈が続くこともあり，遷延性頻脈（prolonged acceleration）と呼ばれるが，通常，児の状態は良好である[1]。一過性頻脈が生じている時は交感神経が優位となっているため，細変動は減少することが多い[5]。

一過性頻脈は23週未満ではあまり認められないが，交感神経の発達とともに頻度が増加し，脈の上昇幅も増加する[5,7]。

2. 一過性徐脈

1）早発一過性徐脈（early deceleration）

胎児の児頭圧迫により一過性徐脈を生じることが1838年に報告されている[8]。

1959年Honは新生児の頭部をさまざまなサイズのドーナッツ型のペッサリーを用いて圧迫し，内径4〜6cm程度のものでの圧迫により，一過性徐脈が起こることを報告している[9]。1964年Paulらはヒツジ胎仔の研究により，胎仔児頭圧迫により頸動脈血流が減少し心拍数の低下が認められるが，動脈血 PO_2 には変化がないことを報告している[8]。この一過性徐脈はアトロピンにて消失することが報告されており，副交感神経の作用と考えられている[8]。

この変化は早発一過性徐脈と呼ばれ，分娩時に子宮収縮により児頭が圧迫されて頭蓋内血流に局所的な変化を生じ，その結果迷走神経反射によって心拍数の低下を起こすと考えられている（図1）[10]。しかし，児頭圧迫による頭蓋内圧の上昇は圧受容体を刺激するほど高くはないといわれている。不均一な頭蓋圧迫により頭蓋内のうっ血をきたし，これが圧受容体を刺激するという説や，児頭圧迫により局所的な頭蓋内の低酸素をきたして化学受容体を刺激し高血圧と

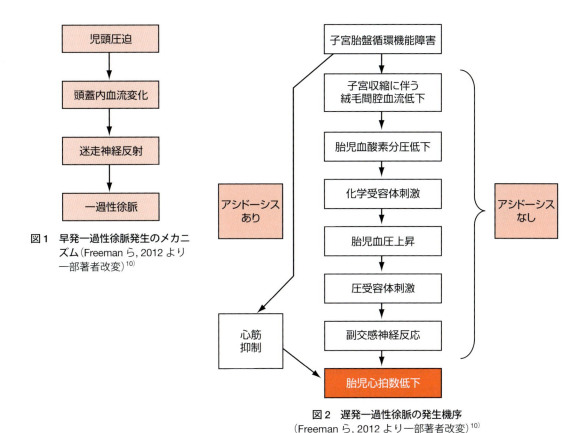

図1 早発一過性徐脈発生のメカニズム（Freeman ら，2012 より一部著者改変）[10]

図2 遅発一過性徐脈の発生機序（Freeman ら，2012 より一部著者改変）[10]

それに伴う一過性徐脈を引き起こすという説等があり，この機序は完全には明らかにされていない[5,11]。心拍数の低下は緩徐であり，子宮収縮に一致する。早発一過性徐脈は子宮口が 4 ～ 7 cm 開大の時点でみられることが多いとされている[10]。

2）遅発一過性徐脈（late deceleration）

遅発一過性徐脈は 1950 年代より報告されていた[10]。1979 年に Martin らはヒツジ胎仔の実験を行い，母体子宮動脈の一過性閉塞によって胎仔の一過性低酸素状態を引き起こすと，血圧が上昇し，それに引き続いて胎仔の一過性徐脈が生じ，その血圧の上昇は α アドレナリン遮断薬によって消失し，一過性徐脈は副交感神経遮断薬によって消失することを報告した。さらに，低酸素状態が悪化しアシドーシスになると，これらの薬剤によっても一過性徐脈は消失しないことを報告している[12]。この研究により遅発一過性徐脈の機序が図2のように推測されている。子宮収縮により子宮筋層内のらせん動脈が圧迫され，絨毛間腔の血流量が減少する。子宮胎盤循環機能が正常であれば，絨毛間腔の血流が減少しても，胎児は低酸素症になることはないが，子宮胎盤循環機能が低下し胎児の酸素分圧がもともと低下している場合には，子宮収縮による絨毛間腔血流の低下で胎児の酸素分圧がさらに低下する。酸素分圧が閾値に達すると化学受容体が刺激され，交感神経亢進により胎児血圧の上昇を起こし，これが圧受容体を刺激して迷走神経反射により胎児の徐脈をきたす。したがって，心拍数の低下は緩徐で子宮収縮に遅れて開始し，子宮収縮終了後に遅れて回復する（図3）[13]。胎児低酸素血症が進行し，アシドーシスを生じている場合には血圧上昇反射が欠如する。この状態において遅発一過性徐脈を生じ

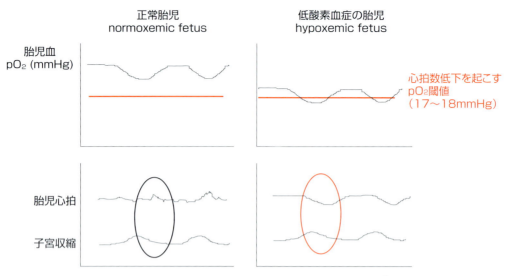

図3　遅発一過性徐脈の発症機序(松田, 2001 より引用)[13]

るのは，心筋障害によるものと考えられている[10,12]。

3）変動一過性徐脈（variable deceleration）

　動物実験において，臍帯を圧迫すると急激な心拍数低下がみられ，迷走神経ブロックによりこの心拍数の低下は遅く開始されると報告されている[10]。1982 年 Mueller-Heubach らは，動物実験により臍帯圧迫を行うとまず胎仔血圧が上昇し，その後遅れて胎仔の低酸素を生じることを報告し，変動一過性徐脈における急激な心拍数の低下は圧受容体反射によるものであり，その後化学受容体が関与すると述べている[14]。多くの実験により臍帯動脈を圧迫することにより胎児血圧上昇が起こることが報告されており，心拍数低下の機序として圧受容体反射が考えられている[15]。

　典型的な変動一過性徐脈の機序として考えられているのは図 4 に示すようなものであり，子宮収縮により臍帯圧迫を生じる場合，まず臍帯静脈のみが閉塞され胎児の全身血圧が低下する。これに伴い，圧受容体反射から交感神経が興奮し心拍増加をきたす。さらに圧迫が増強し臍帯静脈と動脈がどちらも閉塞すると，胎児の血圧が上昇し圧受容体刺激から迷走神経反射を引き起こし，心拍数低下をきたす。圧迫が解除されると，同様の機序から心拍数は上昇し，一旦増加した後に元に戻る[10,16]。この心拍数の変化は SpO$_2$ の変化を伴わない変動一過性徐脈においても生じることから，化学受容体は関与せず，圧受容体反射のみで生じ得るといわれている[10]。一方，1983 年 Itskovitz らは動物実験において胎仔の臍帯圧迫を行い，血流が 50%以上障害されると変動一過性徐脈が出現し，この徐脈はアトロピンで遮断され，部分的な臍帯圧迫では動脈圧の変化なしに徐脈が出現するが，完全な臍帯閉塞では動脈圧が上昇し徐脈を認めることから，前者では化学受容体のみが関与し，後者では化学受容体と圧受容体が関与していると述べている[17]。臍帯静脈のみの圧迫により，胎児の静脈還流量が減少し低酸素血症を生じ，化学受容体反射により徐脈を生じるという経路が考えられている[15]。以上より，臍帯圧迫により一過性徐脈を生じる機序は明確にはされていないが，圧受容体と化学受容体刺激による迷走

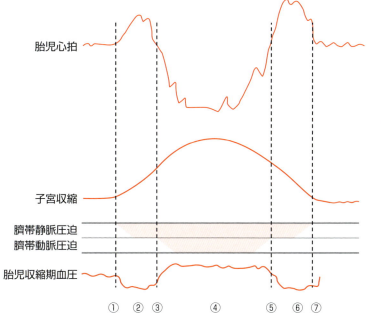

図4 変動一過性徐脈の発生機序
（Freeman ら，2012 より一部著者改変）[10]
① 臍帯静脈圧迫開始
② 胎児血圧低下→圧受容体反射→交感神経興奮→胎児心拍数増加
③ 臍帯動脈圧迫開始
④ 胎児血圧上昇→圧受容体反射→交感神経抑制・副交感神経興奮→胎児心拍数低下
⑤ 臍帯動脈圧迫終了
⑥ 臍帯静脈のみ圧迫→胎児血圧低下→胎児心拍数増加
⑦ 臍帯静脈圧迫解除

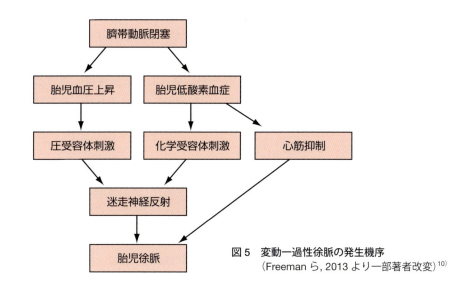

図5 変動一過性徐脈の発生機序
（Freeman ら，2013 より一部著者改変）[10]

神経反射が関与していると考えられる[10,15]。さらに，胎児低酸素症やアシドーシスが進行した場合には遅発一過性徐脈と同様の機序により，心筋が抑制され，遷延する一過性徐脈を生じ，これが先述の迷走神経ブロックにより抑制されない徐脈の原因であろうと推測されている（図5）[1,10]。

4）遷延一過性徐脈（prolonged deceleration）

遷延一過性徐脈はさまざまな要因から生じる（表3）[1,5]。早発，遅発，変動一過性徐脈は子宮の収縮に伴って生じ，子宮収縮がなくなれば回復するが，これらの一過性徐脈を引き起こす状態が長く続く場合に遷延一過性徐脈を生じると考えられる。早発一過性徐脈と同様の機序とし

表3　遷延一過性徐脈の原因（Freemanら，2012より一部著者改変）[1]

- 胎児低酸素・アシドーシス
- 臍帯下垂・脱出
- 子宮過剰収縮（オキシトシンの過剰投与，常位胎盤早期剥離，コカイン服用等）
- 子宮破裂
- 母体低血圧（仰臥位低血圧症候群，脊椎/硬膜外麻酔，母体ショック等）
- 母体低酸素（痙攣，呼吸不全，マグネシウム過量，全脊椎麻酔等）
- 内診，児頭電極装着時，児頭の急激な下降

て，急激に児頭が下降した場合や内診時に，Ferguson reflexと呼ばれる子宮下節と子宮頸部の機械的伸展で生じる子宮筋活性の増強による長期間の児頭圧迫が起こる場合に，遷延一過性徐脈を生じることが推測される。遅発一過性徐脈と同様の機序として，子宮胎盤循環不全が重篤で児の低酸素血症が重度の場合は，子宮収縮によるさらなる低酸素血症からの回復に時間を要すると考えられ，また過剰な子宮収縮（過強または過長収縮）では絨毛間腔血流障害が回復するのに時間を要するため，遷延一過性徐脈を生じ得ると考えられる。また，母体の低血圧や痙攣等による子宮胎盤循環の悪化によって胎児低酸素血症を生じた場合には，母体の状態が改善するまでの間，胎児は低酸素血症となり遷延一過性徐脈が生じ得る。変動一過性徐脈と同様の機序として，臍帯下垂・脱出等により，臍帯の圧迫が長期間になる際には遷延一過性徐脈の原因になりうると推測される[1,5]。

遷延一過性徐脈が4，5分以上続いた場合には，心拍数回復後に頻脈と細変動の減少を認めることが多い。これは胎児血中にアドレナリンが放出されるため，または中枢神経の抑制や損傷による反応と考えられている。児頭圧迫によって生じる遷延一過性徐脈ではこのような反応は認められないとされている[1]。

一方，胎児低酸素の結果ではなく，単に迷走神経が刺激されたためにみられることもある。内診，児頭電極装着時，児頭の急激な下降等であるが，この場合には長時間続くものではなく，その後に，頻脈や基線細変動の減少もみられない。

臨床的には，原因不明なことも多い。遷延一過性徐脈は突発的に生じ，実験的なモデルを作成することが困難と思われるため，正確な機序は解明されていない。

おわりに

分娩時には，胎児にさまざまなストレスがかかり，これが胎児心拍数の変化として現れる。この変化はすべてが解明されているわけではないが，胎児心拍数が変化する機序を理解し，胎児の状態を把握するよう努めることが重要である。

文献

1) Freeman RK, Garite TJ, Nageotte MP : Basic pattern recognition. Freeman RK, Garite TJ, Nageotte MP（eds.）: Fetal heart rate monitoring, 4th ed, Lippincott, Philadelphia, pp85-111, 2012
2) Cabaniss ML, Ross MG : Baseline variants. Cabaniss ML, Ross MG（eds.）: Fetal Monitoring interpretation, 2nd ed, Lippincott, Philadelphia, pp144-177, 2010

3) Vintzileos AM, Campbell WA, Nochimson D：Relation between fetal heart rate accelerations, fetal movements, and fetal breathing movements. Am J Perinatology 3：38-40, 1986
4) Timor-Trisch IE, Dierker LJ, Zador I, et al：Fetal movements associated with fetal heart rate accelerations and decelerations. Am J Obetet Gynecol 131：276-280, 1978
5) Cabaniss ML, Ross MG：Basic pattern components. Cabaniss ML, Ross MG(eds.)：Fetal Monitoring interpretation, 2nd ed, Lippincott, Philadelphia, pp20-143, 2010
6) Menihan CA, Zottoli EK：Fetal heart rate pattern interpretation. Menihan CA, Zottoli EK(eds.)：Electronic fetal monitoring, Lippincott, Philadelphia, pp27-63, 2001
7) Gagnon R, Campbell K, Hunse C, et al：Pattern of human fetal heart rate accelerations from 26 weeks to term. AM J Obstet Gynecol 157：743-748, 1987
8) Paul WM, Quilligan EJ, MacLachlan T：Cardiovascular phenomenon associated with fetal head compression. Am J Obstet Gynecol 90：824-826, 1964
9) Hon E, Chung F：The electronic evaluation of fetal heart rate：Ⅰ.With pressure on the fetal skull. Obstet Gynecol 13：633-640, 1959
10) Freeman RK, Garite TJ, Nageotte MP：Physiologic basis of fetal monitoring. Freeman RK, Garite TJ, Nageotte MP(eds.)：Fetal heart rate monitoring, 4th ed, Lippincott, Philadelphia, pp8-24, 2012
11) Hutson JM, Mueller-Heubach E：Diagnosis and management of intrapartum reflex fetal heart rate changes. Clin Perinatol 9：325-337, 1982
12) Martin CB, de Haan J, van der Wildt B et al：Mechanisms of late decelerations in the fetal heart rate. A study with autonomic blocking agents in fetal lambs. Eur J Obstet Gynec Repro Biol 9：361-373, 1979
13) 松田義雄：胎児 well-being の評価法とその問題点．日小児循環器会誌 17：518-525, 2001
14) Mueller-Heubach E, Battelli AF：Variable heart rate develerations and transcutaneous PO2 umbilical cord occlusion in fetal monkeys. Am J Obstet Gynecol 144：796-802, 1982
15) Ball RH, Parer JT：The physiologic mechanisms of variable decelerations. Am J Obstet Gynecol 166：1683-1689, 1992
16) Cunningham FG, et al：Intrapartum assessment. Williams obstetrics 24th. McGraw-Hill. 2014 P473-503
17) Itskovitz J, LaGamma EF, Rudolph AM：Heart rate and blood pressure responses to umbilical cord compression in fetal lambs with special reference to the mechanism of variable deceleration. Am J Obstet Gynecol 147：451-457, 1983

（三谷　穣，松田　義雄）

8. 胎児心拍数細変動の重要性

はじめに

　本章では胎児心拍数細変動（variability）を理解する上で知っておきたい胎児生理学とvariabilityの判読方法およびその臨床意義について解説する。

Variabilityを構成するものは？

　Variabilityとは短時間に起こる胎児心拍数の細かい変動を指す。肉眼的には胎児心拍数モニタリング上に現れる細かい"心拍数変動波（fluctuation）"として捉えられ，胎児心拍数モニタリングで捉えられた基線心拍数のvariabilityをbaseline variabilityと呼ぶ。臨床的にvariabilityといえば，このbaseline variabilityを指す。variabilityはshort-term variability（STV）とlong-term variability（LTV）で構成される。STVとはいわゆるbeat-to-beat variability，もしくはR-R wave intervalを指す。LTVはもう少し緩徐な心拍数変動で，1分間に3〜10回出現する心拍数変動波を指す。

何がvariabilityを生んでいるのか？

　大脳皮質から中脳，迷走神経（遠心性），交感神経そして心伝導路に至る神経のネットワーク，大動脈と頸動脈の化学受容体，圧受容体刺激を中枢へ送り込む迷走神経（求心性）のネットワーク，さらに外界感覚器からの刺激を大脳皮質に送り込む神経ネットワークとの連動がvariabilityを生み出す。この経路内で最も重要なものは延髄から心臓へ向かう遠心性迷走神経経路である。遠心性迷走神経刺激は瞬時に心拍数を抑制するが，これに比べ交感神経刺激による変化には数秒のずれがあり，刺激を終えても一旦起こった心拍数変化はしばらく持続する[1]。迷走神経のvariabilityへの関与は，1961年にHonら[2]がアトロピン投与で心拍数の変動が消失することを報告して以来数多く報告されている。交感神経系の関与は交感神経遮断後もvariabilityは変化しなかったという報告[3]や，LTVには影響する[4]という報告がある。そのためvariabilityへの交感神経の関与は迷走神経に比べて幾分少ないものと考えられている。また無脳児ではvariabilityを認めないことから[5,6]，大脳皮質のvariabilityへの関与もある。圧受容体等からの情報や外界感覚器官からの情報が大脳皮質を経て延髄の心血管運動中枢へ集められ，最終的にvariabilityが規定される。

Variabilityに影響を与えるものは？

　1967年にHammacher[7]がvariabilityに影響を与える要因として指摘したものは，睡眠等の胎児活動状況，薬剤の影響，そして胎児低酸素症である。

1. 胎内活動

　　睡眠サイクルを含んだ胎児の活動を behavioral state といい，基線心拍数のみならず variability にも影響する。REM 期には迷走神経系が優位で，non-REM 期には交感神経系が優位となるが[8,9]，non-REM 期で variability が減少する[10]。また REM 期には呼吸様運動を行うが，この呼吸様運動中には variability は増加する[11]。呼吸運動による胸腔内圧の変化が影響を及ぼすと考えられている。

2. 薬剤の影響

　　中枢神経に作用するモルフィン，ジアゼパムやマグネシウム製剤の投与，アトロピン等の副交感神経遮断，そして中枢性に作用して血圧降下作用を示すアルドメット等は，実際の臨床で使用されている量で variability は減少する[4]。塩酸リトドリンに代表される β 刺激薬では，胎児心拍数が 160 beat per minute（bpm）を超すような場合には variability が減少することもある[4]。

3. 低酸素

　　Variability 判読の有効性に関する項目で詳しく解説する。

4. その他（未熟性）

　　特に 28 週以前の若い週数では LTV は減少してみえることが多い[12]。しかしこれは 32 週以降でほぼ満期と同様となる[13]。

❯ Variability 判読の有効性：低酸素との関連

1. 歴史的背景

　　1963 年に Hon と Lee ら[5]が胎内死亡前の胎児心拍数モニタリング上で baseline variability が消失しているのを報告し，胎児の状態把握のための指標として variability が脚光を浴びるようになった。Hammacher[7]も variability に影響を与える要因に薬剤や胎児活動状況以外に低酸素状態をあげている。

2. 判読の実際

　　まず，一般的には子宮収縮がない時の基線心拍数の variability（baseline variability）を判読する。実際に胎児心拍数モニタリングで STV を肉眼的に判定するのは困難であるため，LTV を評価することになる。この LTV は 1 分間に 2 サイクル以上（通常は 3〜10 サイクル / 分）出現する心拍数変動波（fluctuation）で，心拍数の頂上（peak）から谷（trough）の差を振幅（amplitude）として捉え，その amplitude の程度（grading）を観察する（図 1）。Variability の grading を最初に定義したのは Hon[14]である。Hon は 4 段階に variability のレベルを分けた。胎児心拍数が 120〜160 bpm の範囲である時，minimal variability を amplitude が 5 bpm 以下の場合と定義した。No variability は 2 bpm 未満で肉眼上は fluctuation を認めないもので，この no variability と minimal variability の場合を，いわゆる decreased variability とした。一方，6 bpm 以上は average variability とし，25 bpm より amplitude が大きい場合は marked variability とした。この定義は現在の NICHD の variability の判読にも踏襲されているが，日本産科婦人科学会もこれを受け入れ，amplitude が肉眼的に認められない場合を undetectable（細変動消失），5 bpm 以下を minimal（細変動減少），6〜25 bpm を moderate（細変動中等度），

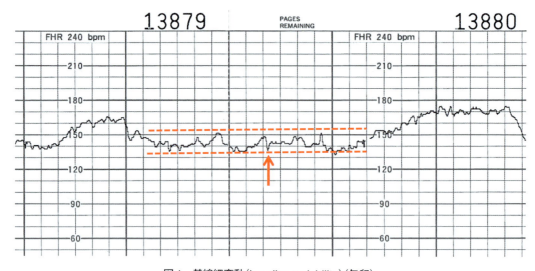

図1　基線細変動（baseline variability）（矢印）
このモニターでは 6 to 25 beats/分の範囲なので 細変動中等度と判定する

そして 26 bpm 以上を marked variability（細変動増加）と判読する[15]。また，STV の評価は前述したように，胎児心拍数モニタリング上肉眼で詳しく判断できない。そのため肉眼的に心拍ごとの"ずれ"を確認できそうなら "present" とし，確認できないほどに平坦あるいは非常に滑らかな場合を "absent" と表現する。通常は STV と LTV は同時に存在するため，STV の評価を併記することはない。ただし，サイナソイダルパターンのように，STV は absent で LTV は認める場合もある。

3. そのほかの variability と低酸素

Baseline variability 以外では deceleration 発生時に生じる細変動がある。Ikenoue ら[16]は deceleration 時の心拍数細変動に着目し，低酸素下や高炭酸ガス環境で，かつアシドーシスには至らない状態では variability が増加したことを報告している。

4. Variability の判読をどう生かすか

子宮収縮がある場合，胎児の酸素化を判断する手段は遅発一過性徐脈に代表される periodic change を観察することだが，variability の評価を組み合わせることで精度がさらに上がる。Paul ら[17]は late deceleration が出現した症例をその出産 20 分前の variability の程度（moderate variability 以上あるいは decreased variability 以下）で 2 群に分け，児頭採血で得られた胎児 pH と Apgar スコアを群間で比較している。図2[17]のように late deceleration の心拍数低下が顕著になると胎児 pH は減少するが，variability の減少を伴った症例ではさらに pH が低下している。Apgar スコアも同様で，variability の減少例では 1 分値および 5 分値が低下した。また Sameshima ら[18]も late deceleration 症例を variability の程度と acceleration の有無で細分化した場合，胎児のアシデミア（アシデミアは動脈血の pH が 7.4 以下であること。単に酸血症を指し，病態を意味しない。一方，アシドーシスは何らかの原因で動脈血 pH が 7.4 以下に傾いた病態を指す）を予測できるとしている。Late deceleration 出現率が 50％未満で variability も

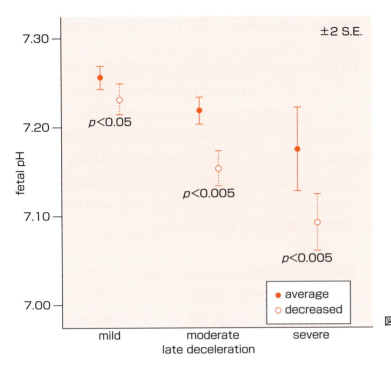

図2 late deceleration, variability の程度と胎児 pH（児頭採血）との関連（Paul ら, 1975 より引用）[17]

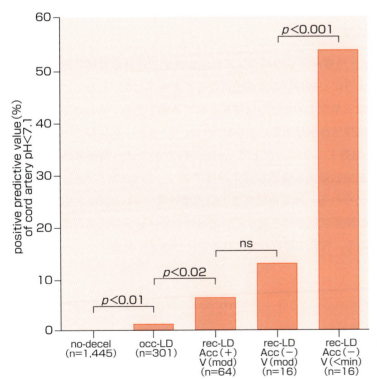

図3 late deceleration, variability の程度と胎児アシデミア（Sameshima ら, 2005 より引用）[18]

moderate 以上で acceleration も認めていれば，臍帯血 pH が 7.1 未満となる頻度は 1% 程度だった．一方，late deceleration 出現率が 50% 以上となり decreased variability と acceleration 消失が伴えば，50% 程度が臍帯血 pH 7.1 未満となった（図3）[18]．Late deceleration 以外では

variable deceleration でも decreased variability を伴うと，児の pH ＜ 7.2 のリスクが増す[4]。

5. STV と LTV はどちらが重要か？

通常 STV も LTV も欠如するような場合は胎内死亡直前である。STV が欠如し，LTV が保たれている状態がいわゆるサイナソイダルパターンである。これは胎児貧血，低酸素，感染例で認められる[19]。このサイナソイダルパターンは胎児の迷走神経系を含めた自律神経失調とアルギニンバソプレッシンの過剰分泌が関与するとされ，予後不良例が多い[20]。これまでの認識としては STV の消失は，より予後が悪いとされる[21]。Parer[22] は胎内死亡例では STV が認められないことが多く，LTV が保たれている例では胎内死亡が少ないという臨床的な観察を根拠に，STV がより予後悪化と関連するであろうと言及している。このように，baseline variability を評価の指標に加えることで胎児の酸素化の悪化状況を判断できる。

6. 限界

先の項目でも述べたように，未熟性が強い週数では variability の grading 判定がより困難となるが，若い週数でもその有用性を指摘するものも多い[23〜25]。また，ほかの因子，例えば鎮静剤や催眠薬等の中枢神経作用のある薬剤が投与されている場合や，迷走神経遮断薬が投与されている場合，胎児心調律不全（完全房室ブロック）や無脳児の場合では，variability は減少するため，まずこれらを除外する必要がある。

最近の variability に関する研究

Walker ら[26]は，迷走神経系と交感神経系のバランスが胎生後期では迷走神経系が優位となり，新生児期では成人と同じように交感神経系が優位になることを示した。しかし，迷走神経系が妊娠後期において優位となる生理学的な理由は依然として不明である。我々は周産期脳障害モデルで迷走神経刺激薬に脳保護作用があることを証明した[27]。また，新生仔ラットで，低酸素環境下からの回復期の心拍数モニタリング上で variability があれば，脳障害が少ないことも確認した[28]。Variability を生む最大の要因が迷走神経であり，variability が増加するという形で迷走神経の亢進が確かめられる。迷走神経刺激の脳保護効果や variability と脳障害との関連を考えた時，出産という低酸素状態が待ち受けている妊娠後期に迷走神経系が優位となるのは合目的的と捉える見方もある。今後の研究が待たれるフィールドである。

文 献

1) Warner HR, Russell RO Jr：Effect of combined sympathetic and vagal stimulation on heart rate in the dog. Circ Res 24：567-573, 1969
2) Hon EH, Bradfield AH, Hess OW：The electronic evaluation of the fetal heart rate. Ⅴ. The vagal factor in fetal bradycardia. Am J Obstet Gynecol 82：291-300, 1961
3) Dalton KJ, Dawes GS, Patrick JE：The autonomic nervous system and fetal heart rate variability. Am J Obstet Gynecol 146：456-462, 1983
4) Martin CB Jr：Physiology and clinical use of fetal heart rate variability. Clin Perinatol 9：339-352, 1982
5) Hon EH, Lee ST：Electronic evaluation of the fetal heart rate. Ⅷ. Patterns preceding fetal death, further observations. Am J Obstet Gynecol 87：814-826, 1963
6) Terao T, Kawashima Y, Noto H, et al：Neurological control of fetal heart rate in 20 cases of anencephalic fetuses. Am J Obstet Gynecol 149：201-208, 1984
7) Hammacher K：Die Kontinuierliche electronische Uberwachung der fetalen Herztatigkeit vor en wahrend der

Geburt. Kaser O, et al(eds) : Gynakologie und Geburtshilfe, Band Ⅱ, Thieme, Stuttgart, p793, 1967
8) Zhu YS, Szeto HH : Cyclic variation in fetal heart rate and sympathetic activity. Am J Obstet Gynecol 156 : 1001-1005, 1987
9) Wakatsuki A, Murata Y, Ninomiya Y, et al : Autonomic nervous system regulation of baseline heart rate in the fetal lamb. Am J Obstet Gynecol 167 : 519-523, 1992
10) Visser GH : Fetal behaviour and the cardiovascular system. J Dev Physiol 6 : 215-224, 1984
11) Dalton KJ, Dawes GS, Patrick JE : Diurnal, respiratory, and other rhythms of fetal heart rate in lambs. Am J Obstet Gynecol 127 : 414-424, 1977
12) Gimovsky ML, Caritis SN : Diagnosis and management of hypoxic fetal heart rate patterns. Clin Perinatol 9 : 313-324, 1982
13) Kurse J : Electronic fetal monitoring during labor. J Fam Pract 15 : 35-42, 1982
14) Hon EH : An atlas of fetal heart rate patterns, Harty Press, New Haven, p196, 1968
15) 日本産科婦人科学会／日本産婦人科医会：CQ411 分娩監視装置モニターの読み方・対応は？ 産婦人科診療ガイドライン 産科編2011, 2011
16) Ikenoue T, Martin CB Jr, Murata Y, et al : Effect of acute hypoxemia and respiratory acidosis on the fetal heart rate in monkeys. Am J Obstet Gynecol 141 : 797-806, 1981
17) Paul RH, Suidan AK, Yeh S, et al : Clinical fetal monitoring. Ⅶ. The evaluation and significance of intrapartum baseline FHR variability. Am J Obstet Gynecol 123 : 206-210, 1975
18) Sameshima H, Ikenoue T : Predictive value of late decelerations for fetal acidemia in unselective low-risk pregnancies. Am J Perinatol 22 : 19-23, 2005
19) Modanlou HD, Freeman RK : Sinusoidal fetal heart rate pattern : its definition and clinical significance. Am J Obstet Gynecol 142 : 1033-1038, 1982
20) Modanlou HD, Murata Y : Sinusoidal heart rate pattern : Reappraisal of its definition and clinical significance. J Obstet Gynaecol Res 30 : 169-180, 2004
21) Druzin ML : Antepartum fetal heart rate monitoring. State of the art. Clin Perinatol 16 : 627-642, 1989
22) Parer JT : Handbook of fetal heart rate monitoring, WB Saunders, Philadelphia, 1983
23) Bowes WA Jr, Gabre SG, Bowes C : Fetal heart rate monitoring in premature infants weighing 1,500 grams or less. Am J Obstet Gynecol 137 : 791-796, 1980
24) Zanini B, Paul RH, Huey JR : Intrapartum fetal heart rate : correlation with scalp pH in the preterm fetus. Am J Obstet Gynecol 136 : 43-47, 1980
25) Westgren M, Holmquist P, Svenningsen NW, et al : Intrapartum fetal monitoring in preterm deliveries : prospective study. Obstet Gynecol 60 : 99-106, 1982
26) Walker AM, Cannata JP, Dowling MH, et al : Age-dependent pattern of autonomic heart rate control during hypoxia in fetal and newborn lambs. Biol Neonate 35 : 198-208, 1979
27) Furukawa S, Sameshima H, Yang L, et al : Acetylcholine receptor agonist reduces brain damage induced by hypoxia-ischemia in newborn rats. Reprod Sci 18 : 172-179, 2011
28) Yang L, Sameshima H, Ikenoue T : Changes in heart rate patterns by lipopolysaccharide and intermittent hypoxia-ischemia in 7-day-old rats. J Obstet Gynaecol Res 36 : 1102-1107, 2010

（古川　誠志，池ノ上　克）

9. 胎児心拍数波形と児のアシドーシスとの関係

はじめに

　胎児心拍数モニタリングの目標の一つは，児が重篤なアシドーシスに陥る前に娩出することである。それが結果的に脳障害発症予防にもつながると期待される。

　元来健康であった胎児が，何らかの原因で徐々に，あるいは急激に低酸素症-アシドーシスに陥る場合，それに対応し適応するために胎児はさまざまな生理学的変化を示す。その一つが胎児心拍数の変化である。この点からも明らかなように，胎児心拍数モニタリングは多くの生理学的指標の中の一つであることを銘記する必要がある。

　また，生理学的反応である以上，発達発育の影響（未熟性，在胎週数），環境の影響（産科合併症，胎児発育不全（fetal-growth restriction：FGR）等），遺伝的影響（個体差）を受ける。その結果，同じ外的刺激であっても胎児心拍数の反応が異なり，さらに児の予後も異なる可能性がある。臨床の現場で日常的に遭遇する問題である。

　そこで本章では，32〜34週以降の成熟した胎児で，特に重篤な産科合併症がなく，児にも先天異常を認めない，元来は健康な児を想定し，低酸素症によって引き起こされる胎児心拍数モニタリングの生理学的変化とアシドーシスとの関連を中心に述べる。

アシドーシス

　一般に，血中の酸素分圧が低下すると低酸素血症となり，それが進行すると細胞レベルの低酸素症となり，さらに進行して組織や細胞内のpH値が低下してアシドーシスに至ると考えられている。

　Nicholaidesら[1]は，正常発育胎児208例（在胎18〜38週）を対象に臍帯穿刺し，そのうちの35例から得た臍帯動脈血を分析した。pHの平均値は7.37±0.03（標準偏差）であり，成熟するに伴って軽度低下することを示した。同グループのSoothillら[2]は，奇形を伴わない胎児の臍帯穿刺で得られた50例の検討から，臍帯動脈血pHの平均値は約7.33と報告した。したがって，子宮内にいる正常胎児の動脈血pH値は7.35前後と推測される。

　出生時には正常児の臍帯動脈血pH値は7.30前後である（表）[3,4]。

　現時点では，分娩時のアシドーシスが原因で脳障害となる十分条件はpH値7.0未満である。我々[4]の低リスク妊娠の検討では，臍帯動脈血pHが7.0未満の頻度は約0.3％，7.1未満の頻度は約1.1％であった。そこで，個体差や安全域等を考慮すると，pH値7.1〜7.2前後で変化する胎児心拍数モニタリング所見が臨床的に有用となる。そこで本章では，pH値が約7.2未満を病的アシドーシスへ進行する可能性が高い閾値と考え，それに関連する心拍数パターンについて概略する。

表 一過性徐脈のパターンと児のpH値

一過性徐脈	児頭血[3]	出生時臍帯動脈血[4]
No deceleration	7.30±0.042	7.310±0.059
Early	7.30±0.041	
Variable		
mild	7.29±0.046	7.292±0.062
moderate	7.26±0.044	7.273±0.074
severe	7.15±0.069	7.255±0.075
Late		
mild	7.22±0.060	
moderate	7.21±0.054	
severe	7.12±0.066	
occasional		7.293±0.063
recurrent		7.232±0.102
Prolonged		7.255±0.075

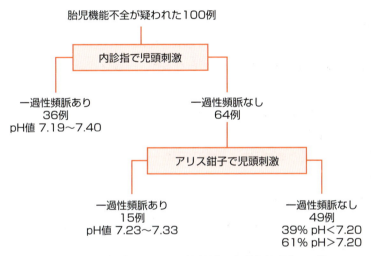

図1 児頭刺激による一過性頻脈の出現と児頭血pH値
(Clarkら,1984より引用,一部改変)[7]

胎児心拍数パターン

　基線,基線細変動,一過性頻脈,一過性徐脈の4因子の中で,胎児のアシドーシスと関連するのは主に基線細変動,一過性頻脈,一過性徐脈である。また,各因子の組み合わせ,さらに経時的な変化も重要である[5,6]。

1.一過性頻脈

　一過性頻脈の出現と児頭血pH値との関連が報告されている。
　Clarkら[7]は,レジデント(研修医)が「胎児機能不全」を疑った100例を前方視的に観察し,児頭刺激に伴う一過性頻脈の有無と,児頭血採血によるpH値との関連を調べた(図1)。その結果,刺激で一過性頻脈が出現すれば胎児のpH値はおよそ7.2以上であり,逆に刺激でも一

過性頻脈が出現しなければ，約40％の危険性で児のpH値は7.2以下であると報告した。

サルを用いた動物実験でも，胎仔が徐々に悪化する中，一過性頻脈が消失するのは，pH値が約7.2であることが示されている[8]。

現在では，他のモニタリング所見にかかわらず，一過性頻脈が自然に，あるいは刺激で出現すればpH＞7.2，出現しなければ50％の頻度でpH＜7.2であると考えられ，広く臨床応用されている。

刺激の方法に関しても，児頭穿刺，アリス鉗子による狭鉗，音響刺激，内診指による刺激のいずれの方法でも優劣がないことがメタアナライシスで示され，一般的には非侵略的な方法が好まれている[9]。

しかし，この関連性も100％ではない。刺激後も異常心拍数パターンが持続すれば刺激試験を再検したり，児頭血採血でアシドーシスの有無を確認したり，あるいはそのほかの胎児テストを加えたりする等，慎重な産科管理を要する。

2. 一過性徐脈

一過性徐脈は胎児のpH値を想定するために中心的な役割を担っている[5,6]。

一過性徐脈と児のpH値との関連をp71表に示した[3,4]。もちろん，児頭血のpH値と出生時の臍帯動脈血pH値との間には差が認められるが，一過性徐脈が重症化するにつれてpH値が低下する点は共通している。

Kubliら[3]の分類では，重度の変動一過性徐脈と遅発一過性徐脈（重症度によらず，すべて）で，pH＜7.2の頻度が増加する。

我々[4]の低リスク妊娠の検討でも，重度の変動一過性徐脈と，繰り返す遅発一過性徐脈，遷延一過性徐脈では，pH＜7.1の頻度が増加する。そこでpH＜7.1の合併頻度を一過性徐脈ごとに比較すると，明らかなモニタリング異常を認めず経腟分娩に至った3,555例では0.1％であるのに対し，重度の変動一過性徐脈では1％，遷延一過性徐脈では11％，繰り返す遅発一過性徐脈では12％と有意に高率であった。

このように，一過性徐脈の種類と臍帯動脈血pH値とには関連性があるが，別の視点から捉えるとpH＜7.1の陽性的中率はたかだか10％であり，一過性徐脈の種類のみでは精度に限界があることがわかる。

3. 基線細変動

基線細変動は，現在，胎児心拍数モニタリングを解読する際の最も重要な因子である。低リスク妊娠約5,500例を用いた我々[4]の検討では，基線細変動の減少は全体の約1.1％に認められた。

軽度の低酸素血症のみであれば基線細変動は増加傾向を示すが，アシドーシスのある一定の閾値を超えると減少する[10]。

Paulら[11]は，遅発一過性徐脈が出現した症例を用いて，基線細変動が維持された群と減少した群とに分け，児のpH値を比較した。p67図2に示したように，同じ重症度の遅発一過性徐脈であっても，細変動が減少すると有意に児のpH値が低下する。

同様のことは我々[12]の低リスク妊娠の遅発一過性徐脈の場合でも観察された。分娩前2時間

のモニタリング所見と臍帯動脈血 pH との関連をみると，pH＜7.1 の頻度は一過性頻脈の有無と基線細変動の有無との組み合わせで異なる。pH＜7.1 の頻度は，モニタリングに異常のない場合はほぼ 0％である。一方，遅発一過性徐脈の出現が 50％未満では 1％である。遅発一過性徐脈の出現が 50％以上になると，一過性頻脈が認められれば約 8％であるのに対し，一過性頻脈が認められなければ 34％に上昇する。一過性頻脈もなく，かつ基線細変動も減少していると pH＜7.1 の頻度は 50％以上とさらに高率となる。

　Parer ら[13]は文献的考察から，児のアシデミア（臍帯動脈血 pH＜7.15 か Apgar スコア＜7）とモニタリング所見の関係を検討した。最も重要な所見は，基線細変動を認めると 98％の確率で児にアシデミアはなく，逆に，基線細変動が減少し遅発（あるいは変動）一過性徐脈が出現した場合が最も高率に児のアシデミアと関連するが，その頻度は 23％であったと報告している。

　このように，遅発一過性徐脈や変動一過性徐脈に基線細変動の減少が加わると，基線細変動が保たれた場合よりもアシドーシスの合併が有意に高率となる。

アシドーシスとモニタリング所見に関する注意点

　前述の一過性頻脈，基線細変動，一過性徐脈とアシドーシスとの関係は，元来健康な児に限って報告されたものである。

　中枢神経系の異常や染色体異常では，アシドーシスがないにもかかわらず一過性頻脈や基線細変動が減少することは広く知られている[14]。同様に，サイトメガロウイルス感染症，中枢神経系の奇形，心奇形をもつ胎児では，アシドーシスがないにもかかわらず，一過性徐脈等の異常パターンを高頻度に示すことも知られている[15)16)]。

　したがって，最初のモニタリング所見から一過性頻脈や基線細変動が減少している場合には，早急に染色体異常等の先天異常を鑑別する必要がある。その上でアシドーシスによる異常所見かを判断する。

　同様に，正常パターンを示していた胎児が，次のモニタリングで一過性頻脈も基線細変動も極端に減少している場合には，その間に胎内で何らかの重篤な障害を受けた可能性がある。しかし，モニタリング所見のみで受傷時期を決定するのは困難である。背景に，現在進行しつつある病態が存在するのか，あるいはすでに慢性期から回復期にあるのか，モニタリング所見の経時的な変化で推測する以外にない。併せて，超音波画像検査で胎児行動を観察したり中枢神経系の異常画像を確認することが，重要な手がかりになることもある。

おわりに

　図2は，胎児心拍数モニタリング所見と胎児のpH値との関連を簡略に図示したものである。

　本章では pH 7.1〜7.2 を病的アシドーシスへ進行する可能性が高い閾値と考え，それに関連する心拍数パターンについて解説を試みた。このような胎児生理学的理解を基に，現時点での胎児心拍数モニタリング所見が示す pH を推測し，それを理解した上で 3〜5 段階分類（「5．心拍数波形判定基準に関する我が国と海外との比較」参照）を応用することが望ましい。

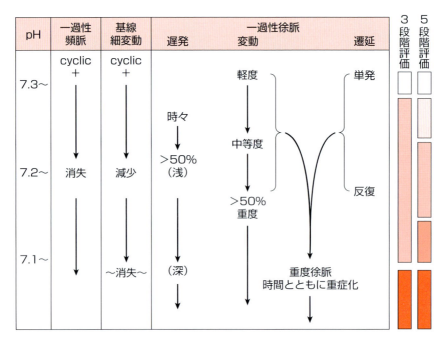

図2 児のpH値と胎児心拍数パターンとの関連：概略図

文　献

1) Nicolaides KH, Economides DL, Soothill PW：Blood gases, pH, and lactate in appropriate- and small-for-gestational-age fetuses. Am J Obstet Gynecol 161：996-1001, 1989
2) Soothill PW, Nicolaides KH, Rodeck CH, et al：Effect of gestational age on fetal and intervillous blood gas amd acid-base values in human pregnancy. Fetal Therapy 1：168-175, 1986
3) Kubli FW, Hon EH, Khazin AF, et al：Observations on heart rate and pH in the human fetus during labor. Am J Obstet Gynecol 104：1190-1206, 1969
4) Sameshima H, Ikenoue T, Ikeda T, et al：Unselected low-risk pregnancies and the effect of continuous fetal heart rate monitoring on umbilical blood gases and cerebral palsy. Am J Obstet Gynecol 190：118-123, 2004
5) Electronic fetal heart rate monitoring：Research guidelines for interpretation. NICHD Research Planning Workshop. Am J Obstet Gynecol 177：1385-1390, 1997
6) Macones GA, Hankins GDV, Spong CY, et al：The 2008 National Institute of Human Development Workshop Report on Electronic Fetal Monitoring. Obstet Gynecol 112：661-666, 2008
7) Clark SL, Gimovsky ML, Miller FC：The scalp stimulation test：a clinical alternative to fetal scalp blood sampling. Am J Obstet Gynecol 148：274-277, 1984
8) Murata Y, Martin CB Jr, Ikenoue T, et al：Fetal heart rate accelerations and late decelerations during the course of intrauterine death in chronically catheterized rhesus monkeys. Am J Obstet Gynecol 144：218-223, 1982
9) Skupski DW1, Rosenberg CR, Eglinton GS. Intrapartum fetal stimulation tests: a meta-analysis. Obstet Gynecol 2002；99：129-134, 2002
10) Ikenoue T, Martin CB Jr., Murata Y, et al：Effect of acute hypoxemia and respiratory acidosis on the fetal heart rate in monkeys. Am J Obstet Gynecol 144：218-223, 1982
11) Paul RH, Suidan AK, Yeh SY, et al：Clinical fetal monitoring Ⅶ. The evaluation and significance of intrapartum baseline FHR variability. Am J Obstet Gynecol 123：206-210, 1975
12) Sameshima H, Ikenoue T：Predictive value of late decelerations for fetal acidemia in unselective low-risk pregnancies. Am J Perinatol 22：19-23, 2005
13) Parer JT, Kings T, Flanders S, et al：Fetal acidemia and electronic fetal heart rate patterns：Is there evidence of an association? J Maternal-Fetal and Neonat Med 19：289-294, 2006
14) Garite T, Linzey M, Freeman F, et al：Fetal heart rate patterns and fetal distress in fetuses with congenital anomalies. Obstet Gynecol 53：716-720, 1979
15) Kaneko M, Sameshima H, Ikeda T, et al：Intrapartum fetal heart rate monitoring in cases of cytomegalovirus

infection. Am J Obstet Gynecol 191：1257-1262, 2004
16) Kodama Y, Sameshima H, Ikeda T, et al：Intrapartum fetal heart rate patterns in infants（＞ or ＝ 34 weeks）with poor neurological outcome. Early Hum Dev 85：235-238, 2009

〔牧　洋平，鮫島　浩〕

10. 異常胎児心拍数波形の病態解明に寄与した実験周産期医学の歴史

はじめに

　胎児心拍数を聴診できることに気づいたのは1822年Laennec一派のDe Kergaredecによる[1]とされ，以来分娩中の胎児の安全確認には主に心拍数の聴診法が使われてきた。
　1957年，Honら[2,3]によって開発された胎児心拍数の連続記録装置で記録された心拍数波形を解析して，胎児の安全を確認する方法が広く臨床に用いられるようになった[4]。
　しかしながら，臨床現場での拡がりが進む一方，異常波形の示す意義に関する胎児生理学的な研究の裏付けは遅れているといわざるを得ない。ヒト胎児を対象にした実験や研究は倫理面や方法論に困難を伴うため，これまで行われた研究は動物実験によるものが多く，中でもサルやヒツジの胎仔を用いた慢性実験モデルでの研究が多い。本章では胎児低酸素血症に関連する観察や実験について紹介する。

主な実験の流れ

　急性実験では実験中に用いられた麻酔薬の影響や，また胎仔の実験モデルを作製するために行う血管内カテーテルの挿入や電極設置等といった，外科的侵襲の影響を受けて生理的反応の違いが現れる等，問題点が指摘されていた。
　1965年，Meschiaら[5]が，ヒツジやヤギの胎仔へ血管カテーテルを挿入後，子宮内に再び戻し母仔の状態の安定化を待って実験を開始するという，慢性実験モデルの作製に成功した。その後このような慢性実験モデルを用いた研究と，臨床現場におけるヒト胎児から得られた波形の観察や分析を併せて行いながら，胎児心拍数異常波形の研究が行われてきた。
　1973年，ウルグアイのSchifferliら[6]は，ヒトの母体にアトロピン2 mgを静脈内投与して，胎児の心拍数を胎齢14〜40週にわたって観察した結果を報告している。アトロピン投与後の心拍数は上昇するが，その上昇度は0.76 bpm/週で胎齢の進行とともに増加していることを認めた。即ち，胎齢15週での増加は平均15 bpmであるが，胎齢35週の胎児では19 bpmと差があった。しかしながら，アトロピン投与後の胎児心拍数はほぼ160 bpmと一定しており，在胎週数による差は認められなかった。このことから15週の胎児でもすでに迷走神経による持続的な緊張状態が存在しているが，週数が進むにつれてさらに強くなり基準心拍数が低下していることがわかった。
　Boddyら[7]は，ヒツジ胎仔の慢性実験モデルによる観察で，この基準心拍数の低下は同時に起こる平均血圧の上昇によって圧受容器への刺激頻度が増すためであろうと述べた。我々が行ったヒツジ胎仔の実験[8]でも，同様にアトロピン0.1 mg/kgの胎児静脈内投与で迷走神経の緊張状態は解除されており，胎児の心拍数波形を観察する上で，迷走神経機能の存在は重要であることがわかった。

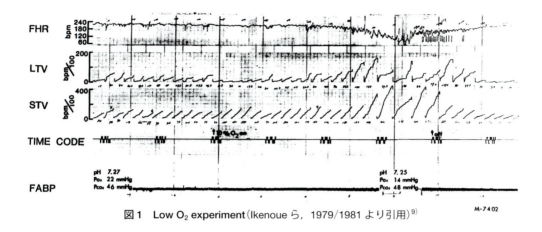

図1 Low O₂ experiment（Ikenoue ら，1979/1981 より引用）[9]

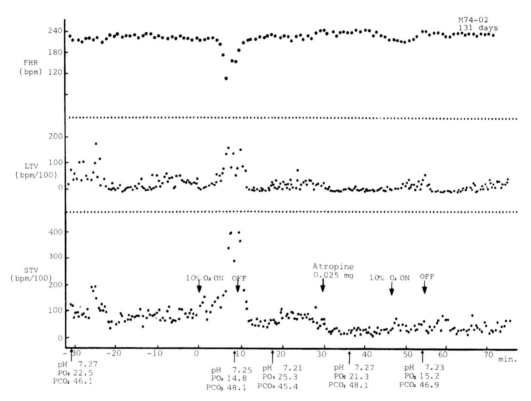

Fig. 5. Responses of FHR, LTV, and STV to low oxygen before and after intravenous administration of atropine (0.025 mg bolus, 0.038 mg/kg of estimated weight) to a rhesus monkey fetus at 131 days' gestation. The abscissa indicates the time course of the experiment, 0 minute indicating the onset of administration of low oxygen. After the fetus recovered from the initial experiment, atropine was administered to the fetus at the 30-minute point and the low-oxygen experiment was repeated.

図2 低酸素血症に対する心拍数パターンの変化（アトロピン投与の影響）（Ikenoue ら，1981 より引用）[9]

　アカゲザルの慢性実験モデルで母体に10％酸素と3％炭酸ガスの混合ガスを吸わせ，胎児の低酸素血症を起こした場合の胎仔の心拍数パターンを図1[9]に示した。心拍数基線は徐々に下降し，基線細変動（short-term variability：STV, long-term variability：LTV）は増加している。しかし，これをアトロピンで全処置後，低酸素血症にすると，基線の下降も基線細変動の増加も起こらないことから胎児低酸素血症に迷走神経反射が関与していることが示された（図2）[9]。

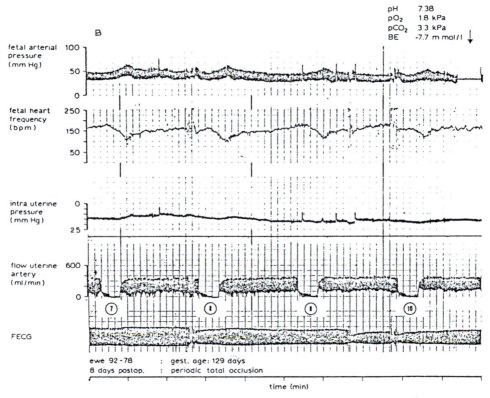

図3　子宮動脈血流遮断による心拍数の変化(Martin ら，1979 より引用)[10]

　さらに，Martin ら[10]は，ヒツジ胎仔の慢性実験モデルを用いて，バルーンによる子宮動脈の血流遮断の結果，低酸素血症になった胎児の心拍数調節の機序の解明を試みている．すなわち，胎仔を低酸素状態にすると遅発一過性徐脈に類似したパターンが出現する(図3)[10]．この時，胎児の動脈圧は一過性に上昇することが認められる．さらに実験を進め，自律神経のα遮断薬である phentolamine を前もって投与しておくと，胎児は低酸素状態になっても血圧の一過性の上昇はみられず，遅発一過性徐脈に類似した心拍数パターンも出現しなかった(図4)[10]．これらの結果から図5[10]に示すような遅発一過性徐脈発生の機序を想定している．従来 Hon ら[4]によって示された分類上の遅発一過性徐脈は，このうち最も右側に示された経路で，アシドーシスのため心筋の直接傷害が生じて心拍数の低下を伴うものであり，アシドーシスのない状態では自律神経の反射によって遅発一過性徐脈が出現することを明らかにしたものである．現在多くの臨床現場で遭遇する遅発一過性徐脈はこのような機序によるものである．

　さらに Druzin ら[11]は，アカゲザル胎仔の慢性実験モデルにエピネフリンやノルエピネフリンを bolus 投与して平均血圧の上昇と心拍数の低下および基線細変動の増加を認めている．すなわち，アシドーシスのない場合の低酸素実験でみられる心拍数の低下と基線細変動の増加は，圧受容器の刺激による迷走神経反射の増加によるものであることを明らかにした．

　これまで述べてきたように胎児心拍数パターンの生理学的背景には，迷走神経反射の存在が重要な役割を示している．

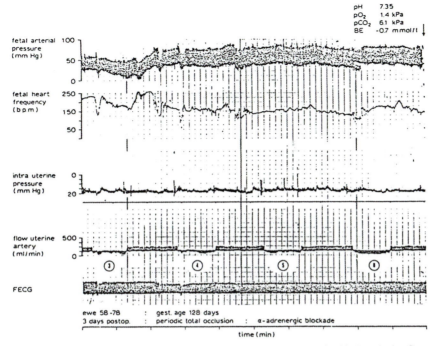

図4 子宮動脈血流遮断による心拍数の変化（α遮断薬の影響）（Martin ら，1979 より引用）[10]

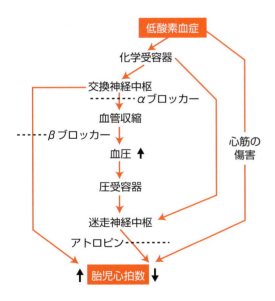

図5 胎児低酸素血症における遅発一過性徐脈発生の機序（Martin ら，1979 より引用，一部改変）[10]

1976年，Walker ら[12]が，低酸素症に対する自律神経の反応は胎児期においては副交感神経優位の状態にあり，出生後に交感神経の作用が強くなることをヒツジ胎仔の実験で示したが，その目的が何にあるのか不明であった。しかし，近年迷走神経の活性化が脳保護作用を発揮することが成人や発達期の児でもわかってきた。Furukawa ら[13]は，acetylcholine receptor の agonist である carbacol が新生仔ラットの低酸素性脳障害の発生を抑制することを見出した。引き続いて，新生仔ラットは低酸素刺激にさらされると acetylcholine receptor と microglia の活性化が起きている[14]ことも合わせて見出し，胎児期における副交感神経反射の持つ生理的意義を説明している。

おわりに

　胎児にとって最も危険な過程とされる産道通過中に，脳保護の目的で作用している副交感神経の役割が，少しずつ明らかにされつつある。我々が求めている胎児well-beingの指標として，古くから多くの研究者たちが注目してきた，一過性徐脈の発生と基線細変動の増加や消失との間の，詳細な関連性を結びつけることまでのエビデンスには欠けるが，少なくとも胎児心拍数モニタリングが分娩中の胎児管理の有力な手段として活用される時代はこれからも続いていくものと思われる。

文　献

1) Shifrin BS：Fetal heart rate monitoring during labor. JAMA 222：196-202, 1972
2) Hon EH, Hess OW：Instrumentation of fetal electrocardiography. Science 125：553, 1957
3) Hon EH：The electronic evaluation of the fetal heart rate. Preliminary report. Am J Obstet Gynecol 75：1215, 1958
4) Hon EH, Quilligan EJ：Classification of fetal heart rate Ⅱ. A revised working classification. Connecticut Medicine 31：779-783, 1958
5) Meschia G, Cotter JR, Breathnac CS, et al：The hemoglobin, oxygen, carbon dioxide and hydrogen iron concentration in the umbilical blood of sheep and goats as sampled via indwelling plastic catheters. Quart J Physiol 50：185, 1965
6) Schifferli PY, Caldeyro-Barcia R：Effect of atropine and beta-adrenergic drugs on the heart rate of the human fetus. In Boreus L(ed)：Fetal Pharmacology, Raven Press, New York, pp259-279, 1973
7) Boddy K, Dawes GS, et al：Foetal respiratoy movements, electrocortical and cardiovascular response to hypoxemina and hypercapnia. J Physiol 243：599-618, 1974
8) Ikenoue T, Quilligan EJ, Murata Y：Circulatory response to atropine in sheep fetus. Am J Obstet Gynecol 126：253-260, 1976
9) Ikenoue T, Martin CB Jr, Murata Y, et al：Effect of acute hypoxia and respiratory acidosis on the fetal heart rate in rhesus monkeys. The 26th Gynecologic Investigation, San Diego, 1979
10) Martin CD, de Haan J：Mechanism of late decelerations in the fetal heart rate. A study with autonomic blocking agents in the fetal lambs. Euro J Obstet Gynec Reprod Boil 9/6：361-373, 1979
11) Druzin Y, Murata Y, Socol M, et al：A possible mechanism for the increase in fetal heart rate variability following hypoxemia. The 26th Gynecologic Investigation, San Diego, 1979
12) Walker AM, Cannata JP, Dowling, et al：Age-dependant pattern of autonomic heart rate control during hypoxia in fetal and newborn lamb. Biol Neonate 35：198-208, 1979
13) Furukawa S, Sameshima H, Yang L, et al：Acetylcholine receptor agonist reduces brain damage induced by hypoxia in newborn rats. Reprod Sci 18：172-179, 2011
14) Furukawa S, Sameshima H, Yang L, et al：Activation of acetylcholine receptors and microglia in hypoxic-ischemic brain damage in newborn rats. Brain Dev 2012.10.006

〈池ノ上　克〉

11. 子宮収縮の評価法

はじめに

　胎児の保育器官である子宮は平滑筋臓器であり，胎児の発育環境を維持するために妊娠中は長期間強い収縮は抑制され，胎児が十分に生育すれば規則的な有痛性収縮が発来して胎児を母体外に娩出する。この分娩陣痛の特徴は不連続性，反復性，周期性であり，収縮と弛緩を規則的に繰り返すことに最大の特徴がある。この間，収縮期は娩出力として，弛緩期は胎児低酸素負荷からの回復期として機能している。一方，子宮収縮（陣痛）自体の評価は，強さと持続と頻度であり，それぞれが高まれば娩出力は強くなるが，胎児にとって適正な範囲を超えれば臨床判断としては過強陣痛となり，分娩が進行しなければ微弱陣痛となる。そこで，このような一臓器としての子宮の生理的な役割という視点から，子宮収縮の評価法を解説する。

子宮収縮と子宮胎盤血流量

1．胎盤の構造（図1）

　受精卵は桑実胚を経て，内細胞塊および外細胞塊からなり空隙を有する胞胚の状態で子宮腔内に達する。内細胞塊は胎芽胚葉として将来胎児へと分化発育し，外細胞塊は栄養胚葉として細胞性栄養膜細胞と，その外側に形成される細胞境界の消失した合胞性栄養膜細胞に分化し，子宮内膜に接着・侵入することにより着床が開始する。次いで合胞性栄養膜細胞は子宮内膜中に不規則な細胞質突起を出しながら浸潤し，基底脱落膜に侵入して着床が完成する。栄養膜細胞から形成された絨毛膜の有毛部の周囲には空隙が生じ，それらが融合した大きな空隙に脱落膜のらせん動脈より母体血液が流入して胎盤の絨毛間腔を形成する。この部分以外の絨毛膜無毛部は，妊娠の進行とともに退行して卵膜の一部となる。絨毛細胞が侵入した脱落膜緻密層を基底板といい，妊娠中期より弁状に増生して胎盤中隔となり，絨毛間腔を10～30の分葉に分割する。これを胎盤葉と呼ぶが，それぞれの胎盤葉の絨毛間腔は交通しており，胎盤胎児面の羊膜および絨毛膜と結合織からなる絨毛膜板から，あたかも植物の毛根のような絨毛叢が各胎盤葉の絨毛間腔に懸垂され浮遊している。その一部は脱落膜組織に食い込み固定絨毛となる。母体動脈血は子宮筋層内の小動脈から，らせん動脈を介して絨毛間腔に噴出し，分葉内を循環して絨毛膜板に達した血液は，側方の辺縁静脈洞方向へ流れて基底板の母体静脈系へと還流する[1]。この絨毛間腔を浮遊する絨毛叢の，絨毛細胞に包まれた胎児側の毛細血管との間でガス交換や物質の輸送が行われる。

2．子宮胎盤血流量

　胎児および胎盤の成長や代謝に必要とされる大部分の物質輸送や，胎児側からの老廃物の排泄は，胎盤絨毛間腔の血液還流量に依存し，そしてこの還流量は子宮動脈および卵巣動脈から

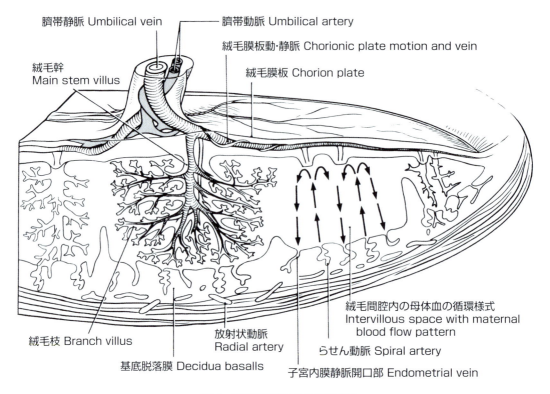

図1 胎盤の横断面を示す模式図

の子宮血流量に依存している。妊娠進行に伴ってこの子宮胎盤血流量は徐々に増加し，測定方法や体位変化等による影響が大きいものの，末期には 450 〜 650 mL/分にもなると推測されている[1]。子宮胎盤血流量の増加には，胎盤自体の容量の増加およびエストロゲンやプロゲステロン等の作用によって変化する子宮血管の増生や拡張が直接的に関与し，一方では血管抵抗の低下や，妊娠中の子宮筋の弛緩による子宮・胎盤循環系全体の血流抵抗低下の影響も大きい。

3. 子宮収縮と子宮胎盤血流量

　子宮収縮時の子宮胎盤循環に関しては，種々の方法を使用した多くの研究が報告されてきた。古くは 1947 年 Ahlquist と Woodbury の光学記録回転流量計を使用した妊娠イヌの研究や，1958 年 Assali らの電磁流量計を使用したヒツジおよびイヌの研究があり，それらの結果によれば，子宮収縮時には子宮血流量は減少し，その程度は収縮の強さに依存するというものであった。その後，妊娠サルにおいても同様の観察がなされたが，超音波パルスドプラ法を用いた分娩中の正常産婦の子宮動脈血流速度測定においても，子宮収縮により子宮内圧が上昇すれば，血流速度は減少することが報告されている。一方，子宮収縮時の子宮血流量と絨毛間腔容量の関係については，古典的には子宮収縮時の胎盤はスポンジのように圧搾され，絨毛間腔の血液量は減少すると考えられてきた。しかしながら，ヒトと同様の胎盤構造をもつ妊娠アカゲザルの研究では，放射活性小粒子を使用して血流を計測すると，子宮収縮により胎盤血流量は著明に減少するが，子宮血流量は維持されるか，時には増加するという。これらの結果から，局所の多くの血管作動性生理活性物質によってそれぞれの血流は大きな影響を受け，子宮と胎

盤の血管反応性が異なることが示された[2]。とはいえ，この現象も子宮収縮の強さによっては，さらに変化する可能性も否定できない。また，妊娠末期で胎盤が子宮前壁付着の妊産婦において，超音波断層法により胎盤の最長径，最大厚，断面積を計測すると，子宮収縮時にそれぞれが増加することから，絨毛間腔は収縮時にむしろ拡張するという報告もある[3]。さらに，超音波パルスドプラ法を用いて，子宮血管の血流抵抗を子宮動脈より末梢の筋層内弓状動脈で測定した臨床研究によれば，胎盤下の血流は Braxton Hicks 収縮の影響を受けず，胎盤付着部以外は収縮時に血流抵抗が増加するという[4]。これは胎盤付着部の子宮収縮抑制による血流の維持機能であることを示唆するものである。妊娠子宮は巨大な臓器であるため，全体の反応性が同時に一方向へ変化するわけではない。このように，機能的には役割に応じた局所毎の不均衡性が存在するほうが臓器としての調節性には優れているといえる。

4. 子宮収縮と胎児循環

胎児心拍数陣痛図(CTG)による胎児の well-being や胎児機能不全の評価が広く普及している現在，子宮収縮と胎児の密接な関係については疑いようもないであろう。特に，前述のような胎児環境を直接的に規定する子宮胎盤循環は，子宮収縮により多彩な影響を受けているため，胎盤機能に依存している胎児も大きな影響を受けることが推測できる。しかしながら，正常の分娩経過における正常胎児においては，これらの子宮収縮による直接的または間接的な影響はほとんど受けずに，恒常性が維持されているという報告が多い。超音波パルスドプラ法を用いた臍帯動脈と子宮動脈の血流速度波形の解析結果では，前者は正常分娩経過中やオキシトシンによる陣痛促進時のどのような子宮収縮にも影響を受けずに波形の変化はなかったが，後者は収縮の影響を受けて変化したという[5]。一方，CTG で遅発一過性徐脈が認められた場合には，臍帯動脈の収縮期/拡張期速度比は上昇したという報告があり[6]，これは胎盤血管抵抗の増加によることを示唆している。また，臍帯動脈と静脈の血流速度波形を同時に計測した研究では，臍帯動脈の収縮期/拡張期速度比は，正常では子宮収縮の有無に関係なく一定であるが，遅発一過性徐脈出現時には収縮の有無にかかわらず有意に上昇し，臍帯静脈の波動変化は収縮時にのみ有意に出現したという[7]。さらに，オキシトシン負荷試験(oxytocin challenge test：OCT)中の子宮動脈と臍帯動脈の超音波パルスドプラ法による血流速度の研究では，子宮動脈血流抵抗はすべての症例で子宮収縮時に増加し，OCT 陽性例では有意に増加した。一方，臍帯動脈血流抵抗は OCT 陽性例の収縮時に有意に増加し，OCT 陰性例ではほとんど変化しなかった。また，子宮収縮がなければ，すべての血管で差は認められなかったことが報告された[8]。このような結果から，正常胎児循環への子宮収縮の影響は，胎児自体の負荷に対する反応性や予備能力によって通常はほとんど問題になっていないと考えることができる。しかしながら病的胎児においては，子宮収縮の影響はその強さや胎児の重症度に応じて大きな影響を与えているものと推測できる。

◉ 子宮収縮の評価

1. 子宮収縮の基本的性質

子宮平滑筋は，消化器系，尿路系，呼吸器系，血管等の内臓平滑筋の中で，興奮性が高く，

かつ自発活動を有する筋群に分類されている。これは，子宮筋自体が通常の生体内環境で自発的に収縮・弛緩を繰り返す能力を有しており，また薬物投与や通電等の外的刺激によって容易に収縮が誘発・促進されることを意味している。このような子宮筋の自発収縮は，通常，細胞膜の自発性活動電位変化によって調節され，常に endocrine, paracrine, autocrine 等のメカニズムを介して，性ホルモンをはじめとするカテコラミン，オキシトシン，プロスタグランジン，サイトカイン等多くの種類の生理活性物質の影響を受けている。一方，骨格筋や心筋等と異なり，近年収縮調節のペースメーカーとなる細胞（カハール細胞：interstitial cells of Cajal）が多くの平滑筋で同定[9]され始めてはいるものの，統合された神経系の直接的な収縮調節機構はなく，神経を遮断しても筋原性に基本的な収縮は維持される。実験環境下においても，妊娠各時期の微小子宮筋切片の自発収縮は，すべて分娩陣痛と同様の収縮持続と頻度が記録できる。子宮はこのような特徴をもつ平滑筋組織から形成される袋状の筋肉臓器であり，収縮と弛緩の繰り返しにより内容物を排出するという生理的調節機構をもっている。特に妊娠から分娩に至る期間においては，妊娠中は胎児の発育環境を維持するために長期間強い同期をした収縮は抑制され，胎児が十分に生育すると規則的な次第に増強する同期をした収縮が発来してそれを体外に娩出する。この子宮収縮抑制から子宮収縮発来そして増強への変化は，極めて短時間のうちに発生して分娩終了まで維持される。これがいわゆる陣痛の発来である。したがって，妊娠の維持や分娩において最も重要な要素は，1個の子宮筋細胞から臓器としての子宮全体の収縮・弛緩を効率的に調節する子宮筋組織の同期性にあるといっても過言ではない。

2. 陣痛のモニタリング

子宮収縮のモニタリングには，母体腹壁から記録する外測法と，子宮腔内から記録する内測法とがある。外測法については，1930年頃から直接収縮変化を記録する種々の機械的陣痛計が考案されたが広く普及するには至らず，1957年 Smyth[10]により収縮を電気的に変換して記録するガードリング型陣痛計が報告されて，このタイプのものが世界中で主流となった。報告では変換器を1〜2 kg の力で腹壁に圧着すれば子宮内圧変化を表現できると述べているが，この方法は膀胱の充満度，胎児部分，妊婦体位等の影響を受けやすい。しかしながら，モニタリングには子宮内操作の必要もなく簡便であり，陣痛強度の絶対的評価を除けば，周期や持続を含め収縮波形の記録は信頼できる。内測法には経腹的カテーテル挿入法，経腟的なバルーン挿入法，カテーテル挿入法，検圧器挿入法等が試みられたが，現在は経腟的にオープンエンドカテーテルを挿入して子宮内圧を測定する方法が一般的である。この方法であれば，子宮内圧測定により mmHg という単位で陣痛の強さも評価できるが，通常カテーテル挿入に破膜が必要であり，妊娠中の収縮モニタリングには適しない。また，分娩第2期までの子宮内圧正常値の幅が広く，結局，経時的な子宮頸管変化等による分娩進行を参照情報として考慮しなければならない[11]。また，1984年には妊婦の腹部体表面電位を12カ所から記録して子宮収縮に伴う電位変動のみを逆フーリエ変換によって抽出し，2次元画像表示を作成する方法による収縮評価の報告もあった[12]。この中では分娩第1期 active phase の正常子宮収縮は左側または右側の子宮底部付近から始まり，子宮体部，頸部に拡がり，逆方向の順に弛緩することが述べられているが，その現象と臨床的な異常収縮との関係まで検討した報告はないようである。

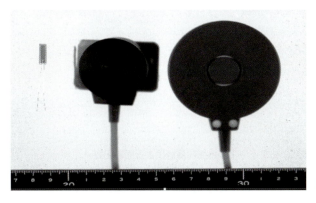

図2 ガードリング型外測陣痛計

3. 外測陣痛計による子宮収縮の評価

　以上に述べた過去の報告を基盤において，現在，妊娠中および分娩時の陣痛モニターとして最も汎用されているガードリング型外測陣痛計（図2）の特徴について，我々が検討してきた報告を中心に概説する。

1）外測陣痛計のサイズについて

　外測陣痛計によって記録できる生体情報については，単純な小抵抗板であり，歪みで電気的な抵抗が変化して曲線を記録することができるフォイルストレインゲージとの比較により，ほぼ同様の収縮曲線を記録できることが判明した。しかしながら，フォイルストレインゲージは時間とともに体温や湿気の影響を受けて記録が不安定になり，長時間の記録は不可能であった。この結果から，外測陣痛計によって記録できる収縮曲線は，子宮収縮によって生じる母体腹壁の歪みが表現されていると考えることができる。次にサイズについては，それぞれ外径3 cm，5 cmおよび感圧部径0.9 cm，1.6 cmの異なる外測陣痛計で種々の位置関係において陣痛曲線を同時に記録すると，ほぼ同期した曲線が得られた。したがって，収縮波形に関しては陣痛計のサイズにあまり影響されないことが判明したが，体位変換の小型陣痛計への影響は大きく，これは小型には横ずれの力が働き，腹壁への圧着状態の変化が大きな要因と考えられた。これは逆に考えれば，固定条件さえ整えれば連続記録は可能であることを示している[13]。

2）外測陣痛計によって記録される小収縮曲線および持続収縮曲線の評価

　外測陣痛計によって記録される子宮収縮曲線は，大別すると通常の分娩中にみられる持続1分ほどの曲線のほかに，持続30秒以下および180秒以上の収縮曲線が認められる。そこで，収縮持続30秒以下で10分間以上持続する小収縮曲線の臨床的評価を検討した。その結果，このようなパターンは通常のCTGの約7.5%にみられ，妊娠進行に伴って減少する。また，切迫早産症例においてアドレナリンβ_2作用薬により早産陣痛が抑制された時に高頻度で出現し，ある程度の収縮性亢進を示唆するが，早産予後とは直接関係しないことが判明した[14]。一方，収縮持続180秒以上の持続収縮曲線に関しては，収縮ピーク後なだらかに弛緩するタイプと収縮が癒合したタイプがみられるが，母児の臨床的予後には差は認められなかった。しかしながら，単発性で回復の良好なものは正常経過をとり得るが，多発性のものは母児ともに注意深い経過観察が必要であることが示唆された[15]。

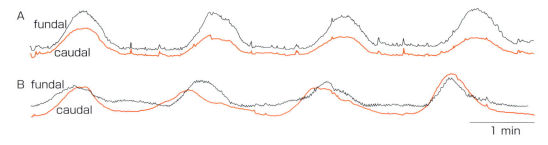

図3 2チャンネル外測陣痛計による同時記録
A：同期性陣痛，B：非同期性陣痛　黒線は子宮底部に，赤線は子宮体下部に装着した

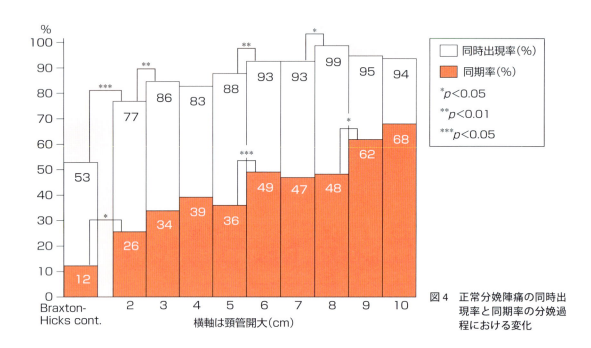

図4 正常分娩陣痛の同時出現率と同期率の分娩過程における変化

3）2チャンネル外測陣痛計による陣痛の質的評価

　子宮収縮の有効性を評価する場合，収縮と弛緩の子宮全体の同期性が重要な要素となる。この同期率という観点から，径5cmの外測陣痛計2個を母体腹壁上の子宮底部および子宮体下部正中に20cm離して装着し，種々の子宮収縮を記録した。その結果，正常分娩経過中の子宮収縮曲線ピーク1/5点の収縮起点の同期率は，latent phaseからactive phaseに入ると有意に上昇し，子宮収縮の上行性または下行性伝播は両phaseともに同程度出現した。Active phaseにおいても，約30％は子宮体下部から収縮が立ち上がるようである。また，小収縮曲線のピーク点同期率はactive phaseとほぼ同程度で高く，これは小収縮が局所収縮ではないことを意味している[16]。次に，同一記録紙上に2本の収縮曲線を同時に描出できるように，胎児心拍数陣痛計を改良して子宮収縮を評価した（図3）。その結果，2収縮曲線の正期陣痛の同時出現率およびピーク同期率はlatent phaseからactive phaseに入ると有意に上昇し，子宮口開大5〜6cm頃より両率ともにさらに上昇した（図4）。一方，正期または早産陣痛において，同時出現率およびピーク同期率は妊娠陣痛より有意に高いが，早産陣痛は正期陣痛よりともに

低く，また，切迫早産治療によりピーク同期率の変化は少ないが，同時出現率は有意に低下することが判明した[17]。

おわりに

　子宮収縮に関しては，過強になると胎児機能不全や子宮破裂等母児に重篤な障害をもたらす可能性がある．一方，微弱な場合は，いわば分娩進行が遅滞するだけであると考えることができる．したがって，過強陣痛の発症には十分注意し，分娩第1期は正常子宮内圧の幅が広いため，結局は有効陣痛の概念が必要である．前提として，胎児心拍数変動に異常がないことを常に確認し，経時的な子宮頸管開大，展退，児頭の下降や回旋等の変化を評価して，その分娩経過における陣痛の質の評価をすべきであろう．そのためには，個別的な評価と対応が要求される．その過程において，前述の子宮収縮の特性を理解していれば，より幅広い総合的な陣痛の評価が可能になると考える．

文　献

1) Cunningham FG, et al (eds.)：Williams Obstetrics, 21st ed, McGraw-Hill Med. Pub Div, New York, 2001
2) Novy MJ, Thomas CL, Lees MH：Uterine contractility and regional blood flow responses to oxytocin and prostaglandin E2 in pregnant rhesus monkeys. Am J Obstet Gynecol 122：419-433, 1975
3) Bleker OP, Kloosterman GJ, Mieras DJ, et al：Intervillous space during uterine contractions in human subjects：An ultrasonic study. Am J Obstet Gynecol 123：697-699, 1975
4) Kofinas AD, Simon NV, Clay D, et al：Functional asymmetry of the human myometrium documented by color and pulsed-wave doppler ultrasonographic evaluation of uterine arcuate arteries during Braxton Hicks contractions. Am J Obstet Gynecol 168：184-188, 1993
5) Fleischer A, Anyaegbunam AA, Schulman H, et al：Uterine and umbilical artery velocimetry during normal labor. Am J Obstet Gynecol 157：40-43, 1987
6) Brar HS, Platt LD, Paul RH：Fetal umbilical blood flow velocity waveforms using Doppler ultrasonography in patients with late decelerations. Obstet Gynecol 73：363-366, 1989
7) Damron DP, Chaffin DG, Anderson CF, et al：Changes in umbilical arterial and venous blood flow velocity waveforms during late decelerations of the fetal heart rate. Obstet Gynecol 84：1038-1040, 1994
8) Olofsson P, Thuring-Jonsson A, Marsal K：Uterine and umbilical circulation during the oxytocin challenge test. Ultrasound Obstet Gynecol 8：247-251, 1996
9) Edwards FR, Hirst GD：An electrical analysis of slow wave propagation in the guinea-pig gastric antrum. J Physiol 15：179-189, 2006
10) Smyth CN：The guard-ring tocodynamometer. Absolute measurement of intraamniotic pressure by a new instrument. J Obstet Gynaecol Br Emp 64：59-67, 1957
11) 鈴村正勝：産科婦人科用語問題委員会報告．日産婦誌 28：213-214, 1976
12) 松浦真彦：二次元画像表示によるヒト子宮収縮に関する研究．日大医誌 43：13-23, 1984
13) 岸川忠雄，瓦林達比古，杉森　甫：外測陣痛計の軽量化に向けて．周産期医学 18：591-595, 1988
14) Kawarabayashi T, Kuriyama K, Kishikawa T, et al：Clinical features of small contraction wave recorded by an external tocodynamometer. Am J Obstet Gynecol 158：474-478, 1988
15) Kawarabayashi T, Kishikawa T, Sou H, et al：Clinical features of long contraction wave recorded by an external tocodynamometer. Acta Obst Gynaec Jpn 42：627-630, 1990
16) Nakahara H, Kawarabayashi T, Ikeda M, et al：Synchronization of uterine contractions recorded by guard-ring tocodynamometer. Asia-Oceania J Obstet Gynaecol 12：137-142, 1986
17) Shinmoto M, Kawarabayashi T, Ikeda M, et al：Qualitative evaluation of uterine contractions recorded by a double guard-ring tocodynamometer. Am J Obstet Gynecol 165：1282-1286, 1991

〔瓦林　達比古〕

12. 最近の話題：母体腹壁誘導胎児心電図

はじめに

　胎児心電図と聞いて児頭電極を用いた直接法を思い浮かべる読者は，臨床経験の豊富なベテランの先生方と思われる。児頭電極は児に対する侵襲性や手技の煩雑さから，現在ではあまり使われなくなってきている。それに対し，非侵襲的に誰でも容易に胎児心電図を計測することができるとしたら，胎児不整脈はもとより，産科医にとって最も重要な課題の一つである胎児well-beingの診断に新たな判断基準を示すことができる可能性がある。

　本章では母体腹壁誘導胎児心電図装置開発における歴史と現状について説明し，検査法の実際，臨床応用について紹介する。また今後の展開として，胎児モニタリング検査としての可能性についても言及したい。

胎児心電図装置開発の歴史

　胎児心電図検査法は，非侵襲的に胎児情報を獲得する手段としてドイツのCremer[1]によって1906年に初めて計測された。これはオランダの生理学者Willem Einthovenによる1903年の心電図発明のわずか3年後のことである。1960年に超音波診断装置が発売されるまで約50年間にわたり，主に胎児の生死を明らかにするために母体腹部電極を用いた多くの研究が続けられた。しかしR波の抽出も不完全で，胎児心拍数変化以外の多くの胎児情報を得ることは困難とされてきた[2]。論文発表も1970年代までに著しく減少した。主要な問題点は，胎児心電図信号が母体心電図，母体腹部の筋肉活動，外部の電気的干渉に比べ1/25～1/100の低電位であり（脳波よりも低電位である），これらを含んだ複合信号から胎児心電図信号をいかに分離できるかが大きな課題であった。

　1980年代に入り胎児信号の獲得と分離技術の進歩により，母体心電図をキャンセルすることによって母体腹壁誘導の信号から胎児QRS complexesの分離が可能となった[3～5]。しかしながら，この時点でも臨床使用は難しく，実用となる装置の作製は不可能と考えられた。そのため代用としての心磁図等に一時関心が移行し，研究は停滞した。1990年代に入り，コンピュータとデジタルテクノロジーの進歩に後押しされ，洗練されたフィルタリング，信号増幅，信号処理技術の使用により[6,7]，P波，QRS complexes，T波の分離が可能となり，胎児心電図研究が再び盛んに行われるようになった。

胎児心電図装置の現状

　現在開発されている胎児心電図装置は，その信号処理に使用される技術の違いから大きく三つに分けられる。

1. Holter型胎児心電図

　Holter型の胎児心電図で，長時間の装着により心電図が計測できた部分を用いて胎児心電図を計測するオフラインの装置である。この方法は今のところHolter型の胎児心拍計として用いられているが，厳密な意味では心電図計ではなく，オンライン監視で用いることは難しいと考えられる。

2. 多電極を用いた胎児心電図

1）独立成分分析法を用いた胎児心電図

　計測信号から雑音成分を取り除く方法として，1991年にフランスのJuttenにより発表された新しい信号抽出技術（独立成分分析法）を用いた方法で，イギリスのTaylorら[2]や日本では石川ら[8]がこの方法を用いて胎児心電図計測を行っている。しかし，この方法は胎動により電極の移動が必要なこと，オフラインでの解析後に結果の中より胎児心電図成分を探さなければならない等の欠点があり，やはりオンライン抽出は困難と考えられる。

2）参照系独立成分分析法を用いた胎児心電図

　参照系独立成分分析法とは，独立成分分析法に胎児心ドプラ信号を参照信号として与え，信号抽出精度を上げる高速アルゴリズムで，胎位や胎動によらない信号抽出を可能にする技術である。

　2004年より東北大学産婦人科では胎児心電図装置の開発に取り組み，先に述べた信号処理技術（参照系独立成分分析法）をはじめとして新しい電極，フィルタリング，信号増幅技術，胎児心電図と超音波ドプラ信号の同時解析技術を開発し，臨床現場での使用に耐え得る精度の高い胎児心電図計測を可能にした[9,10]。新しい胎児心電図装置は世界に先駆けて胎児の胎位や胎動に左右されることなく（子宮内での胎児の位置や動きに関係なく）胎児心電図信号を抽出することを可能にし，それにより正常単胎児妊娠での基準となる心電図の正常値を示し，病的胎児の評価における可能性についても報告した[11]。

▶ 胎児心電図計測の実際

　ここで計測の実際を概説する。
1) 妊婦への説明，電極装着，計測を含めて30分間を要する。
2) 母体の姿勢はベッド上でsemisupine positionとする。
3) 胎児心電図の電極と分娩監視装置を同時に装着する。
4) 電極は①母体右鎖骨上，②〜⑫母体前腹壁，⑬母体腰部に基準電極の合計13個の電極を用い，電極装着に際して紙やすり等での侵襲的な皮膚の処理は必要としない。
5) 測定場所は外来もしくは病棟とし，特別なシールドルームは必要としない。
6) 各症例で約20分間のデータを記録する。
7) 計測データおよびオンラインでの解析データは，同一のラップトップスクリーン上で観察が可能である。このオンラインデータ解析の方法はInternational Patent Application number PCT/JP2006/316386を参照されたい。

　図1に計測時の電極装着例とそのシェーマ，図2に計測時のラップトップスクリーン画面

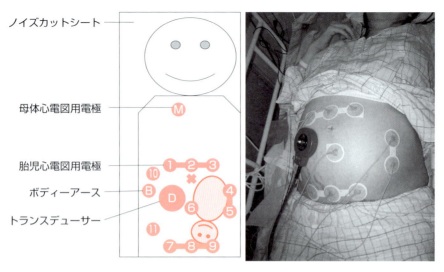

図1 計測時の電極装着例とそのシェーマ
13個の電極を母体右鎖骨上，腹壁，腰部に装着する

と解析レポートの例，図3に正常単胎児妊娠での心電図の正常値を示す。その中でP，PR，QRSは妊娠週数の進行とともに増加を示したが，QTcは妊娠期間全体を通してわずかしか増加が認められなかった。また，病的胎児の評価については胎児異常が疑われた12症例について胎児心電図計測を行い，全例で何らかの心電図異常を認めた[11]。

胎児心電図の応用

1. 不整脈の診断

胎児不整脈は全妊娠の2%に出現するといわれている。上室性期外収縮，心室性期外収縮が多く認められる。これらの一部はオンラインでの即時診断が可能なレベルにある。重要な不整脈として乳幼児突然死症候群や成人期の心原性突然死と関与するQT延長症候群が知られている。分娩監視装置による胎児モニタリングでは軽度の徐脈を示す以外に異常所見はなく，胎児心電図によるスクリーニングが期待される。

2. 心筋虚血の診断

ST下降が遅発一過性徐脈に関連して出現したという報告が，頭皮電極による直接法でのデータで示されている。

今後の展開

心拍数細変動と胎児心電図の胎児モニタリング検査としての可能性

分娩監視装置による胎児心拍数モニタリングは世界中で広く用いられているが，false positiveが高いという問題点があることは産科医であれば周知の事実である。心拍数は自律神経支配により制御されており，交感神経および副交感神経（迷走神経）の綱引きが心拍数細変動の根本的な発生要因である。さまざまな生理機構が細変動に影響を与えることが知られており，代表的なものとして胎動や胎児呼吸様運動（fetal breathing movement：FBM）は細変動を

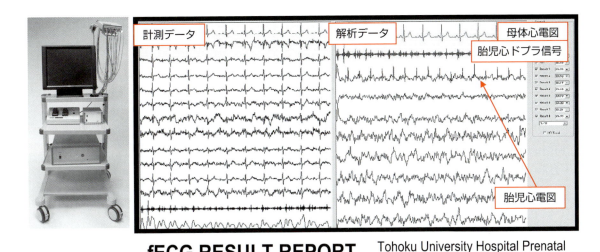

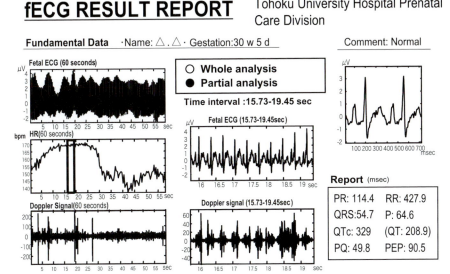

図2 計測時のラップトップスクリーン画面と解析レポートの例
ラップトップスクリーンは，左が計測データ画面で，右が解析データ画面を表す．右最上部が母体心電図，2番目が胎児ドプラ信号，3番目が胎児心電図を表す．解析レポートの左は，上から60秒間の胎児心電図，胎児心拍数，胎児心ドプラ信号を表す．中は任意の心拍部分（ここでは10心拍）を拡大した胎児心電図と胎児心ドプラ信号を表す．右はQRS complexを加算平均して得られたaveraged fECG waveformと各パラメータの値を表す

増加させ[12]，低酸素状態が持続し代謝性アシドーシスに陥ると減少する[13]等があげられる．産婦人科診療ガイドライン産科編2011（日本産科婦人科学会編）では，心拍数基線細変動が正常であれば98％にアシドーシスはなく，減少または消失すれば，その23％にアシドーシスが存在し[14]，心拍数基線細変動は胎児well-beingを予測する上で最重要視するべき項目であると記載されている．ところが現行の分娩監視装置では，心拍間隔を測るために平滑化やフィルタリングが必要であり，技術的に5 bpmより詳細な精度での心拍数細変動の評価は不可能である．さらに妊娠中期では振幅がより小さいために細変動の計測そのものが困難であり，ガイドラインでも指針の適用は妊娠32週以降とされている．つまり，妊娠中期には分娩監視装置による胎児well-beingの診断に対する定められた指針は存在せず，個々の症例毎に判断しているのが現状である．これに対して胎児心電図では，1 bpmの精度で心拍変動をRR間隔から正

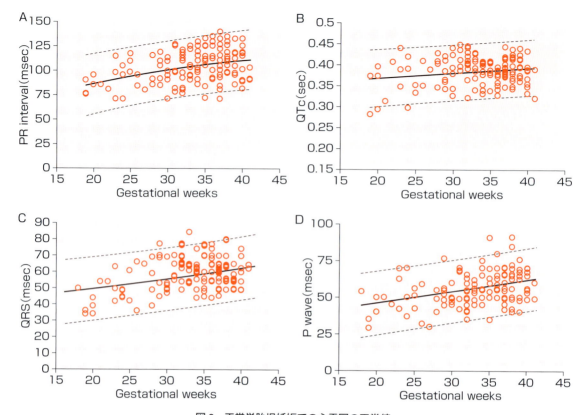

図3　正常単胎児妊娠での心電図の正常値
妊娠期間全体を通した各パラメータの正常値を95%Prediction bandとともに表している

確に計測することが可能であり，現行の分娩監視装置に比べ5倍の測定精度をもって細変動を評価することができる。これにより，妊娠中期からの細変動の抽出が可能となった。その例を図4に示す。さらに，これまでは細変動の減少または消失と判定された症例でも，胎児心電図を用いると細変動が認められる場合があることも確認している。このように詳細な細変動の計測が可能になったことで，これまで知られていなかった細変動の発達過程やメカニズムの詳細が解明されることが期待できる。それにより胎児の自律神経系の成熟過程を明らかにするとともに，現行では個別対応となっている妊娠中期も含めた胎児管理に，新たな基準を示すことを視野に入れている。新しい母体腹壁誘導胎児心電図装置はより広範囲の妊娠期間における胎児心拍数モニタリング検査としての活用が期待される。

　この装置は2013年3月よりジャパンオリジナルの新医療機器としての臨床治験が東北大学病院で開始され，同年12月に終了した。2015年8月より胎児心電図における各パラメータの標準値作成のため東北大学，慶應義塾大学，聖マリアンナ医科大学，宮崎大学，成育医療研究センターの5施設での多施設共同臨床研究がはじまった。そして2017年2月，新医療機器としての薬事申請が承認された。

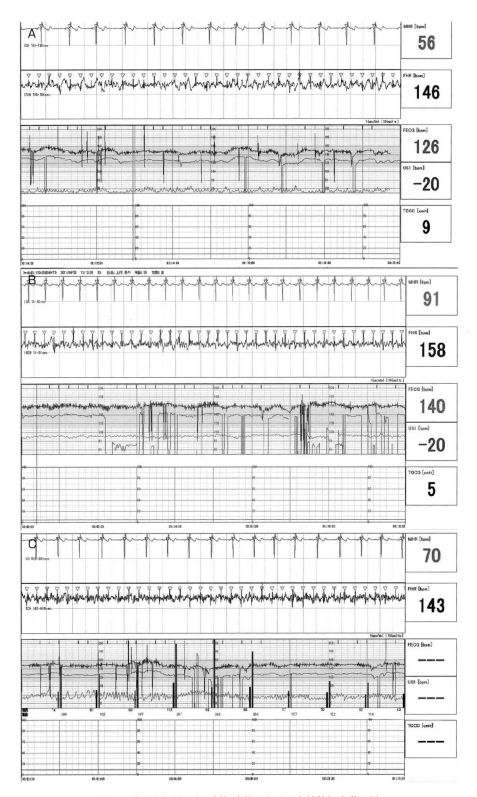

図 4 胎児心電図による妊娠中期における心拍数細変動の例
A：妊娠 20 週　B：妊娠 23 週　C：妊娠 24 週
上が母体心電図，中が胎児心電図，下が胎児心電図と分娩監視装置による心拍変動を同時に示したものを表す。分娩監視装置による胎児心拍数は胎児心電図より 20 心拍低く表示している

おわりに

　現時点における母体腹壁誘導胎児心電図装置について紹介した．この検査の新規性は，胎児にとって非侵襲的に 1 bpm の正確な精度で胎位や胎動に関係なく検査が可能なことである．これにより妊娠中期からの心拍数細変動の計測が可能になったのみならず，細変動の発達過程やメカニズムの詳細な解明に道が開かれた．さらに胎児生理検査として，産科医や助産師という専門職でなくとも誰にでも簡便に行うことができる利点を生かして，インターネットを用いた僻地における産科診療の一助となることも考えている．

　新しい母体腹壁誘導胎児心電図装置は，胎児心電図異常が疑われる妊娠の管理に対して，より簡便で正確な胎児検査法の一つになり得るのみならず，臨床現場における胎児 well-being の診断を，既存の診断方法に比較して早期かつ正確に行えることが期待できる．

文　献

1) Cremer M：Ueber die direkte ableitung der aktionsströme des menschlichen herzens vom oesophagus und über das elektrokardiogramm des fötus. Munchen Med Wochenschr 53：811-813, 1906
2) Taylor MJ, Smith MJ, Thomas M, et al：Non-invasive fetal electrocardiography in singleton and multiple pregnancies. BJOG 110：668-678, 2003
3) Brambati B, Pardi G：The intraventricular conduction time of fetal heart in uncomplicated pregnancies. Br J Obstet Gynaecol 87：941-948, 1980
4) Oosterom M：Spatial filtering of the fetal electrocardiogram. J Perinat Med 14：411-419, 1986
5) Cerutti S, Baselli G, Civardi S, et al：Variability analysis of fetal heart rate signals as obtained from abdominal electrocardiographic recordings. J Perinat Med 14：445-452, 1986
6) Cicinelli E, Bortone A, Carbonara I, et al：Improved equipment for abdominal fetal electrocardiogram recording：description and clinical evaluation. Int J Biomed Comput 35：193-205, 1994
7) Crowe JA, Woolfson MS, Hayes-Gill BR, et al：Antenatal assessment using the FECG obtained via abdominal electrodes. J Perinat Med 24：43-53, 1996
8) Mochimaru Y, Fujimoto Y, Ishikawa Y：The fetal electrocardiogram by independent component analysis and wavelets. Jpn J Physiol 54：457-463, 2004
9) Sato M, Kimura Y, Chida S, et al：A novel extraction method of fetal electrocardiogram from the composite abdominal signal. IEEE Trans Biomed Eng 54：49-58, 2007
10) Khandoker AH, Kimura Y, Ito T, et al：Non-invasive determination of electromechanical time intervals of cardiac cycle using abdominal ECG and Doppler ultrasound signals from fetal hearts. Computers in Cardiology 34：657-660, 2007
11) Sato N, Yaegashi N, Kimura Y, et al：Successful detection of the fetal electrocardiogram waveform changes during various states of singletons. Tohoku J Exp Med 225：89-94, 2011
12) Dawes GS, Visser GH, Goodman JD, et al：Numerical analysis of the human fetal heart rate：modulation by breathing and movement. Am J Obstet Gynecol 140：535-544, 1981
13) Dawes GS, Redman CW, Smith JH：Improvements in the registration and analysis of fetal heart rate records at the bedside. Br J Obstet Gynaecol 92：317-325, 1985
14) Parer JT, King T, Flanders S, et al：Fetal academia and electronic fetal heart rate patterns：Is there evidence of an association？　J Mat Fet & Neo Med 19：289-294, 2006

〔佐藤　尚明，木村　芳孝，八重樫　伸生〕

臨床編
CLINICAL LECTURES

13. CTGにおけるピットフォール

● はじめに

　分娩監視装置によって得られる胎児心拍数陣痛図（cardiotocogram：CTG）によって胎児の状態を判断し，適切に対応することによって，胎児・新生児の救命や後遺症なき生存（intact survival）につなげることが，分娩監視装置を使う最大の目的である。

　しかし，CTGには様々なピットフォールがあり，描かれたCTGを鵜呑みにしてしまうと判断を誤って，胎児・新生児の救命やインタクトサバイバルにつなげることができない危険性がある。CTGを読む際には，これらのピットフォールについて十分知っておく必要がある。

● 分娩監視装置の特性によるピットフォール

1. 胎児心拍数図

　「2. モニタリングの原理」で述べられているように，現在の分娩監視装置は超音波ドプラ法によって胎児の心臓や血液の動きを捉えている（図1）。しかし，この方法で得られる超音波ドプラ信号は心電図のR波のような明瞭なピークを持たないため（図2），そのままでは正確に周期を検出することができない。

　そこで，自己相関法（図3）を用いて，図2Bのような波形から心電法に匹敵する精度で周期を検出して正確な心拍数を算出する仕組みになっている。さらに，装置に組み込まれた蓋然性検証部と呼ばれるところが，異常な心拍数はありえないと判断して，ありえそうな心拍数に変えて表示する仕組みになっている。そのため，下記のようなピットフォールが生じる。

1）母体心拍数を胎児心拍数として表示

　自己相関法では，心電図のように実際の心拍の信号を検出しているのではなく，超音波ドプ

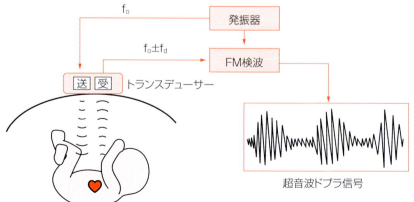

図1　超音波による胎児心拍動の検出
トランスデューサーから出た超音波は，心臓や血液など動きのある部分に当たると，ドプラ効果によって周波数が高くなったり低くなったりして戻ってくる。この周波数の変化を検出することにより，胎児心拍動を超音波ドプラ信号（音として耳で聞くこともできる）として捉えることができる

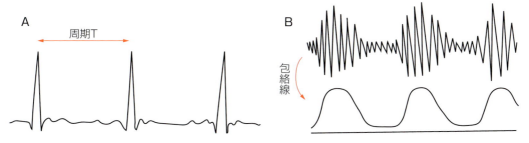

図2 心電図波形と超音波ドプラ信号波形
A：心電図ではR波のピークが鋭いためピークとピークの間隔（周期）を容易に検出できる
B：超音波ドプラ信号波形ではたくさんのピークがあり，どれが心電図のR波に相当するような本当のピークかわからない。ピークをつなぎ合わせた包絡線をとってもピークが不明瞭

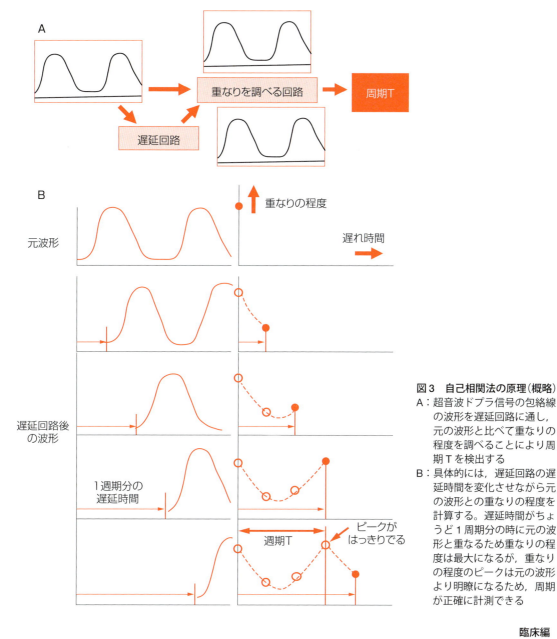

図3 自己相関法の原理（概略）
A：超音波ドプラ信号の包絡線の波形を遅延回路に通し，元の波形と比べて重なりの程度を調べることにより周期Tを検出する
B：具体的には，遅延回路の遅延時間を変化させながら元の波形との重なりの程度を計算する。遅延時間がちょうど1周期分の時に元の波形と重なるため重なりの程度は最大になるが，重なりの程度のピークは元の波形より明瞭になるため，周期が正確に計測できる

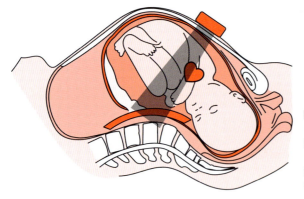

図4 母体大動脈血流による母体心拍数の表示
トランスデューサーから発せられる超音波は狭い範囲を通過する。胎児の心臓の位置がその超音波の通り道から外れると，その下の母体大動脈を流れる血液からの超音波ドプラ信号が強くなり，母体心拍数を胎児心拍数として描出してしまうことがある

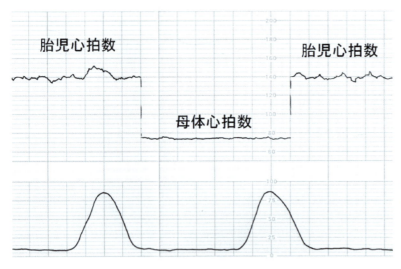

図5 母体心拍数と胎児心拍数
胎児が動いて図4のような状況になると，突然，母体心拍数が描出され，胎児の心臓の位置が元に戻ると，突然，胎児心拍数が描出されるようになる

ラ信号の中から周期的に変化している信号の周期を検出して心拍数を算出しているだけである。すなわち，その周期的に変化している信号が胎児の心拍動によるものという保証はない。たとえば，図4のように超音波の通り道から胎児の心臓や大血管が外れ，その下にある母体大動脈の血液から反射してくる超音波のほうが胎児部分から反射してくる超音波よりも強くなると，母体血流変化の周期，すなわち母体心拍数を胎児心拍数として表示してしまうことがある。

図5のように母体心拍数が正常な場合は母体心拍を捉えていると判断しやすいが，切迫早産治療のためにリトドリン塩酸塩を点滴している場合や母体循環・呼吸器疾患などのために心拍数が110 bpmを超えていると，見分けがつきにくいことがある。極端な場合，胎児が死亡しているにも関わらず，胎児心拍数図が描出されてしまうことがある。

このような間違いを防ぐためには，母体心拍数のチェックや超音波ドプラ信号を音（以下，ドプラ音）として聞いて，描出されているのが胎児心拍数なのかを確認する必要がある。母体大動脈から反射してくるドプラ音は，「ザー，ザー」と血液の流れるような音として聞こえる。

2）ダブルカウント

胎児心臓から反射してくるドプラ音が，「ドッドッ，ドッドッ」と聞こえる場合，1拍分の

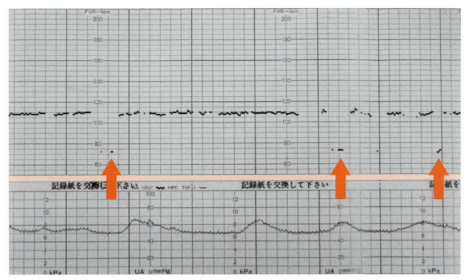

図6 ハーフカウント
基線が110 bpmに見えるが，心室が220 bpmで収縮している心室頻拍の症例である。真の心拍数はCTGの表示範囲からはみ出ており，ハーフカウントされて110 bmpとして表示されている。ところどころ，73 bpm前後と1/3カウントされている部分（矢印）もある

「ドッドッ」を「ドッ，ドッ」と2拍とカウントして，本当の心拍数の倍の心拍数を表示してしまうことがある。特に，高度徐脈でこのようなダブルカウントが起こると正常脈として描かれてしまう。

　ダブルカウントかどうかは，ドプラ音を聞くことにより判断する。

3）ハーフカウント

　2段脈のように期外収縮が規則的に持続する場合，「ドッ，ドッ」の2拍を「ドッドッ」の1拍としてカウントして真の心拍数の半分の心拍数を表示してしまうことがある。

　心拍数が極端に増加した場合，装置に組み込まれた蓋然性検証部が，そんな早い心拍数のはずがないと判断して，2拍を1拍としてカウントして表示してしまうことがある（図6）。

　ハーフカウントは，ドプラ音による心拍数が，描出されている心拍数と大きく異なることから判断するが，心拍数が200 bpmを超えるような極端な頻脈の診断には超音波診断装置による心臓の観察が必要になる。

4）ジッタ（jitter）

　超音波の通り道から胎児の心臓や大血管が完全に外れれば超音波ドプラ信号がなくなって胎児心拍数図が描かれなくなるため，プローブの位置を直さなければならないと判断できる。しかし，外れ方が中途半端だと，胎児心拍動による超音波ドプラ信号は弱いながらも得られるため胎児心拍数図は描かれる。このようなケースでは，胎児心拍動の信号がノイズ（雑音）に隠されて自己相関で検出されるピークが不明瞭になり（図7），計測される周期にふらつき（ジッタ：jitter）を生じ，細変動が消失（0 bpm）していても細変動があるように描かれてしまうことがある（「2．モニタリングの原理」の章参照）。

　細変動の有無は，CTGを読む上で非常に重要な項目であり，ジッタによる見かけ上の細変動

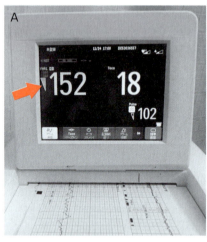

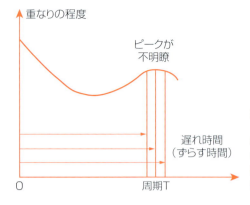

図7 胎児心臓からの超音波ドプラ信号が弱い場合
相対的にノイズが大きくなるために，自己相関を行ってもピークが不明瞭になり，検出される周期がふらつき，あたかも細変動があるように描出されてしまう

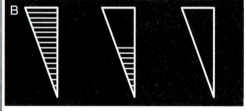

図8 超音波ドプラ信号の適否を示す表示例
A：この装置では，心拍数を表す数字（この例では152 bpm）の左に逆三角形（矢印）として表示されている
B：信号が適切ならすべてが光り，信号が不適切（弱くなる）になるにつれて，右のような表示に変わる

を見逃さないためには，胎児心拍を捉えた超音波ドプラ信号がノイズに負けないほど十分な強さを持っているかに常に注意する。ドプラ音を聞くことによって判断することもできるが，超音波ドプラ信号が適切に捉えられているかを示す表示をチェックし続けることも有用である（図8）。

5）期外収縮は無視

自己相関では，心拍1拍1拍を捉えるのではなく，平均的な周期を捉えるため，単発の期外収縮は無視される。すなわち，期外収縮が散発していてもCTGには現れない。

2．陣痛波形

陣痛図は，収縮した子宮が腹壁を介してベルトで固定されたトランスデューサーの中央の出っ張り部分（ボッチ）を押すことにより描かれる仕組みになっている（図9A）。そのため，下記のようなピットフォールが生じる。

1）陣痛図の山の大きさと陣痛の強さ

陣痛図の山が大きければ大きいほど，陣痛が強い，すなわち子宮内圧も高いと誤解されがちだが，山の大きさはトランスデューサーのボッチがどれだけ押し込まれたかを示すだけで，山の大きさから単純に陣痛の強さを判断することはできない。

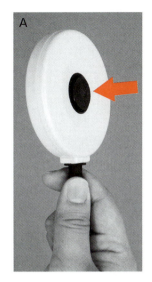
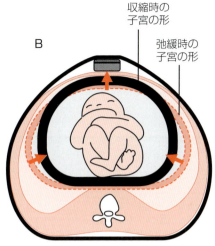

図9　外側陣痛計測
A：陣痛用のトランスデューサー真中のボッチ（矢印）が押し込まれることによって陣痛図の山が描かれる
B：陣痛発作時には子宮の左右の幅は狭まるが，腹が飛び出すように子宮が持ち上がる。トランスデューサーはベルトで固定されているため，固く持ち上がった子宮によって，トランスデューサーのボッチが押される

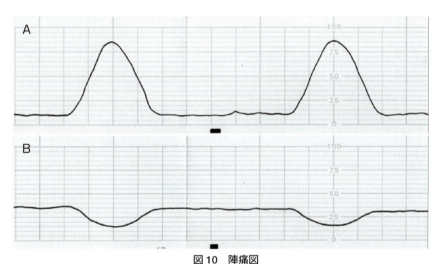

図10　陣痛図
A：図9Bのようにトランスデューサーが固定されている場合は陣痛が山として描出される
B：トランスデューサーが左右どちらかにずれると，図9Bのように陣痛発作時に子宮がへこむ方向に向かうため，陣痛が谷として描出される

2）トランスデューサーの取り付け位置

　一般的に，仰臥位で子宮収縮が起こると，子宮が変形し，腹壁を上に押し上げるが側腹壁は逆に引っ込む（図9B）。したがって，トランスデューサーの取り付け位置により，同じ強さの陣痛でも山が大きく描出されたり小さく描出されたりするだけでなく，陣痛発作時に凹に描かれることもある（図10）。

3）固定ベルトの締め付けの強さ

　トランスデューサーを固定するベルトの締め付けが弱いとボッチが十分押し込まれず，山が小さく描かれてしまう。初めはしっかり固定されていても，時間が経つにつれて位置がずれてベルトが緩んでくると陣痛図の山の大きさが陣痛の強さと関係なく小さくなってしまう。

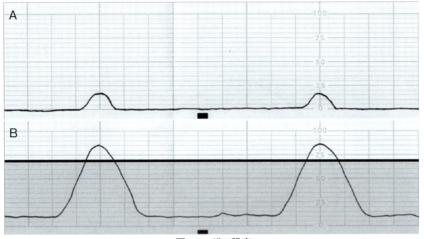

図11　ゼロ設定
A：陣痛がない時の陣痛図の線の位置（ゼロ設定）がゼロの線より低すぎると，ゼロ以下の部分が描出されずに陣痛のピークのところしか描出されない
B：ゼロ設定を陣痛図のゼロの線より少し上に設定し直すと，隠れていた網掛けの部分も描出される

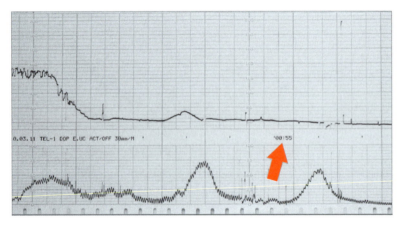

図12　時刻の印字
CTGには，分娩監視装置内蔵の時計による時刻が印字されている（矢印）

4）ゼロ設定

　陣痛のない時の陣痛図の基線となる位置を調整するのがゼロ設定である。この設定が低すぎると，陣痛のピークに近い部分しか山として表示されずに，陣痛の持続時間や間隔が正しく読み取れなくなる（図11）。

3．その他

　CTGには，時刻が印字されるが（図12），定期的に分娩監視装置内部の時計を正確に合わせておく必要がある。時計が不正確であると，CTG上に間違った記録として残り，トラブルが生じた時に間違った証拠となってしまう危険性がある。

　双胎用の分娩監視装置では，双胎のどちらか一方のドプラ音を選択して聞くようになっているが，ドプラ音だけを聞いていると，選択されていない児の徐脈を見逃してしまう危険性がある。

母体に投与した薬剤によるピットフォール

　母体が発熱している時には胎児の心拍数基線が上がるが，母体に投与した薬剤によっても胎児の心拍数に変化が生じ，ピットフォールとなり得る（p122「16．NSTの実施方法と読み方」の「薬剤の影響」の項参照）

ピットフォールに落ち込まないために

　ピットフォールに落ち込まないためには，分娩監視装置の特性をよく理解したうえで，ドプラ音を聞いて心拍数が正しく表示されているかを常に確認する，母体の状態や投与薬剤などを常に把握する，トランスデューサーの位置やベルトの締め付け具合が時間経過とともに不適切になっていないかを確認することが大切である。

　特に，分娩監視装置を付けっぱなしにして中央モニタでCTGだけを見ているとピットフォールに陥りやすい。常に，妊婦に寄り添い，機械任せにするのではなく自らの五感をフル活用することがピットフォールに陥らないためのポイントとなる。

（馬場　一憲）

✓ CHECK　陣痛の周期，持続時間，間隔

　発作持続時間は子宮収縮の開始から終了までの時間であり，間隔は子宮収縮の終了から次の子宮収縮の開始までの時間である。そして，この二つの時間を足したのが陣痛の周期である。周期は，山のピークから次の山のピークまでの時間で測定しても，ほぼ同じである。

　ところが，分娩監視装置の陣痛計は人間の感覚（触診法や妊婦の自覚）よりも鋭敏に子宮収縮を捉えるため，人間の感覚による発作持続時間は陣痛曲線で描かれている発作持続時間よりも短い。経験上，人間の感覚で子宮収縮を感じるのは，陣痛曲線の山の1/5の高さよりも上の時といわれており，図のように山の1/5の高さに達した時点を子宮収縮の開始，山の1/5の高さに下がった時点を終了とすれば，発作持続時間と間隔は，人間の感覚による計測値とほぼ一致するといわれている。

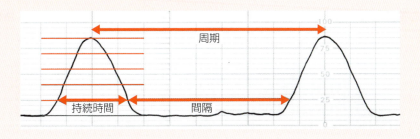

14. 心拍数波形の定義

はじめに

　胎児心拍数波形の定義は，2003年日本産科婦人科学会周産期委員会「胎児心拍数図の用語及び定義検討小委員会」[1]によってその本幹が作られた。2010年の「胎児心拍数波形の分類に基づく分娩時胎児管理の指針」[2]により，サイナソイダルパターン（sinusoidal pattern）の再定義，一過性徐脈の最下点の解釈と高度・軽度の分類が足され，その後，2013年に「胎児機能不全診断基準の妥当性検討に関する小委員会」で一過性徐脈のいわゆる「30秒ルール」が「心拍数の減少が急速または緩やか」という表現に修正された[3]。以下にそれらをまとめた心拍数波形の定義と変更点の解説を示す。

胎児心拍数図波形の定義

A. 胎児心拍数基線（FHR baseline）（表1）

　胎児心拍数基線は10分の区画におけるおおよその平均胎児心拍数であり，5の倍数として表す。

注意

152 bpm，139 bpm という表現は用いず，150 bpm，140 bpm と 5 bpm 毎の増減で表す。
判定には
　①一過性変動の部分と 26 bpm 以上の胎児心拍数細変動の部分を除外する。
　② 10分間に複数の基線があり，その基線が 26 bpm 以上の差をもつ場合は，この部分での基線は判定しない。

10分の区画内で，基線と読む場所は少なくとも2分以上続かなければならない。そうでなければその区画の基線は不確定とする。この場合は，直前の10分間の心拍数図から判定する。
　もし胎児心拍数基線が 110 bpm 未満であれば徐脈（bradycardia）と呼び，160 bpm を超える場合は頻脈（tachycardia）とする。

B. 胎児心拍数基線細変動（FHR baseline variability）（表2）

　胎児心拍数基線細変動は1分間に2サイクル以上の胎児心拍数の変動であり，振幅，周波数

表1　胎児心拍数基線（FHR baseline）

1．10分の区画における平均胎児心拍数，5の倍数で表す
2．正常範囲は 110〜160 bpm（旧定義では 120〜160 bpm）
3．110 bpm 未満は徐脈（bradycardia），80 bpm 未満は高度徐脈（2010年周産期委員会）
4．160 bpm を超えれば頻脈（tachycardia）

表2 胎児心拍数基線細変動（FHR baseline variability）

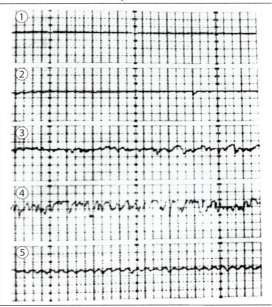

☆1分間に2サイクル以上の胎児心拍数の変動で，振幅，周波数ともに規則性がないもの
　①消失（undetectable）：肉眼的に認めない
　　　慣用的に"loss of variability"ともいわれる
　②減少（minimal）：5 bpm 以下
　③中等度（moderate）：6〜25 bpm
　④増加（marked）：26 bpm 以上
★サイナソイダルパターン（sinusoidal pattern）は心拍数曲線が規則的で滑らかなサイン曲線を示すものをいう⑤．10分以上持続し，1分間に2〜6サイクルで振幅は平均5〜15 bpm であり，大きくても35 bpm 以下で一過性頻脈を伴わない波形を称する．滑らかなサインカーブとはshort term variability が消失もしくは著しく減少していることを指す（2003年の定義を2010年に一部改訂）

とも規則性がないものをいう．サイナソイダルパターンはこの細変動の分類には入れない．

細変動を振幅の大きさによって4段階に分類する．

①細変動消失（undetectable）：肉眼的に認められない．

②細変動減少（minimal）：5 bpm 以下

③細変動中等度（moderate）：6〜25 bpm

④細変動増加（marked）：26 bpm 以上

この分類は肉眼的に判読する．Short term variability（STV），long term variability（LTV）の表現はしない．

<u>サイナソイダルパターン</u>は心拍数曲線が規則的でなめらかなサイン曲線を示すものをいう．持続時間は問わず，1分間に2〜6サイクルで振幅は平均5〜15 bpm であり，大きくても35 bpm 以下の波形を称する（2003年の定義）．

解説

　上記の2003年版サイナソイダルパターンの定義に，持続時間が10分以上，滑らかなサインカーブとはSTVが消失もしくは著しく減少している，一過性頻脈を伴わない，以上3条件が2010年に加えられた．

C．胎児心拍数一過性変動（periodic or episodic change of FHR）

1）一過性頻脈（acceleration）

　一過性頻脈とは，心拍数が開始からピークまでが30秒未満の急速な増加で，開始から頂点までが15 bpm 以上，元に戻るまでの持続が15秒以上2分間未満のものをいう．32週未満では心拍数増加が10 bpm 以上，持続が10秒以上のものとする．

表3 胎児心拍数一過性徐脈（FHR deceleration）

1．分類の基準
　○持続時間2分以上
　　・遷延一過性徐脈（15 bpm以上の心拍数低下，2〜10分持続）
　○持続時間2分未満
　　心拍数の減少が急速であるか緩やかであるかにより，肉眼的に区別することを基本とする。
　　心拍数減少の開始から最下点までの時間を参考とし，両者の境界を30秒とする。
　　30秒未満
　　・変動一過性徐脈（15 bpm以上の心拍数低下，15秒〜2分持続）
　　30秒以上
　　・早発一過性徐脈（一過性徐脈の最下点と子宮収縮の最強点が一致）
　　・遅発一過性徐脈（一過性徐脈の最下点が子宮収縮の最強点より遅れる）

2．一過性徐脈はそれぞれ軽度と高度に分類し，以下のものを高度，それ以外を軽度とする。
　遅発一過性徐脈：基線から最下点までの心拍数低下が15 bpm以上
　変動一過性徐脈：最下点が70 bpm未満で持続時間が30秒以上，または最下点が70 bpm以上80 bpm未満で
　　　　　　　　　持続時間が60秒以上
　遷延一過性徐脈：最下点が80 bpm未満

3．一過性徐脈の開始は心拍数の下降が肉眼で明瞭に認識できる点とし，終了は基線と判定できる安定した心拍数の持続が始まる点とする。心拍数の最下点は一連のつながりをもつ一過性徐脈の中の最も低い心拍数とするが，心拍数の下降の緩急を解読する時は最初のボトムを最下点として時間を計測する。

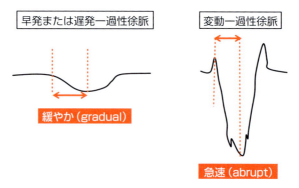

図1　一過性徐脈パターン

遷延一過性頻脈（prolonged acceleration）
　　頻脈の持続が2分以上，10分未満であるものは遷延一過性頻脈とする。10分以上持続するものは基線が変化したものとみなす。

2）**一過性徐脈（deceleration）**（表3）
　一過性徐脈の波形は，心拍数の減少が急速（abrupt）であるか緩やか（gradual）であるかにより，肉眼的に区別することを基本とする（図1）。その判断が困難な場合は，心拍数減少の開始から最下点に至るまでに要する時間を参考とし，両者の境界を30秒とする。対応する子宮収縮がある場合には，以下の4つに分類する。対応する子宮収縮がない場合でも，変動一過性徐脈と遷延一過性徐脈は判読する。

（1）早発一過性徐脈（early deceleration）
　　早発一過性徐脈とは，子宮収縮に伴って，心拍数が緩やかに減少し，緩やかに回復する波形で，一過性徐脈の最下点が子宮収縮の最強点と概ね一致しているものをいう。

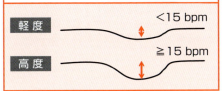

図2 遅発一過性徐脈
（日本産科婦人科学会周産期委員会, 2003／岡井ら, 2010より引用）[1,2]

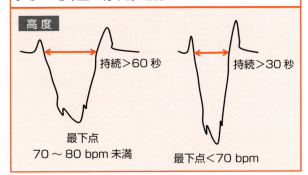

図3 変動一過性徐脈
（日本産科婦人科学会周産期委員会, 2003／岡井ら, 2010より引用）[1,2]

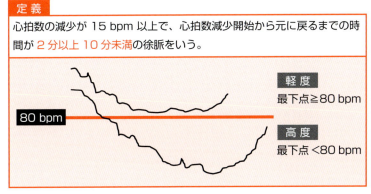

図4 遷延一過性徐脈
（日本産科婦人科学会周産期委員会, 2003／岡井ら, 2010より引用）[1,2]

(2) 遅発一過性徐脈（late deceleration）（図2）

　　遅発一過性徐脈は，子宮収縮に伴って，心拍数が緩やかに減少し，緩やかに回復する波形で，一過性徐脈の最下点が子宮収縮の最強点より遅れているものをいう。多くの場合，一過性徐脈の開始・最下点・回復が，おのおのの子宮収縮の開始・最強点・終了より遅れる。

(3) 変動一過性徐脈（variable deceleration）（図3）

　　変動一過性徐脈とは，15 bpm以上の心拍数減少が急速に起こり，開始から回復まで15秒以上2分未満の波形をいう。その心拍数減少は直前の心拍数より算出される。子宮収縮に伴って発生する場合は一定の形を取らず，下降度，持続時間は子宮収縮毎に変動することが多い。

(4) 遷延一過性徐脈（prolonged deceleration）（図4）

　　遷延一過性徐脈とは心拍数減少が15 bpm以上で，開始から回復まで2分以上10分未満の波形をいう。その心拍数減少は直前の心拍数より算出される。10分以上の心拍数減少の持続は基線の変化とみなす。

表4 一過性徐脈の軽度・高度の分類と最下点の定義(2010年)(岡井ら, 2010 より引用)[2]

一過性徐脈はそれぞれ軽度と高度に分類し，以下のものを高度，それ以外を軽度とする．
- 遅発一過性徐脈：基線から最下点までの心拍数低下が 15 bpm 以上
- 変動一過性徐脈：最下点が 70 bpm 未満で持続時間が 30 秒以上，または最下点が 70 bpm 以上 80 bpm 未満で持続時間が 60 秒以上
- 遷延一過性徐脈：最下点が 80 bpm 未満

一過性徐脈の開始は心拍数の下降が肉眼で明瞭に認識できる点とし，終了は基線と判定できる安定した心拍数の持続が始まる点とする．心拍数の最下点は一連の繋がりを持つ一過性徐脈の中の最も低い心拍数とするが，心拍数の下降の緩急を解読する時は最初のボトムを最下点として時間を計測する．

解説

2008 年に早発・遅発・変動に高度・軽度の定義，最下点の判読方法(表4)を加え，2013 年に一過性徐脈が再定義され，早発・遅発・変動の定義の中に入っていた「30 秒ルール」(2003 年定義)を一過性徐脈の定義の中に入れ，それぞれは波形による判別を重要視するように変更された(図1)．

文 献

1) 日本産科婦人科学会周産期委員会：胎児心拍数図の用語及び定義検討小委員会報告(委員長 岡村州博)．日産婦誌 55：1205-1216, 2003
2) 岡井 崇，池田智明，瓦林達比古，他；日本産科婦人科学会周産期委員会：委員会提案―胎児心拍数波形の分類に基づく分娩時胎児管理の指針(2010 年版)―(日本産科婦人科学会周産期委員会，胎児機能不全の診断基準作成と妥当性の検証に関する小委員会提言(2008 年)の改訂版)．日産婦誌 62：2068-2073, 2010
3) 胎児機能不全診断基準の妥当性検討に関する小委員会：「胎児心拍数図の用語及び定義」改定案．日産婦誌 65：1398, 2013

(松岡　隆)

15. 心拍数波形のレベル分類に基づく分娩時胎児管理指針

はじめに

　1960年代初頭より始められた装置を用いての胎児心拍数の連続記録は，それによって分娩中の胎児死亡や仮死児の出生を減少させ，ひいては児の神経学的後遺症の頻度をも低減させることが目的とされていた。児の短期予後に関しては，1979年にNational Institutes of Health（NIH）が多数の論文のデータを集計して効果のあることを報告[1]している。その効果は，特にハイリスク症例において明瞭である[2,3]。

　一方，児の長期予後に関しては，必ずしもよい効果が認められていない。1996年Nelsonら[4]は，retrospective に78例の脳性麻痺例を対照群と比較し検討した結果，頻発する遅発一過性徐脈および基線細変動の減少が脳性麻痺と関連する因子である〔それぞれのオッズ比3.9および2.7，リスク因子を調整したオッズ比（どちらかのパターンの出現）2.7〕と報告している。しかし一方で，それらのパターンが出現した時に児が脳性麻痺となることのpredictive valueは低く，ローリスク症例で0.05％，ハイリスク症例で0.25％であり，false positive rate が非常に高いこと，および計算上では脳性麻痺1人に対して2,324例の帝王切開が施行されたことになることから（帝王切開を施行したことで脳性麻痺を予防できた症例も存在すると思われるが，それは計算に入れていない），「児の長期予後の改善という観点からみた場合，帝王切開率の上昇と帝王切開の母体合併症を考慮すると胎児心拍数モニタリングのbenefitには疑問がある」と結論した。

　近年の研究から，分娩中の低酸素・アシドーシスは脳性麻痺の原因の25％以下にすぎないことも指摘されており[5]，元来症例数の少ない脳性麻痺を分娩中の胎児心拍数モニタリングで予防することの効率が悪いことは容易に理解できる。しかし，効率が悪いことは"全く価値がない"ということではない。

　ちなみに，産科医療補償制度原因分析委員会からの報告[6]では，原因が分娩中のeventにあったと考えられる脳性麻痺症例（これらが補償の対象…早産や先天異常が原因の症例は除かれている）のうち，約60％では低酸素状態が本症の主たる原因であったと推断されている。

　日本産科婦人科学会周産期委員会は，胎児心拍数の変化のみで分娩中の胎児の状態を推量することには限界があることを認識しつつも，ほかによい方法が存在しないことから，胎児管理における胎児心拍数モニタリングは必須であると考えている。古い基準に則る指針により帝王切開率が上昇しているにもかかわらず児の長期予後の改善が明瞭でない現状を鑑み，そこからの step up を検討し，2008年に諸外国に先駆けて新しい取り扱い指針を提言した[7]。指針作成にあたっては，できるだけエビデンスレベルの高い臨床データ[8〜16]を参考にし，帝王切開率の無用な上昇を避けること，我が国の周産期施設での専門医の判断基準を尊重すること，施

表1 胎児心拍数波形のレベル分類

レベル表記	日本語表記	英語表記
レベル1	正常波形	normal pattern
レベル2	亜正常波形	benign variant pattern
レベル3	異常波形（軽度）	mild variant pattern
レベル4	異常波形（中等度）	moderate variant pattern
レベル5	異常波形（高度）	severe variant pattern

表2-1 基線細変動正常例

心拍数基線 \ 一過性徐脈	なし	早発	変動 軽度	変動 高度	遅発 軽度	遅発 高度	遷延 軽度	遷延 高度
正常脈	1	2	2	3	3	3	3	4
頻脈	2	2	3	3	3	4	3	4
徐脈	3	3	3	4	4	4	4	4
徐脈（＜80）	4	4		4	4	4		

表2-2 基線細変動減少例

心拍数基線 \ 一過性徐脈	なし	早発	変動 軽度	変動 高度	遅発 軽度	遅発 高度	遷延 軽度	遷延 高度
正常脈	2	3	3	4	3*	4	4	5
頻脈	3	3	4	4	4	5	4	5
徐脈	4	4	4	5	5	5	5	5
徐脈（＜80）	5	5		5	5	5		

＊正常脈＋軽度遅発一過性徐脈：健常胎児においても比較的頻繁に認められるので「3」とする．ただし，背景に胎児発育不全や胎盤異常などがある場合は「4」とする

設の人員や設備に応じて対応に幅をもたせることを理念の中心に置いた．以下に2010年改訂版[17,18]の全文を示す．

胎児心拍数波形の分類に基づく分娩時胎児管理の指針（平成22年10月）

　この指針は，日本産科婦人科学会周産期委員会が推奨する分娩中の胎児心拍数陣痛図（cardiotocogram：CTG）の波形分類と，それに基づく胎児管理としての対応と処置を提示するものである．

I 胎児心拍数波形の分類

　胎児心拍数波形を，心拍数図の諸要素（基線，一過性徐脈，基線細変動）の組み合わせから，胎児の低酸素・酸血症などへのリスクの程度を推量するために表1に示す五つのレベルに分類する．

II 胎児心拍数波形分類の判定

　胎児心拍数波形のレベル分類は，10分区画毎にCTGを判読し，表2-1〜5および付記に基づき判定する．複数レベルが出現している場合は最も重いレベルとする．なお，本波形分類に基づき"胎児機能不全"の診断を行う場合は，レベル3〜5を該当させるものとする．

表 2-3　基線細変動消失例

一過性徐脈	なし	早発	変動		遅発		遷延	
			軽度	高度	軽度	高度	軽度	高度
心拍数基線にかかわらず	4	5	5	5	5	5	5	5

薬剤投与や胎児異常など特別な誘因がある場合は個別に判断する

表 2-4　基線細変動増加例

一過性徐脈	なし	早発	変動		遅発		遷延	
			軽度	高度	軽度	高度	軽度	高度
心拍数基線にかかわらず	2	2	3	3	3	4	3	4

表 2-5　サイナソイダルパターン

一過性徐脈	なし	早発	変動		遅発		遷延	
			軽度	高度	軽度	高度	軽度	高度
心拍数基線にかかわらず	4	4	4	4	5	5	5	5

表 3　胎児心拍数波形分類に基づく対応と処置

波形レベル	対応と処置	
	医師	助産師**
1	A：経過観察	A：経過観察
2	A：経過観察 または B：監視の強化，保存的処置の施行および原因検索	B：連続監視，医師に報告する。
3	B：監視の強化，保存的処置の施行および原因検索 または C：保存的処置の施行および原因検索，急速遂娩の準備	B：連続監視，医師に報告する。 または C：連続監視，医師の立ち会いを要請，急速遂娩の準備
4	C：保存的処置の施行および原因検索，急速遂娩の準備 または D：急速遂娩の実行，新生児蘇生の準備	C：連続監視，医師の立ち会いを要請，急速遂娩の準備 または D：医師を緊急要請，新生児蘇生の準備
5	D：急速遂娩の実行，新生児蘇生の準備	D：医師を緊急要請，新生児蘇生の準備

〈保存的処置の内容〉
　一般的処置：体位変換，酸素投与，輸液，陣痛促進薬注入速度の調節・停止など
　場合による処置：人工羊水注入，刺激による一過性頻脈の誘発，子宮収縮抑制薬の投与など
　**：医療機関における助産師の対応と処置を示し，助産所におけるものではない

III　対応と処置

　胎児心拍数波形が1～5のレベルに判定された時，表3に示すA～Dの対応と処置を行う。波形レベル3，4では，10分毎に波形分類を見直し対応する。対応と処置の実行に際しては，以下の背景因子，経時的変化および施設の事情（緊急帝王切開の準備時間等）を考慮する。背景因子とは妊娠週数，母体合併症，胎児の異常，臍帯・胎盤・羊水の異常，分娩進行状況などである。

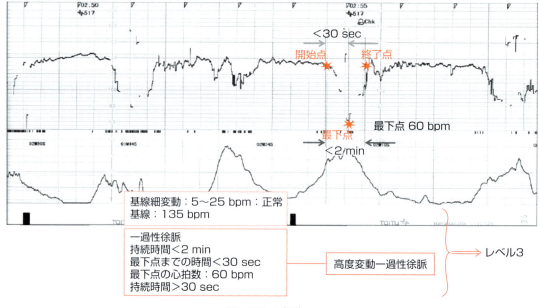

図　CTGの判読

胎児心拍数陣痛図判読の実際

胎児心拍数波形の用語および定義は日本産科婦人科学会雑誌 55 巻 8 号（2003 年）周産期委員会報告―胎児心拍数図の用語及び定義検討小委員会（pp1205 〜 1216）[19]に則る。詳細は p104「14．心拍数波形の定義」を参照。

周産期委員会の分類による波形の判読は，以下の順に行うのがよい。①心拍数基線細変動を判定する。②心拍数基線を判定する。③一過性徐脈があれば分類する。④それぞれの一過性徐脈に応じて高度か軽度に分類する。⑤表 2 と照合し，レベルを判定する。図に判読の例を示す。

おわりに

今後は本指針の妥当性の評価が必要となる。Sadaka ら[20]は，5 段階評価による波形レベル分類と臍帯動脈血 pH に有意に相関があることを示した。これにより，本管理指針は産科医療従事者にとって分娩管理に有用であると結論づけている。また，Ikeda ら[21]は分娩第 2 期の波形レベル分類だけでなく持続時間（レベル 3 〜 4）もアシドーシスと相関があることを示した。これらは，本指針の妥当性を十分に証明したといえよう。さらに，本指針の有用性は波形レベルと重症度の相関だけではなく，このような客観的な共通認識を持つことにより分娩監視の標準化をなし得たことである。

文　献

1) National Institutes of Health：Antenatal diagnosis. Report of a consensus development conference, NIH publication #79-1973, Maryland, 1979
2) Macdonald D, Grant A, Sheridan-Pereira M, et al：The Dublin randomized controlled trial of intrapartum fetal

heart rate monitoring. Am J Obstet Gynecol 152：524-539, 1985
3) Vintzileos AM, Antsaklis A, Varvarigos I, et al：A randomized trial of intrapartum electronic fetal heart rate monitoring versus intermittent auscultation. Obstet Gynecol 81：899-907, 1993
4) Nelson KB, Dambrosia JM, Ting TY, et al：Uncertain value of electronic fetal monitoring in predicting cerebral palsy. N Engl J Med 334：613-618, 1996
5) The American Colleges of Obstetricians and Gynecologits and American Academy of Pediatrics：Neonatal Encephalopathy and Cerebral Palsy；Defining the Pathogenesis and Pathroplrysiolory, pp17-19, 2002
6) 岡井　崇，澤田真紀：脳性まひの原因分析―産科医療補償制度原因分析委員会からの報告．日周産期・新生児会誌 47：750-753, 2011
7) 日本産科婦人科学会周産期委員会：胎児機能不全の診断基準の作成と検証に関する小委員会報告（委員長　岡井　崇）．日産婦誌 60：1220-1221, 2008
8) Paul RH, Suidan AK, Yeh S, et al：Clinical Ⅶ, the evaluation and significance of intrapartum baseline FHR variability. Am J Obstet Gynecol 123：206-210, 1975
9) Samueloff A, Langer O, Berkus M, et al：Is fetal heart rate variability a good predictor of fetal outcome. Acta Obstet Gynecol Scand 73：39-44, 1994
10) Low JA, Victory R, Derrick EJ：Predictive value of electronic fetal monitoring for intrapartum fetal asphyxia with metabolic acidosis. Obstet & Gynecol 93：285-291, 1999
11) Sheiner E, Hadar A, Hallak M, et al：Clinical significance of fetal heart rate tracings during the second stage of labor. Obstet Gynecol 97：747-752, 2001
12) Williams KP, Galerneau F：Fetal heart rate parameters predictive of neonatal outcome in the presence of a prolonged deceleration. Obstet & Gynecol 100：951-954, 2002
13) Parer JT, King T, Flanders S, et al：Fetal acidemia and electronic fetal heart rate patterns：Is there evidence of an association？ J Matern Fetal Neonatal Med 19：289-294, 2006
14) Parer JT, Ikeda T：A framework for standardized management of intrapartum fetal heart rate patterns. Am J Obstet Gynecol 26：e1-6, 2007
15) Kubli FW, Hon EH, Khazin AF, et al：Observations on heart rate and pH in the human fetus during labor. Am J Obstet Gynecol 104：1190-1206, 1969
16) Chao A：Graphic mnemonic for variable decelerations. Am J Obstet Gynecol 163：1098, 1990
17) 岡井　崇，池田智明，瓦林達比古，他；日本産科婦人科学会周産期委員会：委員会提案―胎児心拍数波形の分類に基づく分娩時胎児管理の指針（2010 年版）―（日本産科婦人科学会周産期委員会，胎児機能不全の診断基準作成と妥当性の検証に関する小委員会提言（2008 年）の改訂版）．日産婦誌 62：2068-2073, 2010
18) Okai T, Ikeda T, Kawarabayashi T, et al：Intrapartum management guidelines based on fetal heart rate pattern classification. J Obstet Gynaecol Res 36：925-928, 2010
19) 日本産科婦人科学会周産期委員会：胎児心拍数図の用語及び定義検討小委員会報告（委員長　岡村州博）．日産婦誌 55：1205-1216, 2003
20) Sadaka A, Furuhashi M, Minami H, et al：Observation on validity of the five-tier system for fetal heart rate pattern interpretation proposed by Japan Society of Obstetricians and Gynecologists. J Matern Fetal Neonatal Med 24：1465-1469, 2011. doi：10.3109/14767058.2011.621999. Epub 2011 Oct 17.
21) Ikeda S, Okazaki A, Miyazaki K, et al：Fetal heart rate pattern interpretation in the second stage of labor using the five-tier classification：impact of the degree and duration on severe fetal acidosis. J Obstet Gynaecol Res 40：1274-1280, 2014. doi：10.1111/jog.12343. Epub 2014 Apr 21

（岡井　崇，松岡　隆）

16. NST の実施方法と読み方

はじめに

　NST（non-stress test）は胎児の健康状態（well-being）の評価法として，最も一般的に広く用いられている検査方法である。アシドーシスになっていない健康な胎児の心拍数は，胎動に反応して一過性に増加するという Freeman[1] と Lee ら[2] の仮説に基づいている。分娩中の胎児心拍数モニタリングや CST（contraction stress test）は子宮収縮という負荷に対する胎児心拍数図のパターンから，胎児の well-being を評価する検査であるが，NST は子宮収縮等のストレスがない状態で胎児心拍数を一定時間監視し，その心拍数図のパターンから妊娠中の胎児 well-being や予備能の有無等をリアルタイムに判定する検査である。NST は，特に胎児 well-being が良好であると判定するのに非常に有用な検査である。

NST 実施上の注意点と装着のポイント

1. **時刻を合わせる**

　胎児心拍数（FHR）モニターの内蔵時刻が合っているかチェックする。実際の時刻と合っていない時は，正確に合わせる。

2. **半坐位にて信号をきれいに記録する**

　胎児心拍数陣痛図（CTG）を正確に判読するには，きれいに記録をする必要がある。胎児心臓の位置を確認し心拍用トランスデューサーに超音波ゼリーを塗り，妊婦腹壁上で児心音が最も大きく聞こえる部位に装着し固定用ベルトで固定する。

　陣痛用トランスデューサーは，子宮底やや下方に固定用ベルトで固定し子宮収縮のない時に 0 点セットする。陣痛用トランスデューサーは母体腹壁の変化を電気的変化に変換して子宮収縮を記録するもので，子宮壁に直接トランスデューサーを接触させないので，介在組織（腹壁の脂肪，筋肉等）の影響を強く受ける。また，この子宮収縮曲線からは，子宮収縮の強度の絶対値を知ることはできない。

　体位は下大静脈の圧迫による仰臥位低血圧症候群を起こさないように半坐位（上半身を少し起こした体位）で測定する。確認のため血圧の測定も並行して行い，低血圧の場合は左側臥位にして妊娠子宮による下大静脈の圧迫を緩和する。

　胎動情報は，判定基準には含まれていないので胎動計の装着や妊婦による胎動チェックは必ずしも必要ではないが，参考となるので記録するのが一般的である。

3. **3 cm/分で 20 ～ 60 分間記録する[3,4]**

　記録速度は 1 分間 3 cm，心拍数は 1 cm 30 bpm の目盛を標準とする。基線細変動の評価や早発・遅発・変動一過性徐脈を正確に判定するのに，1 cm/分より 3 cm/分の記録のほうが適

表1 胎児心拍数図波形の定義（日本産科婦人科学会周産期委員会，2003より引用）[3]

心拍数基線	正常脈 110～160 bpm 徐脈＜110 bpm 頻脈＞160 bpm
基線細変動	2サイクル/分以上の心拍数の変動で振幅・周波数に規則性がないもの 振幅の大きさにより4段階に分類 　消失＝0 bpm，減少≦5 bpm＜中等度＜26 bpm≦増加
サイナソイダルパターン	規則的でなめらかなサイン曲線を示すもの．2～6サイクル/分で振幅は平均5～15 bpm（大きくても35 bpm以下）
一過性頻脈	開始からピークまで30秒未満の急速に変化する波形で，心拍数増加15 bpm以上，持続15秒以上2分未満のもの
一過性徐脈	開始から最下点まで30秒未満の急速に変化する波形
変動一過性徐脈	心拍数減少15 bpm以上，持続15秒以上2分未満のもの．一定の形をとらず下降度，持続時間は子宮収縮毎に変動

開始から最下点まで30秒以上の緩やかに変化する波形
　早発一過性徐脈：子宮収縮の最強点と一致した最下点を示すもの
　遅発一過性徐脈：子宮収縮の最強点に遅れた，最下点を示すもの
　遷延一過性徐脈：心拍数低下が15 bpm以上で開始から元にもどるまで2分以上10分未満の徐脈

当であると判断されたからである．記録時間は，健康な胎児であれば，開始から20分以内に後述する診断基準のreactiveと判定できる．Non-reactiveの場合は胎児の睡眠周期を考慮して40～60分に延長する．胎児睡眠サイクルのnon-REM睡眠状態（sleeping phase）は，通常は20～30分である．

　NSTがreactiveと判定できれば，その時点で検査を終了してよい．VAST（音振動刺激試験：vibro-acoustic stimulation test）や腹壁刺激により，NSTに要する時間を短縮することができる．記録時間の延長により一過性頻脈の出現が期待できるが，一過性頻脈が80分以上ない場合，新生児予後が悪いとの報告[5,6]もあるので，実際の判定時間は40～60分が適応される．

4．実施時期

　ハイリスク妊娠では妊娠32～34週頃から検査を行うことが推奨されているが，重篤な症例では妊娠26～28週頃から行う必要がある．

▶ NSTの判読

　胎児心拍数図波形の定義[7]（表1）[3]は分娩時に対するものであるが，妊娠中においてもその読み方は同じである．胎児心拍数基線，基線細変動，一過性変動の順にみていく．

1．胎児心拍数基線

　まず正常脈かどうかをみる．心拍数基線は，10分の区画におけるおおよその平均心拍数で5の倍数（5 bpm（beats per minute）毎の増減）で表現する．基線と読む場所は少なくとも2分以上続いた部分をとり，一過性変動のある部分や26 bpm以上の基線細変動のある部分では判定しない．110～160 bpmなら正常脈である．110 bpm未満なら徐脈，160 bpmを超えると頻脈である．

2．基線細変動

　つぎに基線細変動の振幅の大きさをみる．基線細変動は1分間に2サイクル以上の心拍数の変動で振幅・周期とも規則性がないものをいう．細変動の振幅は大きさにより4段階に分類さ

れており，振幅が 6 〜 25 bpm なら正常（中等度）である．肉眼的に認められない場合は消失，5 bpm 以下なら減少，26 bpm 以上なら増加と表現する．

注）サイナソイダルパターン（sinusoidal pattern）

特殊なものとして，一過性頻脈がなく心拍数曲線が 1 分間に 2 〜 6 サイクルで，振幅が平均 5 〜 15 bpm（大きくても 35 bpm 以下）の規則的でなめらかなサイン曲線が 10 分以上持続すれば，サイナソイダルパターンである．なめらかなサイン曲線とは short term variability（beat-to-beat difference）が消失，もしくは著しく減少していることを指している．

3. 一過性変動

最後に一過性変動をみる．一過性変動とは 2 分未満の変動である．2 分以上 10 分未満は遷延一過性変動である．10 分以上続けば基線の変化とみなし，頻脈または徐脈となる．

1）一過性頻脈

開始からピークまでが 30 秒未満の急速に増加する波形で，基線からの心拍数の増加が 15 bpm 以上，持続が 15 秒以上 2 分未満なら一過性頻脈である．胎児心拍数は中枢神経系により調節されており，一過性頻脈の増加の反応性は妊娠週数とともに大きくなるので，32 週未満では心拍数増加が 10 bpm，持続が 10 秒以上を一過性頻脈とする．頻脈の持続が 2 分以上，10 分未満なら遷延一過性頻脈である．

2）一過性徐脈（p106 表 3 参照）

前述のように一過性徐脈は 2 分未満の徐脈であり，2 分以上 10 分未満続くと遷延一過性徐脈，10 分以上続けば基線の変化とみなし徐脈となる．一過性徐脈の鑑別には急速に変化する波形（目安として開始から最下点までが 30 秒未満）か，緩やかに変化する波形（目安として開始から最下点まで 30 秒以上）かをみる．

心拍数判読の注意点として，一過性徐脈の開始は心拍数の下降が肉眼で明瞭に認識できる点とし，終了は基線と判定できる安定した心拍数の持続が始まる点とする．心拍数の最下点は一連のつながりをもつ一過性徐脈の中の最も低い心拍数とするが，心拍数の下降の緩急を判読する時は最初のボトムを最下点として時間を計測する．

（1）変動一過性徐脈

一過性頻脈の波形パターンと同様に，急速に徐脈を示すものが変動一過性徐脈である．目安として心拍数減少の開始から最下点までが 30 秒未満の急速に減少する波形で，15 bpm 以上の心拍数低下，15 秒以上 2 分未満の持続なら変動一過性徐脈である．子宮収縮に伴って出現する場合は，その発現は一定の形をとらず，下降度，持続時間は子宮収縮毎に変動する．

（2）早発一過性徐脈，遅発一過性徐脈

子宮収縮に伴って，緩やかに下降し（目安として心拍数減少の開始から最下点までが 30 秒以上），その後子宮収縮の消退に伴い元に戻るのが，早発一過性徐脈か遅発一過性徐脈である．子宮収縮の最強点と一過性徐脈の最下点の時期が一致するのが早発一過性徐脈で，最下点が遅れているのが遅発一過性徐脈である．遅発一過性徐脈はほとんどの症例で，下降開始・最下点・回復が，おのおのの子宮収縮の開始・最強点・終了より遅れて出現する．子宮収縮が不明な NST では早発一過性徐脈，遅発一過性徐脈の区別はつかない．

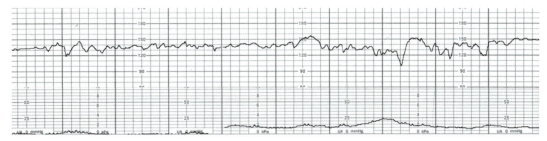

図1　Reactive NST（妊娠29週）

　(3)　遷延一過性徐脈
　　心拍数の減少が15 bpm以上，持続が2分以上10分未満なら遷延一過性徐脈である。

NSTの判定基準

　40分間の記録中の任意の20分間に，15秒以上持続する15 bpm以上の一過性頻脈が二つ以上みられる時，reactive，それ以外をnon-reactiveと判定する。胎動に伴う一過性頻脈の出現頻度やその大きさは，妊娠週数により増加する[8]ので，妊娠32週未満では未熟性を考慮して一過性頻脈を10秒以上，10 bpm以上と規定している[3,9]（図1）。

　Freeman[1]とLeeら[2]が，胎動に伴う一過性頻脈は胎児の健康のサインであることを報告した。Rochardら[10]は，CSTが陰性（遅発一過性徐脈を認めない）の全症例において，オキシトシンを負荷する前の20分間に2回以上の一過性頻脈があることを発見し，NSTで20分間に2回以上の一過性頻脈があれば，煩雑なCSTを施行しなくてよいことを提唱した。

Reactive NSTと判定された場合

　一過性頻脈の存在は，正常な基線細変動と同様に，胎児の健康を高い精度で保証する所見（reassuring）である[3]。胎児が正常酸素状態である可能性は99%である[11,12]。一過性頻脈と児の予後に関するコホート研究では，20分間に2回以上の一過性頻脈が認められる場合の5分後のApgarスコアが7点以上であるsensitivityは非常に高く97%である[13,14]。一過性頻脈を認めれば，胎児の臍帯血pHは7.2以上である[15]。

　一過性頻脈は中枢神経系の成熟と関連し，一過性頻脈の存在は中枢神経系が正常で神経系の酸素化と心臓の反応性が正常であることを示唆するもので[3]，胎動や子宮収縮等のストレスにより，交感神経が刺激され，カテコールアミンが分泌され頻脈となる。

　日本産科婦人科学会周産期委員会[3]や米国NICHD委員会[9]（National Institute of Child Health and Human Development）では，分娩時胎児心拍数（FHR）モニターにおいて，胎児が低酸素状態やアシドーシスがなく健康であると判断できるのは，①心拍数基線正常，②基線細変動正常，③一過性頻脈がある，④一過性徐脈がない，のすべてが満たされる時としている（表2）[16]。妊娠中のNSTの判定においても同様であり，reactive NSTはこれらの条件をすべて満たしている。米国NICHD委員会の2008年のアップデート版では，基線と基線細変動が正常であれば一過性頻脈があってもなくても胎児が健康であるとしている[16]。基線細変動が正常であれば，98%

表2 胎児が健康であると判断できる条件(NICHD, 2008 より引用)[16]
1) 心拍数基線が正常範囲
2) 心拍数基線細変動を認める
3) 一過性頻脈を認める(なくてもよい)
4) 一過性徐脈が認められない

表3 一過性頻脈に関連する事項(日本産科婦人科学会周産期委員会,2003より引用)[3]
1. 胎動
2. 臍帯圧迫
3. 内診
4. 児頭刺激(児頭電極装着時)
5. 音響振動刺激
6. 母体腹壁からの刺激
7. 環境刺激(音等)

にアシドーシス(pH < 7.10)がない。基線細変動が減少または消失すれば,その23%にアシドーシスがある[4,17]。基線細変動は胎児well-beingを判定する上で最重要視すべき項目である[4]。

注意すべきことは,NSTは今後の胎児の状態を予測するものではなく,胎盤早期剝離や臍帯因子等で,その後の胎児の状態が急激に悪くなることがあり得るので,胎児発育不全,多胎,重症妊娠高血圧症候群,Ⅰ型糖尿病,予定日過ぎ等ハイリスク症例では,reactiveでも少なくとも週に2回,状態によっては連日NSTを行うことも必要となる。NSTを1週間に1回行うより2回行うことにより,周産期死亡率は6.1/1,000から1.9/1,000に減少したとの報告がある[18]。FGRでは慢性低酸素血症の15%にreactiveを示す可能性がある[19]。過期妊娠,子宮内感染では,精度が低くなるとの報告もある[12]。

Non-reactive NST と判定された場合

胎児が健康であると判断できない判定である。胎児心拍基線細変動は自律神経系に制御されており,病的な一過性頻脈の減少は心拍数基線細変動の減少と連動してみられると考えられるが,一過性頻脈や基線細変動の減少の多くは,睡眠サイクルに伴う[20]。Non-REM睡眠状態のほかに胎児の未熟性,母体への薬物投与や喫煙でも起こる[21,22]。したがって,non-reactiveの場合は胎児がnon-REM睡眠状態か,真のnon-reactive(胎児低酸素症やアシドーシス)かを判定する必要がある。

VASTや腹壁上から物理的に胎児を刺激して,胎児睡眠サイクルをactive stateに変え,reactiveを確認する。その判定基準は通常のNSTと同基準で判定する。一過性頻脈は胎動のほかに,音振動刺激,腹壁刺激や内診等で起こる(表3)[3]。

分娩時において,正常児であってもnon-REM睡眠時が46分以上続く例は5%と少ない[23]。一般的に基線細変動の減少が45分以上持続する時,non-REM睡眠以外の原因を考慮する。

Reactiveと確認できなければ,NSTの再検査(12〜24時間以内),CST,BPS(biophysical profile score),胎児血流速度波形計測等により総合的に判断する。Non-reactiveと判定されても,その55〜90%が偽陽性(健康な胎児を異常と判定すること)との報告[24,25]がある。胎児機能不全を高い精度で診断できない検査でもあるが,真のnon-reactiveではすでにアシドーシスに陥っている可能性がある。

胎児の低酸素状態が持続すると嫌気性代謝が起こり,代謝性アシドーシスとなる。動物モデルではあるが,Muraら[26]はアカゲザル胎仔が低酸素血症から死亡するまでの胎児心拍数パ

表4 胎児心拍数基線の異常（日本産科婦人科学会，2011より引用）[34]

胎児頻脈の原因
胎児：軽度の低酸素状態の持続や低酸素状態からの回復期，貧血，敗血症，頻脈性不整脈
母体：発熱（腎盂腎炎，絨毛膜羊膜炎等），甲状腺機能亢進症，薬剤（塩酸リトドリン，硫酸アトロピン），低血圧，硬膜外麻酔の影響

胎児徐脈の原因
胎児：酸血症，不整脈（A-V block），薬剤（β blocker）
母体：低体温，低血糖，仰臥位低血圧症候群

ターンを連続的に観察し，胎仔が軽度低酸素血症（動脈血 PaO_2 23.9，pH 7.32）になった時最初に遅発一過性徐脈が出現すること，さらに低酸素症が進み，軽度アシドーシス（動脈血 PaO_2 18.7，pH 7.22）になると遅発一過性徐脈に加えて一過性頻脈が消失することを報告している。すなわち，遅発一過性徐脈は低酸素血症の最初のサインであり，遅発一過性徐脈かつ一過性頻脈の消失はアシドーシスに陥っていることを意味する。NST は一過性頻脈の有無をみる検査で，CST は遅発一過性徐脈をみる検査である。よって NST での一過性頻脈の消失は，すでにアシドーシスに陥っている可能性がある。

Freeman ら[27]によると，NST による胎児管理の胎児死亡例（3.2/分娩1,000）は，CST による胎児管理の胎児死亡例（0.4/分娩1,000）の8倍であった。これより胎児低酸素症からアシドーシスに進行する過程において，遅発一過性徐脈の有無をみる検査である CST が一過性頻脈の消失をみる NST より前に位置づけられ，Murata ら[26]の報告と同様に，遅発一過性徐脈は一過性頻脈消失よりも前に出現することを示している[28]。

真の non-reactive NST ではアシドーシスに陥っており，その前段階で診断する必要がある。CST は NST の back up test として用いられるゆえんである。

音振動刺激（VAS）について

NST において一過性頻脈や基線細変動の減少が認められた場合，non-reactive NST と判断されるが，これらの現象の多くが胎児の睡眠サイクルに伴うとされ，non-REM 睡眠状態（sleeping phase）か真の non-reactive であるかを判定する必要がある。音振動刺激（vibro-acoustic stimulation：VAS）は，専用の振動装置を用いて母体腹壁上から胎児に振動刺激を加えることで胎児を刺激し，胎児睡眠サイクルを active state に変えて non-reactive NST が reactive になるかどうかを確認する刺激試験である。

本法は振動刺激装置を母体腹壁に接触させ，1〜2秒間振動刺激を与える[29]のが一般的であり，NST 所見を確認しながら刺激回数を3回まで，もしくは刺激時間を3秒間とすることも許容されうる[30]。なお，判定基準は通常の NST と同じである。刺激後ただちに明らかな一過性頻脈が出現するものを positive response[31] とし，本法を用いることで NST 装着時間を短縮しうるといういくつかの報告がある[32,33]。

頻脈，徐脈を認めた場合

妊娠週数の早いものは正常でも頻脈傾向を示す。胎児頻脈の原因として，多くの原因があるが（表4）[34]，通常，基線細変動が正常に保たれ，胎動に伴い一過性頻脈を認め一過性徐脈がな

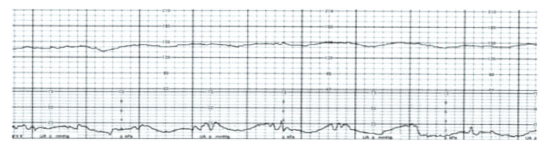

図2　基線細変動の消失を伴った反復する遅発一過性徐脈（妊娠36週，胎盤早期剥離）

い場合は，胎児不整脈や子宮内感染を併発していない限り経過観察でよい．一過性徐脈を伴う場合や基線細変動が減少している場合は注意を要する[34]．

他方，徐脈の原因（表4）として，徐々に進行した低酸素やアシドーシスによる徐脈は，通常，徐脈の出現前に何らかの心拍数パターンの異常が認められ，基線細変動の減少または消失を伴うことが多い．急性で一時的な高度の低酸素状態でも徐脈がみられるが，この場合は基線細変動が正常かむしろ増加している．また正常の心拍パターンが突然高度の徐脈になった場合は，胎盤早期剥離や子宮破裂のこともあるので注意を要する．

分娩時の胎児心拍数波形のレベル分類では，基線細変動正常例で一過性変動を伴わない頻脈はレベル2（亜正常波形），徐脈はレベル3（軽度異常波形）〔80 bpm未満ではレベル4（中等度異常波形）〕であるので妊娠中もこれに基づく対応をする[4]．

一過性徐脈を認めた場合

NST施行中に，胎児が健康であっても，胎動により変動一過性徐脈が起こることがある[35]．基本的には分娩時の胎児心拍パターンの解釈と同様であるが，子宮収縮が規則的ではないので，基線細変動の消失を伴わない場合は繰り返しNSTを施行し判断する．30秒未満の繰り返しのない短時間の変動一過性徐脈は，胎児の危険なサインではない[16]．20分間に少なくとも3回認める反復する変動一過性徐脈は，軽度であっても，胎児機能不全により帝王切開となるリスクが高いといわれている[20]．

超音波検査にて羊水量や臍帯因子の有無等を検索することが重要である．妊娠中の胎児機能不全による帝王切開率は，高度変動一過性徐脈と羊水過少を同時に伴う場合には増加する．高度変動一過性徐脈と羊水指数（amniotic fluid index：AFI）が5 cm以下の場合の帝王切開率は75%である[36]．

明らかな異常パターンを認めた場合

基線細変動の消失を伴った反復する遅発一過性徐脈（図2），反復する変動一過性徐脈，徐脈やサイナソイダルパターン（図3）のいずれかを認めた場合には，胎児well-beingが障害されている恐れがあり，胎児のアシドーシスを示唆する所見[16]である（表5）[9]．子宮内環境の改善（母体の体位変換，酸素投与，補液，子宮収縮抑制等）を行いながら，慎重に経過をみて改善しない場合は急速遂娩を考慮する．

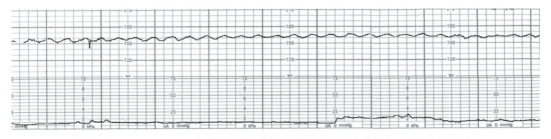

図3 Sinusoidal pattern（妊娠35週，胎児小腸捻転による急性貧血，臍帯血 Hb 9.7）

表5 胎児 well-being が障害されている恐れがある所見（NICHD, 1997）[9]

基線細変動の消失を伴う
繰り返す遅発一過性徐脈
繰り返す変動一過性徐脈
徐脈
サイナソイダルパターン（sinusoidal pattern）

▶ サイナソイダルパターンを認めた場合

　産婦人科診療ガイドライン2017[4]では，中等度異常波形（レベル4）で保存的処置の施行および原因検索，急速遂娩の準備をする。遅発一過性徐脈や遷延一過性徐脈を伴う波形は，高度異常波形（レベル5）で急速遂娩を実行すべきとされている。急激に発症した重症胎児貧血，胎児低酸素，胎児感染，心不全，薬剤性，特に麻薬使用等の時に認められる。動物実験ではサイナソイダルパターンはヒツジで作成することができることが知られているが，これには迷走神経刺激の遮断と vasopressin の投与が用いられた。このためヒトでサイナソイダルパターンが出現するのは，迷走神経刺激が遮断され，vasopressin が下垂体後葉より分泌される状況が生ずる場合と推察される。これらの状況をきたすものは，胎児の低酸素血症，出血，母体への薬物投与等がある[37]。

▶ NST 判読での注意点

1. 一過性頻脈と妊娠週数

　正常胎児では妊娠24週で約55%，26週で85%，28週で90%に胎動に一致して一過性頻脈が確認できるようになり[38]，その振幅と持続時間は妊娠週数により増加する。胎児の未熟性が原因で，妊娠24〜28週では約50%[39]，妊娠28〜32週では15.3%の頻度で non-reactive となる[40]。一般的に妊娠26〜28週頃から NST が可能であるが，妊娠24〜26週の胎児心拍数パターンからは Apgar スコアや臍帯血 pH を予測できないとされている[41]。早い妊娠週数では慎重に判定することが必要である。

2. 基線細変動に影響する因子

　基線細変動は正常胎児でも，睡眠時（non-REM sleep）や未熟性で減少する。基線細変動の判定においても一過性頻脈と同様に，妊娠週数を考慮する必要がある。基線細変動は妊娠週数の進行に伴い増加し，妊娠14週で 2 bpm，妊娠28週で 6〜8 bpm となる[8]。胎児の未熟性，低酸素症，アシドーシスのほかに，さまざまな原因で基線細変動の減少が起こることにも注意

表6 胎児心拍数基線細変動に影響する因子（日本産科婦人科学会周産期委員会，2003）[3]

基線細変動を減少させる原因
- 胎児睡眠（non-REM sleep）
- 胎児未熟性
- 胎児頻脈（心拍間隔減少による）
- 胎児低酸素症（慢性）
- 胎児アシドーシス（低酸素症＋アシドーシス）
- 胎児不整脈（A-V block）
- 胎児中枢神経疾患
- 薬剤（母体投与）
  副交感神経遮断薬（アトロピン，スコポラミン）
  鎮静薬（フェノバルビタール）モルヒネ，抗痙攣薬
  硫酸マグネシウム，麻酔薬（笑気，フェンタニール）

基線細変動を増加させる因子
- 低酸素症（急性），胎動，呼吸様運動

する必要がある（表6）[3]。

3. 基線細変動と分娩監視装置の限界

　基線細変動は胎児well-beingを判定する上で最重要視すべき項目であるが，細変動の減少，消失の判読に限界があることにも注意が必要である。分娩監視装置は，きれいな波形を描くためにさまざまな処理がされている。ドプラ信号から得られた心拍数は，①自己相関処理され心拍毎の正確な変化分（beat-to-beat difference）でないこと，②波形を滑らかにする処理（スムージング処理），③さらに数心拍を平均（移動平均処理）した心拍を表示しているので，実際には細変動があるにもかかわらず，減少あるいは消失したように表示されてしまうからである。

4. 薬剤の影響

　母体に投与された薬剤が胎児心拍に影響を及ぼすことはよく知られている。我が国において，早産が差し迫った34週未満の症例に対して，胎児の肺成熟を目的とした母体へのステロイド投与が産婦人科診療ガイドライン産科編2017[4]でも推奨されている。ステロイド投与の影響については絨毛膜羊膜炎の発症リスク，胎児発育への影響，脳性麻痺発症等が指摘されているものの，胎児心拍異常についての言及はない。よってここでは母体へのステロイド投与の胎児心拍への影響について取り上げたい。

　ステロイド投与によって一過性に基線細変動が亢進することは，すでに多く報告されている[42〜45]。short-term variability（STV）は胎児心電図信号でないと測定はできないが，特にSTVの増大は投与当日から出現することが多いと報告されている。一方でlong-term variability（LTV）に関しては増大するという報告[38]とそうでないとの報告[46]がある。またステロイドによって増大したSTVは，投与開始から2〜3日後には持続時間や振幅が減少し始める。このステロイド投与による胎児心拍への影響は，少なくとも4日後にはほぼすべての症例でなくなるとされる[46]。また，胎児心拍への影響についてはベタメタゾンとデキサメサゾンでも異なるとされ，デキサメサゾンのほうが胎児心拍への影響が少ないとの指摘もある[42,44,47]。

　臨床の現場で問題となるのは胎児心拍異常が真に胎児低酸素を示しているかどうかであり，ステロイド投与による胎児心拍への影響が病的意義を持つかどうかである。一般的にSTVの

減少は胎児低酸素の存在が示唆されるが，ステロイド投与後のSTV減少による見かけ上の基線細変動の減少については，慎重な判断が必要である．NST検査回数を増やしたりVAS等で，対応すべきと考える．

◉ おわりに

　NSTは妊娠中の胎児の健康状態を非侵襲的，かつリアルタイムにチェックすることが可能であり，胎児well-beingが良好であると判定するのに非常に有用な検査法であるが，健康な胎児を異常と判定することも多く，胎児機能不全を高い精度で診断することができない検査法であることに注意が必要である．

文　献

1) Freeman RK：The use of the oxytocin challenge test for antepartum clinical evaluation of uteroplacental respiratory function. Am J Obstet Gynecol 121：481, 1975
2) Lee CY, DiLoreto PC, O'Lane JM：A study of fetal heart rate acceleration patterns. Obstet Gynecol 45：142, 1975
3) 日本産科婦人科学会周産期委員会：胎児心拍数図の用語及び定義検討小委員会報告（委員長　岡村州博）．日産婦誌 55：1205-1216, 2003
4) 日本産科婦人科学会/日本産科婦人科医会：産婦人科診療ガイドライン産科編2017, 2017
5) Leveno KJ, Williams ML, DePalma RT, et al：Perinatal outcome in the absence of antepartum fetal heart rate acceleration. Obstet Gynecol 61：347-355, 1983
6) Patrick J, Carmichael L, Chess L, et al：Accelerations of the human fetal heart rate at 38 to 40 weeks' gestational age. Am J Obstet Gynecol 148：35-41, 1984
7) 岡井　崇，池田智明，瓦林達比古，他；日本産科婦人科学会周産期委員会：委員会提案―胎児心拍数波形の分類に基づく分娩時胎児管理の指針（2010年版）―（日本産科婦人科学会周産期委員会，胎児機能不全の診断基準作成と妥当性の検証に関する小委員会提言（2008年）の改訂版）．日産婦誌 62：2068-2073, 2010
8) Pillai M, James D：The development of fetal heart rate patterns during normal pregnancy. Obstet Gynecol 76：812-816, 1990
9) National Institute of Child Health Planning Workshop：Electronic fetal heart rate monitoring：Research guidelines for interpretation. Am J Obstet Gynecol 177：1385-1390, 1997
10) Rochard F, Schifrin BS, et al：Nonstressed fetal heart rate monitoring in the antepartum period. Am J Obstet Gynecol 126：699-706, 1976
11) Rosen MG, Dickinson JC：The paradox of electronic fetal monitoring：more data may not enable us to predict or prevent infant neurologic morbidity. Am J Obstet Gynecol 168：745-751, 1993
12) Smith CV, et al：Fetal death following antepartum fetal heart rate testing：A review of 65 cases. Obstet Gynecol 70：18-20, 1987
13) Powell OH, Melville A, MacKenna J：Fetal heart rate acceleration in labor：excellent prognostic indicator. Am J Obstet Gynecol 134：36-38, 1979
14) Krebs HB, Petres RE, Dunn LJ, et al：Intrapartum fetal heart rate monitoring. VI. Prognostic significance of accelerations. Am J Obstet Gynecol 142：297-305, 1982
15) Clark SL, Gimovsky ML, Miller FC：The scalp stimulation test：a clinical alternative to fetal scalp blood sampling. Am J Obstet Gynecol 148：274-277, 1984
16) Macones GA, Hankins GD, Spong CY, et al：The 2008 National Institute of Child Health and Human Development workshop report on electronic fetal monitoring：update on definitions, interpretation, and research guidelines. Obstet Gynecol 112：661-666, 2008
17) Parer JT, King T, Flanders S, et al：Fetal acidemia and electronic fetal heart rate patterns：is there evidence of an association？ J Matern Fetal Neonatal Med 19：289-294, 2006
18) Boehm FH, Salyer S, Shah DM, et al：Improved outcome of twice weekly nonstress testing. Obstet Gynecol 67：566-568, 1986
19) Visser GH, Sadovsky G, Nicolaides KH：Antepartum heart rate patterns in small-for-gestational-age third-trimester fetuses：correlations with blood gas values obtained at cordocentesis. Am J Obstet Gynecol 162：698-703, 1990
20) Cunningham FG, Leveno KJ, et al：Nonstress Tests. Williams Obstetrics, 23rd ed, McGraw-Hill, New York, 2010
21) Jansson LM, Dipietro J, Elko A：Fetal response to maternal methadone administration. Am J Obstet Gynecol

193：611-617, 2005
22) Oncken C, Kranzler H, O'Malley P, et al：The effect of cigarette smoking on fetal heart rate characteristics. Obstet Gynecol 99：751-755, 2002
23) Spencer JA, Johnson P：Fetal heart rate variability changes and fetal behavioural cycles during labour. Br J Obstet Gynaecol 93：314-321, 1986
24) Devoe LD, Castillo RA, Sherline DM：The nonstress test as a diagnostic test：a critical reappraisal. Am J Obstet Gynecol 152：1047-1053, 1985
25) Signore C, Freeman RK, Spong CY：Antenatal testing-a reevaluation：executive summary of a Eunice Kennedy Shriver National Institute of Child Health and Human Development workshop. Obstet Gynecol 113：687-701, 2009
26) Murata Y, Martin CB Jr, Ikenoue T, et al：Fetal heart rate accelerations and late decelerations during the course of intrauterine death in chronically catheterized rhesus monkeys. Am J Obstet Gynecol 144：218-223, 1982
27) Freeman RK, Anderson G, Dorchester W：A prospective multi-institutional study of antepartum fetal heart rate monitoring. II. Contraction stress test versus nonstress test for primary surveillance. Am J Obstet Gynecol 143：778-781, 1982
28) 武久　徹, 矢沢珪二郎, Paul H, 他：胎児心拍数モニタリングの実際. 一歩進んだ分娩前・分娩中胎児管理法, 医学書院, 東京, 1998
29) Eller DP, Scardo JA, Dillon AE, et al：Distance from an intrauterine hydrophone as a factor affecting intrauterine sound pressure levels produced by the vibroacoustic stimulation test. Am J Obst Gynecol 173：523-527, 1995
30) American College of Obstetricians and Gynecologists：Antepartum fetal surveillance. Practice Bulletin No.9 October 1999, Reaffirmed 2012
31) Devoe LD：Antenatal Fetal Assessment: Contraction Stress Test, Nonstress Test, Vibroacoustic Stimulation, Amniotic Fluid Volume, Biophysical Profile, and Modified Biophysical Profile-An Overview. Semin Perinatol 32：247-252, 2008
32) Perez-Delboy A, Weiss J, Michels A：A randomized trial of vibroacoustic stimulation for antenatal fetal testing. Am J Obst Gynecol 187：S146, 2002
33) Turitz AL, Bastek JA, Sammel MD, et al：Can vibroacoustic stimulation improve the efficiency of a tertiary care antenatal testing unit?. J Matern Fetal Neonatal Med 25：2645-2650, 2012
34) 日本産科婦人科学会：産婦人科研修の必須知識2011. 杏林舎, 東京, 2011
35) Timor-Tritsch IE, Dierker LJ, Hertz RH, et al：Studies of antepartum behavioral state in the human fetus at term. Am J Obstet Gynecol 132：524-528, 1978
36) Hoskins IA, Frieden FJ, Young BK：Variable decelerations in reactive nonstress tests with decreased amniotic fluid index predict fetal compromise. Am J Obstet Gynecol 165：1094-1098, 1991
37) Murata Y, Miyake Y, Yamamoto T, et al：Experimentally produced sinusoidal fetal heart rate pattern in the chronically instrumented fetal lamb. Am J Obstet Gynecol 153：693-702, 1985
38) Pillai M, James D：The development of fetal heart rate patterns during normal pregnancy. Obstet Gynecol 76：812-816, 1990
39) Bishop EH：Fetal acceleration test. Am J Obstet Gynecol 141：905-909, 1981
40) Lavin JP Jr, Miodovnik M, Barden TP：Relationship of nonstress test reactivity and gestational age. Obstet Gynecol 63：338-344, 1984
41) Burrus DR, O'Shea TM Jr, Veille JC, et al：The predictive value of intrapartum fetal heart rate abnormalities in the extremely premature infant. Am J Obstet Gynecol 171：1128-1132, 1994
42) Dawes GS, Serra-Serra V, Moulden M, et al: Dexamethazone and fetal heart rate variation. Br J Obstet Gynaecol 101：675-679, 1994
43) Magee LA, Dawes GS, Moulden M, et al：A randomized controlled comparison of betamethasone with dexamethasone: effects on the antenatal fetal heart rate. Br J Obstet Gynaecol 104：1233-1238, 1997
44) Mulder EJ, Derks JB, Visser GH：Antenatal corticosteroid therapy and fetal behavior: a randomized study of the effects of betamethasone and dexamethasone. Br J Obstet Gynaecol 104：1239-1247, 1997
45) Sanat MV, Minoui S, Multon O, et al：Effect of dexamethasone and betamethasone on fetal heart rate variability in preterm labor: a randomized study. Br J Obstet Gynaecol 105：749-755, 1998
46) Demien S, Pauline T, Patrick D, et al：Immediate and delayed effects of antenatal corticosteroids on fetal heart rate: A randomized trial that compares betamethasone acetate and phosphate, betamethasone phosphate, and dexamethasone. Am J Obstet Gynecol 188：524-531, 2002
47) Derks BJ, Muder EJ, Visser GH：The effects of maternal betamethasone administration on the fetus. Br J Obstet Gynaecol 102：40-46, 1995

（東　裕福, 山本　樹生）

17. 多胎における CTG

はじめに

　胎児心拍数モニタリングは胎児の well-being 評価法として広く用いられている．子宮収縮と胎児心拍数をモニタリングする胎児心拍数陣痛図（cardiotocogram：CTG）は，観察する条件により，子宮収縮という負荷のない状態で胎児心拍数モニタリングを行う NST（non-stress test），人工的に子宮収縮を起こし負荷をかけた状態で胎児心拍数モニタリングを行い胎児予備能を推測する CST（contraction stress test），分娩中の CTG，いわゆる分娩監視に分類される．単胎妊娠のみならず双胎や品胎妊娠等の多胎妊娠でも，これらの胎児心拍数モニタリングは妊娠中や分娩時の胎児 well-being 評価として広く用いられている．本章では，多胎妊娠における胎児心拍数モニタリングの実際について実例を中心に解説する．

多胎妊娠における胎児心拍数モニタリングの判定

　胎児心拍数モニタリングでは，多胎妊娠であっても単胎と同一の基準で評価することが原則である．個々の胎児それぞれについて，①胎児心拍数基線，②基線細変動，③一過性頻脈，④一過性徐脈について判定する[1]．判定の基準は単胎と同じである（詳細は他章を参照）．

　それぞれの胎児において，正常基線，正常基線細変動，一過性頻脈の存在，一過性徐脈がないことのすべてを満たした場合に胎児の状態は良好（reassuring fetal status）と個別に判定する．また，NST においても，個々の胎児において reactvive（一過性頻脈が存在）か non-reactive か判定する．

　双胎妊娠では胎児間の相互作用により，胎児行動パターン（覚醒と睡眠）がよく同期することが知られており，特に1絨毛膜双胎でその傾向が強い[2]．しかし，胎児心拍数モニタリングにおける一過性頻脈に関しては必ずしも同期率は強くなく（36〜57%）[2,3]，同期性に関しては膜性，妊娠週数および体重差での差は認めなかったとの報告がある．一児の reassuring fetal status を確認しても，必ずしももう一児が well-being と判定できないため注意が必要である．

多胎における胎児心拍数モニタリングの注意点

　双胎妊娠では，妊娠中，分娩時ともに個々の胎児をそれぞれ確実に識別して胎児心拍数をモニタリングすることが大切である（図1）．胎児の位置等の条件によっては，注意していても同一児を重複してモニターしていることがあり注意が必要である．単胎用の分娩監視装置を複数台使用する方法もあるが，双胎用の分娩監視装置を用いて1枚の記録紙に両児の胎児心拍数を同時記録したほうが，同一児を重複してモニターしていないかどうか判断しやすい（図2〜4）．

　両児の胎児心拍数パターンが明らかに異なる場合（図2）は，単胎用の分娩監視装置の記録を

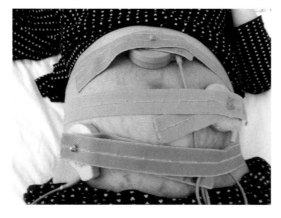

図1 双胎妊娠における心拍用トランスデューサーの同時装着

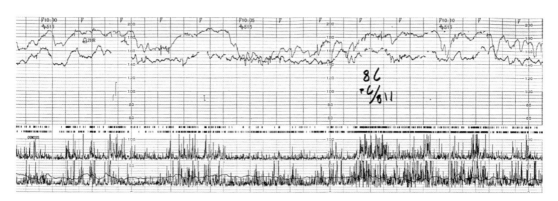

図2 双胎妊娠での同時胎児心拍数記録
両児の胎児心拍数図と胎動記録が別々に記録されている。それぞれの胎児心拍数図において，胎児心拍数基線，基線細変動，一過性頻脈，一過性徐脈について判定が可能である

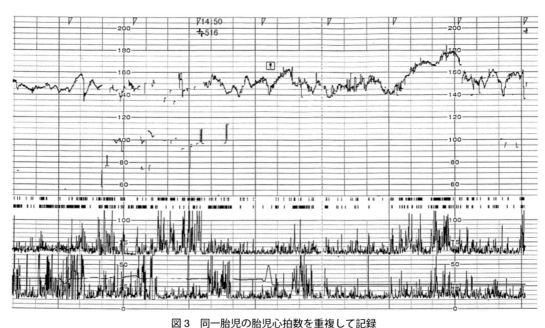

図3 同一胎児の胎児心拍数を重複して記録
同一胎児の心拍数を重複して記録した場合は両児の心拍数図が完全に一致する

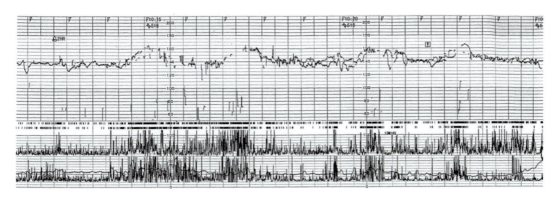

図4 同一胎児の重複記録か否かの判定が困難な症例
両児の心拍数の同期が極めて高度であると，同一胎児を重複してモニターしているのか別々の胎児心拍数を記録しているかの判定が困難な場合があり，注意が必要である

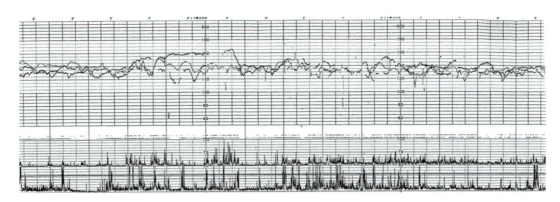

図5 品胎妊娠における胎児心拍数同時記録
品胎妊娠でも3児の胎児心拍数を同時に1枚の記録紙に記録する装置が発売されている

見比べても重複記録でないと判定できる場合もあるが，双胎用の分娩監視装置を使用すれば一目瞭然である。個々の胎児心拍数図において，①胎児心拍数基線，②基線細変動，③一過性頻脈，④一過性徐脈の判定が可能である。

同一胎児を重複して記録した場合は，図3のように両児の心拍数図が完全に一致する。この場合には，超音波検査等も併用し，改めて両児の胎児心拍数を別々に記録し直す必要がある。また，図4のように両児の胎児心拍数の同期が極めて高度である場合は，同一胎児の重複か否かの判定は困難であり，改めて再検査を行う必要もある。これらの場合，単胎用の分娩監視装置2台での判定は極めて困難であろう。品胎においても現在では，3胎を同時に記録する装置が開発されている（図5）。

産科診療ガイドライン2017年版[4]でも，双胎経腟分娩時では両児の胎児心拍数モニタリングを行うことをレベルBで推奨している。

多胎における胎児心拍数モニタリングの実際

図6～10に，実際の症例から特徴的な胎児心拍数図について紹介する。図6は2絨毛膜2羊膜双胎症例である。両児の胎児心拍数基線に20 bpmの差（1児は160 bpm，もう1児は

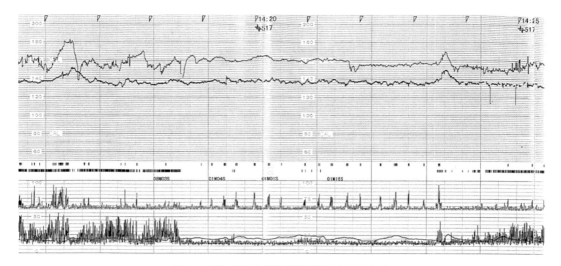

図6　両児の胎児心拍数基線が明らかに異なる

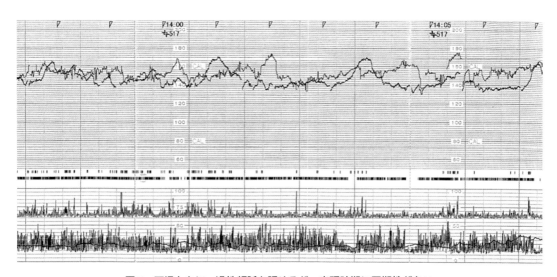

図7　両児ともに一過性頻脈を認めるが，出現時期に同期性がない

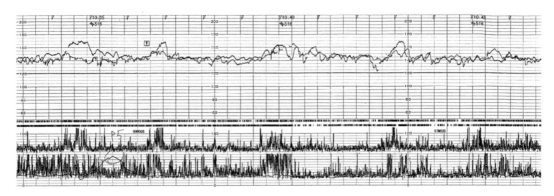

図8　両児の一過性頻脈の出現時期が同期

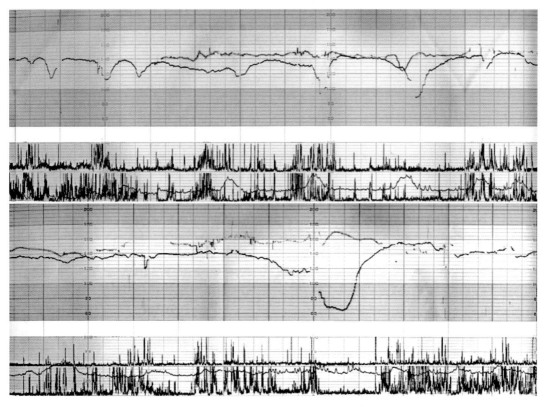

図9　一児のみに認められる変動一過性徐脈
1絨毛膜2羊膜双胎一児胎児発育不全産例。発育不全の1児のみに認められた胎児一過性徐脈

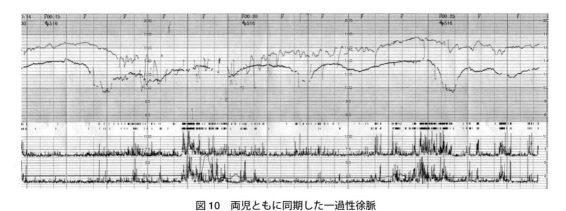

図10　両児ともに同期した一過性徐脈
胎盤早期剥離に伴い両児ともに同期した一過性徐脈を認めた。1絨毛膜2羊膜双胎に合併した常位胎盤早期剥離の症例である

140 bpm)を認める。両児ともに胎児発育は正常範囲内であり，大きな体重差も認めない。また，このような胎児心拍数基線の差は日によって存在することも，存在しないこともある。図7および図8も図6と同一症例である。図7では両児ともに胎児心拍数基線に大きな差は認めず，両児ともに正常基線細変動で一過性頻脈も認めているが，一過性頻脈の出現時期に同期性はない。しかし，別の時間帯の胎児心拍数図では一過性頻脈の出現時期に強い同期性を認めて

いる（図 8）。

　図 9 は 1 児に発育不全を認めた 1 絨毛膜 2 羊膜双胎の症例である．1 児にのみ一過性徐脈を頻回に認めているが，もう 1 児は正常基線細変動であり一過性頻脈も認めている．また，図 10 は 1 絨毛膜 2 羊膜双胎の常位胎盤早期剥離症例である．胎盤早期剥離による低酸素の影響を両児ともに受けるため，両児ともに同期した一過性徐脈を認めている．

おわりに

　多胎妊娠，特に双胎妊娠における胎児心拍数モニタリングについて解説した．双胎妊娠における胎児心拍数モニタリングにおいて特に注意する点は，個々の胎児心拍数を確実に個別に（重複せず）記録することである．同一記録紙による胎児心拍数記録を行い，一定時間毎に胎児心拍数曲線が重なっていないかどうか（重複して同一胎児を記録していないか）注意する必要がある．もし，同一胎児を重複して記録していると判断した場合は速やかに超音波検査等を併用し，個別に記録するように努める．

　胎児心拍数図の評価は単胎と同様に行い，個々の胎児ごとに評価記録する．また，胎児管理においては双胎の一児のみに non reassuring fetal status を認めることがあり，管理に難渋する場合（特に 1 絨毛膜双胎の場合）があることを知っておく必要がある．

文　献

1) 岡井　崇，池田智明，瓦林達比古，他；日本産科婦人科学会周産期委員会：委員会提案―胎児心拍数波形の分類に基づく分娩時胎児管理の指針（2010 年版）―（日本産科婦人科学会周産期委員会，胎児機能不全の診断基準作成と妥当性の検証に関する小委員会提言（2008 年）の改訂版）．日産婦誌 62：2068-2073，2010
2) Gallagher MW, Costigan K, Johnson TR：Fetal heart rate accelerations, fetal movement, and fetal behavior patterns in twin gestations. Am J Obstet Gynecol 167：1140-1144, 1992
3) Sherer DM, Nawrocki MN, Peco NE, et al：The occurrence of simultaneous fetal heart rate accelerations in twins during nonstress testing. Obstet Gynecol 76：817-821, 1990
4) 日本産科婦人科学会，日本産婦人科医会（編）：CQ705 双胎の基本的な管理・分娩の方法は？　産婦人科診療ガイドライン産科編 2017, 2017

（村越　毅）

18. 特異な胎児心拍数波形

はじめに

　特異な胎児心拍数波形は通常認められることが少ないため，判読できないことや見逃されることも少なくない．また，胎児中枢神経障害の胎児心拍数パターンであることも少なくなく，重度の胎児発育不全や分娩開始の入院時に，既に胎児が中枢神経障害を受けている場合に認められることが多い．ここでは，特異な胎児心拍数波形として，サイナソイダルパターン，チェックマークパターン等について解説する．

胎児中枢神経障害を疑う胎児心拍数モニタリング所見

　胎児中枢神経系奇形等が明らかになっていれば，特異な胎児心拍数波形を説明することができる可能性はあるが，残念ながら妊娠中に何らかの理由（主に臍帯因子ではないかと考えられている）により予期せぬ胎児低酸素障害が起こってしまい，分娩時には酸素化は改善しているものの，既に中枢神経系障害をもつ症例が実際に存在する．最新の「第7回産科医療補償制度再発防止に関する報告書」によれば，脳性麻痺発症の主たる原因について，原因が明らかではないまたは特定困難と判断された事例は 1,191 例中 432 例（36.3％）と報告[1]され，その中にこのような症例が含まれていると考えられている．

　胎児中枢神経障害を胎児心拍数モニタリング所見で推定，鑑別すると表1[2]のようになると報告されている[2]．中枢神経障害がない低酸素血症（アシドーシスなし）の場合，遅発一過性徐脈や変動一過性徐脈は認められても，胎児刺激により一過性頻脈は出現する．中枢神経障害を認める場合，低酸素血症やアシドーシスを認めなくても，基線細変動減少や変動一過性徐脈，blunted pattern といわれるなめらかな鈍い形をした変動一過性徐脈，サイナソイダルパターン

表1　胎児心拍数モニタリングパターンと低酸素血症・中枢神経障害との関係（Freeman, 2012 より一部著者改変）[2]

	中枢神経障害なし 低酸素血症あり アシドーシスなし	中枢神経障害あり 低酸素血症なし アシドーシスなし	中枢神経障害あり 低酸素血症進行中 アシドーシスあり
遅発一過性徐脈	○	×	○
変動一過性徐脈	○	○	○
基線細変動の減少	×	○	○
Blunted pattern	×	○	○
児頭刺激による一過性頻脈	○	×	×
Unstable baseline	×	○	○
サイナソイダルパターン	×	○	○
チェックマークパターン	×	○	○

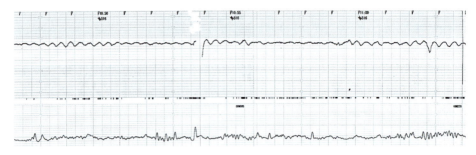

図1　症例1：母児間輸血症候群に認められたサイナソイダルパターン
緊急帝王切開にて出生。2,700 g 台，Apgar スコア 9/10，臍帯血：Hct 12.2%，Hb 3.3 g/dL

表2　サイナソイダルパターンの出現原因（Modanlou HD ら，2004 より引用）[3]
1. 血液型不適合妊娠による胎児重症貧血
2. 大量の母児間輸血症候群（Feto-maternal transfusion syndrome）
3. 双胎間輸血症候群（Twin-to-twin transfusion syndrome）
4. 前置血管（Vesa previa）出血
5. 外傷による胎児出血
6. 胎児頭蓋内出血
7. 胎児重症無酸素症
8. その他（新生児低酸素症，先天性水頭症，腹壁破裂，母体人工心肺作動時）

やチェックマークパターンを認めることがある。

サイナソイダルパターン（症例1，2）

　症例1（図1）は，妊娠38週台で胎動の減少を主訴に来院した方で，1分当たり約3サイクルのサイン曲線様の規則的な心拍数変動を認め，サイナソイダルパターンと判断し，緊急帝王切開術が施行された。児は2,700 g 台，Apgar スコア 9/10 であり，臍帯血にて Hct 12.2%　Hb 3.3 g/dL の重度の貧血が確認された。母体血を用いた Kleihauer Betke test にて約 150 mL の母児間輸血が起こったことが推測された。

　サイナソイダルパターンは症例1のように重度の胎児貧血症例に認めることが多いが，胎児貧血を認めない胎児低酸素症でも認めることがある。遅発一過性徐脈を伴うこともあるが，サイナソイダルパターンを示すすべての症例で不可逆性の神経障害をもつわけではない[2]。サイナソイダルパターンは，子宮内死亡直前の胎児や絨毛羊膜炎症例で出現することや，中枢神経系に作用する薬剤投与（メペリジン，モルヒネ，アルファプロジン，ブトルファノールなど）により出現することも報告されている[3]。サイナソイダルパターンの出現原因と考えられている病態を表2[3]にあげる。

　日本では Rh 不適合妊娠による胎児貧血はほとんどみられないため，サイナソイダルパターンを認める病態は症例1のような母児間輸血症候群による胎児貧血や胎児死亡直前の症例がほとんどである。母児間輸血症候群は外傷によって起こることが多いが，その他，絨毛採取，羊水穿刺，骨盤位の外回転術，胎盤用手剥離，常位胎盤早期剥離や前置胎盤等の出血性疾患でも

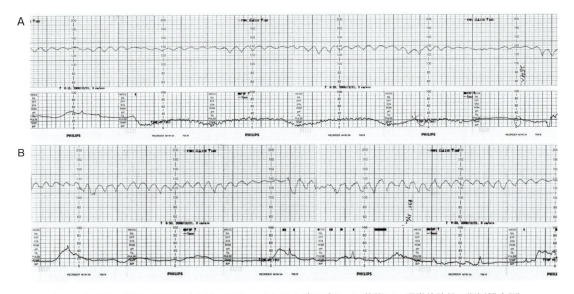

図2 症例2：自然分娩経過中に出現したサイナソイダルパターン（妊娠34週常位胎盤早期剥離症例）
A：妊娠高血圧症候群にて分娩誘発。子宮口開大2〜3 cm，展退40%
B：自然分娩にて出生。2,100 g台，Apgarスコア 3/8，臍帯動脈pH 7.29, pCO_2, 43.4 mmHg, pO_2 9.0 mmHg

認められる。しかし，約80％は原因不明といわれており，症例1のように妊娠満期に近い妊婦が「胎動の減少」を自覚し来院することが多い。その他，前置血管破裂や消化管閉鎖による臍帯潰瘍からの急激な胎児出血でも起こり得る。

症例2（図2）は，妊娠34週台の妊娠高血圧症候群の症例で，分娩誘発中に常位胎盤早期剥離を発症し，分娩経過中に出現したサイナソイダルパターンである。帝王切開も考慮されたが，分娩進行が早かったため自然分娩となった。児は2,100 g台，Apgarスコア 3/8，臍帯動脈pH 7.29, pCO_2 43.4 mmHg, pO_2 9.0 mmHgと低酸素血症を認めた。このように胎児低酸素血症でもサイナソイダルパターンは出現する[4]。

サイナソイダルパターンの出現機序については，薬剤や低酸素血症，あるいはアシドーシスによって，中枢神経や自律神経系が抑制された状態で，なおかつ胎児の血中 Arginine vasopressin（AVP）が上昇するような環境になれば，サイナソイダルパターンが出現すると考えられている[5]。Rh不適合妊娠や母児間輸血症候群による胎児貧血，さらに胎児低酸素血症やアシドーシスでは胎児血中AVPが上昇することが知られており，中枢神経や自律神経系の抑制に加え高AVP血症がサイナソイダルパターンの出現に強く関与している。また，これら胎児の病的状態以外にも，胎児の吸綴運動や呼吸様運動といった生理的動作によってサイナソイダルパターンが出現することが知られている[3]。

▶ チェックマークパターン（症例3）

症例3（図3）[6]は産科医療保障制度からの事例である。妊娠35週台，妊娠高血圧腎症から常位胎盤早期剥離を発症した。この所見の約3時間30分後に帝王切開にて分娩となるも，Apgarスコア 0/0　臍帯動脈血pH 未計測であった。チェックマークパターンは一般に使用さ

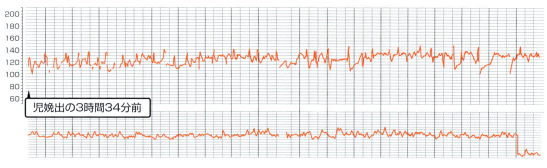

図3　症例3：チェックマークパターン（日本医療機能評価機構，2017 より引用，改変）[6]
妊娠35週，妊娠高血圧腎症，常位胎盤早期剥離，脳性麻痺事例。この所見の約3時間30分後に帝王切開にて出生。2,200 g 台，Apgar スコア 0/0，臍帯動脈血 pH 未計測

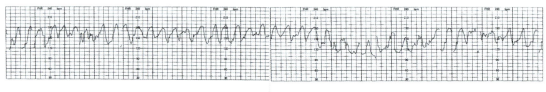

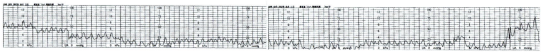

図4　症例4：チェックマークパターン variant (sawtooth FHR pattern)（藤森，2017 より引用）[9]
20歳台，X妊1産（満期自然分娩）。妊娠41週台，ローリスク症例の分娩開始の入院時の所見。帝王切開にて出生。2,900 g 台，Apgar スコア 0/1，臍帯動脈血 pH 未計測。脳性麻痺事例

れる用語ではないが，子宮内胎児の痙攣を表すと考えられる予後不良のパターンとして報告されている[7]。周期的に三角状および鋭角なパターンが繰り返し出現している。Nagata ら[8]は，ヒツジ胎仔が子宮内胎児死亡を起こす直前のあえぎ呼吸(gasping)を伴うこのチェックマークパターンの出現を報告している。

チェックマークパターン variant（症例4）

症例4（図4）[9]は振幅が 30〜60 bpm のサイナソイダルパターンとも考えられるが，滑らかなサインカーブというよりは，心拍数の低下が急激で回復が比較的緩やかな徐脈でありチェックマークパターン variant と考えられる[9,10]。胎児機能不全の診断にて緊急帝王切開となるが，Apgar スコア 0/1 であり，その後脳性麻痺となっている。

サイナソイダルパターンや pseudsinusoidal pattern と混同されるパターンとして，Sawtooth（のこぎり歯）fetal heart rate (FHR) pattern が報告[11]されている。この Sawtooth FHR pattern は中枢神経障害を示す心拍数波形として報告され，①3〜5サイクルの鋸歯状のシャープな変動，②振幅＞ 20 bpm，③心拍数基線が不確定と定義されており，本症例もこの Sawtooth FHR pattern の定義に合致し，Sawtooth FHR pattern ともいえるかもしれない。Sawtooth FHR pattern はサイナソイダルパターンがスムースな変動で振幅を 10〜15 bpm と

しているところで異なるとされている[11]。

おわりに

　胎児心拍数モニタリングの目的は，胎児状態が良いこと，つまり reassuring FHR pattern を確認することであり，胎児状態の悪化を診断することではない．しかし一方で，予後の悪いことが予測される特異な胎児心拍数パターンが存在することも事実である．

文　献

1) 日本医療機能評価機構：V.脳性麻痺発症の主たる原因について．第7回産科医療補償制度再発防止に関する報告書．43-48，2017
2) Freeman RK, Garite TJ, Nageotte MP：Fetal heart rate patterns associated with fetal central nervous system dysfunction：Fetal heart rate monitoring. 4th ed. p218-234, Lippincott Williams & Wilkins, Philadelphia, 2012
3) Modanlou HD, Murata Y：Sinusoidal heart rate pattern: Reappraisal of its definition and clinical significance. J Obstet Gynecol 30：169-180, 2004
4) 藤森敬也：サイナソイダルパターン．胎児心拍数モニタリング講座 改訂3版，p124-131，メディカ出版，大阪，2017
5) Murata Y, Miyake Y, Yamamoto T, et al：Experimentally produced sinusoidal fetal heart rate pattern in the chronically instrumented fetal lambs. Am J Obstet Gynecol 153：693-702, 1985
6) 日本医療機能評価機構：事例9「常位胎盤早期剥離」，産科医療保障制度：脳性麻痺事例の胎児心拍数陣痛図．22-24，2014
7) Cruikshank DP：An unusual fetal heart rate pattern. Am J Obstet Gynecol 130：101-102, 1978
8) Nagata N, Murata Y, Fujimori K, et al：Heart rate changes associated with abnormal breathing movements in fetuses prior to death. 15th Society of Perinatal Obstricians, Atlanta, 1995
9) 藤森敬也：珍しい症例．胎児心拍数モニタリング講座 改訂3版，p114-125，メディカ出版，大阪，2017
10) 藤森敬也，平岩　幹，経塚　標，他：胎児心拍数モニタリングを極める　見逃してはいけないCTG波形　絶対に見逃してはいけないCTG波形 胎児中枢神経障害の胎児心拍数パターン．助産雑誌 70：367-372，2016
11) Andrikopoulou M, Vintzileos AM：Sawtooth fetal heart rate pattern due to in utero fetal central nervous system injury. Am J Obstet Gynecol 214：403. e1-4, 2016

　　　　　　　　　　　　　　　　　　　　　　　　　　　　　（藤森　敬也，経塚　標，安田　俊）

19. 超音波検査による臍帯異常の診断とCTG

はじめに

　妊娠・分娩中の胎児のトラブルの原因として臍帯異常が占める割合は多い。臍帯は胎児の唯一の命綱であり，それに派生する問題は重篤な胎児予後と深く関連する。臍帯には，中を流れる大切な臍帯血管を守るための生理的なメカニズムが多数備わっている。そもそも羊水中に胎児や臍帯が存在する理由は，可動性を良くし，圧迫を避け得ることにある。臍帯血管を取り囲むワルトン膠質は，その弾力性によって，胎児に酸素・栄養を送る臍帯血流の圧迫による遮断を防ぐ。臍帯の生理的な捻転は可動性を損なわず，牽引や圧迫，捻転等の外力を防ぎ，臍帯血流への影響を緩和する働きをもっている。また，2本の臍帯動脈は，胎児から胎盤への循環を安定させるためにある。

　超音波診断機器の発達により，胎児異常の多くが出生前診断されるようになってきており，分娩方法の選択，出生後の速やかな新生児管理への事前準備が行われるようになってきている。しかしながら，臍帯異常の分娩中の管理については，ほとんどがCTGにのみ頼っているのが現状である。臍帯異常のある場合のCTGの特徴を知り，分娩前の超音波検査による臍帯異常の診断と分娩中のCTGの判読を合わせた判断・管理を行うことが，児の予後を改善すると考えられる。妊娠中からリスクの振り分けを行っておくことは，妊娠・分娩管理中の異常の予測を可能にし，事前に準備をすることで急な帝王切開の回避につながる。本章では，臍帯異常を妊娠中に診断し，ハイリスク群を抽出して適切な妊娠・分娩管理を行う方法について論じる。

対象となる臍帯異常

　子宮内胎児死亡の原因としては，胎盤・臍帯等によるものが3割あるといわれている[1,2]。また，我が国の単一の周産期センターにおける，妊娠22週以降の子宮内胎児死亡における原因の推移調査では，胎児の重大な形態異常や染色体異常が原因によるものは減少傾向にあり，その一方，臍帯異常の割合が増加傾向にあるとも報告されている[3]。臍帯異常の原因としては，過捻転，卵膜付着，複雑多重巻絡が多かった[3]。

　さらに，我が国の脳性麻痺の主たる原因は，胎盤異常31％，臍帯異常15％，母体合併症10％，新生児合併症1％であり，疾患としては胎盤早期剝離，臍帯脱出，臍帯の形態異常（過捻転，卵膜付着等）の順に多かったと報告されている[4]。そのため，胎児機能不全による急速遂娩実施（relative risk（RR）：37）という周産期イベントが脳性麻痺発症に深く関連していると考えられている[4]。

　単一の周産期センターの報告ではあるが，緊急帝王切開の原因分析においても同様の傾向を

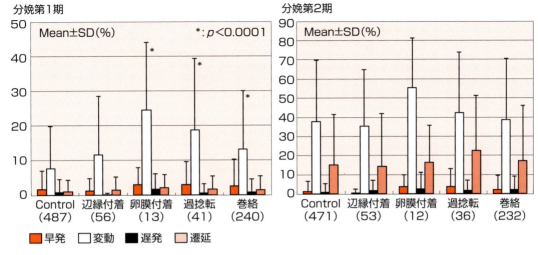

図1　臍帯異常別の一過性徐脈の出現頻度
（　）は症例数。重複あり

示しており，帝王切開の適応は，臍帯異常35％，胎盤異常21％，羊水過少9％で，過捻転，臍帯付着部異常，臍帯脱出が深く関連していた[5]。

これらのことより，臍帯異常はハイリスク妊娠であるが，事前に超音波診断ができるものとして，過捻転，臍帯付着部異常，多重巻絡等があげられ，分娩期においては臍帯下垂，臍帯脱出をいかに早く診断するかが重要であると考えられる。

臍帯異常症例における分娩時胎児心拍数パターン

子宮収縮毎に一過性徐脈を判定し，分娩第1期の最後30回の子宮収縮と，分娩第2期の全子宮収縮について，一過性徐脈各々の出現頻度の検討を行った研究で，臍帯異常のないcontrol，辺縁付着，卵膜付着，過捻転，巻絡症例における子宮収縮1回当たりの早発（ED），変動（VD），遅発（LD），遷延（PD）一過性徐脈の出現頻度を，分娩第1期，2期に分けたものを図1に示す[6]。分娩第2期では各群に有意な差はなかったが，分娩第1期では，卵膜付着，過捻転，巻絡でVDの出現頻度が有意に高いことがわかる。分娩第2期では，強い陣痛のため，臍帯異常の有無にかかわらずいずれの一過性徐脈も出現しやすい。そのため，臍帯異常の影響で違いが出るのは分娩第1期である。つまり，臍帯異常のCTGは，臍帯に脆弱な部分があり外力等で臍帯動静脈の血流が圧迫されやすいため，軽い子宮収縮でも一過性徐脈が起きるのが特徴である。

典型的な臍帯圧迫によるVDは，前後に一過性頻脈を伴いPure VDと呼ばれている（図2，p61図4参照）。それに対し，Krebsらは[7]，前後にaccelerationのないものや，細変動の乏しいもの，オーバーシュートするものをatypical VDとして分類し，予後の悪いことを報告している（図2）。atypical VDに注目した検討では，分娩第2期では臍帯異常の有無による違いはなかったが，分娩第1期において，卵膜付着，過捻転でatypical VDが高頻度に出現することが報告されている[8]。また，卵膜付着や過捻転に見られるatypical VDの中では，前後に

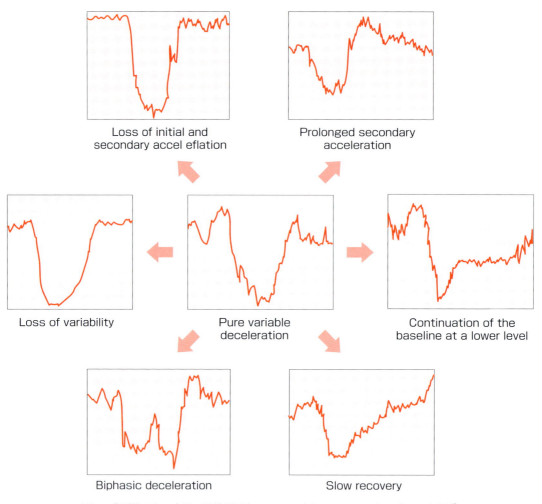

図2 典型的でない変動一過性徐脈（atypical VD）（Krebs, 1983より引用，改変）[7]

acceleration のない VD の出現が最も多く，それは，捻れに弱い過捻転やワルトン膠質がない卵膜付着の場合に，臍帯の動静脈が同時に圧迫されることによって起こりやすくなると考えられる[9,10]。Atypical VD は正常症例でも出現するので，その出現だけでは分娩のタイミング等の判断材料にはならないが，卵膜付着や過捻転等の臍帯異常が超音波検査によって既知であって atypical VD が出現する場合は，臍帯異常の部分が圧迫等の影響を受けている可能性を考える。

　これらのことから，分娩前に臍帯異常と診断された症例では，子宮収縮が強くない時期，分娩第1期から厳重な胎児心拍数モニタリングを施行することが望ましい。また，atypical VD のような繊細な胎児心拍数図の判読は，臍帯異常の病態評価に役立つかもしれない。

　後述するような前置血管では，脆弱な臍帯血管が容易に圧迫され，また断裂の恐れもあるため，陣発前の軽い子宮収縮にも気を使う必要がある。切迫早産徴候の有無の確認も重要で，妊婦および家族に正しい説明を行い理解を得ておく。子宮収縮がある場合は安静入院管理が考慮され，子宮収縮に伴う一過性徐脈が頻発する場合は，高次施設での早い時期の帝王切開も必要である。

各種臍帯異常と超音波診断

1. 分娩前に気づくことのできる臍帯異常

1）臍帯付着部異常

臍帯付着部異常は，卵膜付着と辺縁付着に分けられる。卵膜付着の出現頻度は単胎において1〜2％程度で，辺縁付着は3％程度である。双胎妊娠においては，それらは各々約10倍の頻度でしばしばみられる臍帯異常である。ワルトン膠質は，その弾力で正常の臍帯血管を外力から守っているが，卵膜付着においてはワルトン膠質に守られない卵膜血管が存在することで，妊娠・分娩異常との関連が高くなる。卵膜血管は脆弱で，慢性的に，あるいは子宮収縮や胎動に伴って圧迫されやすい。さらに，破水時は卵膜上の血管が断裂することもある。

前置血管は，卵膜血管が内子宮口近くに存在するもの（胎児先進部より前置）で，分娩中の診断は極めて困難であるだけでなく[11]，胎児先進部の圧迫や破水時の血管断裂のリスクが高い。前置血管での児生存率は，分娩前に超音波で診断がされていた症例では97％であるのに対し，診断されていなかった症例では44％であったとも報告されており[12]，前置血管の児の予後を改善するためには，超音波診断と陣痛発来や破水が起きる前の帝王切開が必要である[11〜13]。

前置血管でなくとも子宮の下1/3にある卵膜付着は胎児機能不全や緊急帝王切開の頻度が約6割と高いという報告もある[10]。前置血管ではRisk-benefitを考慮し，遅くとも妊娠36週までには分娩するのが望ましい。

2）臍帯過捻転

生理的な範囲を超える捻転状態である臍帯過捻転は，胎児発育不全，胎児機能不全と関連が深い[14〜18]。牽引，圧迫，捻れに弱く，臍帯の血流障害が起きやすい状態にある過捻転では，子宮内胎児死亡との関連も深い。胎児発育不全等があれば入院等，緻密な管理によって救命しうるかもしれないが，しばしば陣痛発来前の正常発育児にも突然の子宮内胎児死亡を引き起こすため，正常発育児の妊娠中に行う過捻転の管理は難しい。

3）臍帯巻絡

臍帯巻絡は全分娩の約3割に認められ，臍帯異常の中では最も頻繁に遭遇する疾患である。臍帯巻絡の部位別の頻度は頸部巻絡が最も多く，全体の80〜95％を占めるとされ，四肢や体幹における発症率は低いとされている。頸部巻絡の回数別の急速遂娩の頻度は，初産婦では頸部巻絡なし，1，2，3回でそれぞれ，13.3％，13.3％，20.9％，30.8％，経産婦では5.7％，6.6％，7.0％，25.0％であり，初産で2回以上，経産で3回以上の巻絡で有意に急速遂娩の頻度が高いと報告されている[19]。しばしば複数の頸部巻絡での子宮内胎児死亡症例があるが，このようなケースでは分娩開始前に死亡している場合が多いものの，多重巻絡があっても正常分娩に至ることもしばしばあり，分娩管理に関して十分なエビデンスはない。初産婦で巻絡回数2回以上，経産婦で3回以上ある場合には持続胎児心拍数モニタリング，分娩誘発等の厳重な分娩管理が推奨される。しかし，妊婦にとって臍帯巻絡は妊娠中の不安材料となることがあるため，正しい診断と丁寧な説明が重要で，不必要な不安を煽らないようにすべきである。特に，頸部巻絡1回があっても，巻絡していない症例と分娩予後は変わらないことを認識しておく。

4）単一臍帯動脈

単一臍帯動脈は全分娩の 0.2 ～ 1.5% に認められ，2 本の動脈のうち一方の動脈がもともと無形成であるもの（無形成型）と，二次的な閉塞によって一方の動脈が退縮したもの（閉塞型）がある[20～22]。胎児の形態異常，染色体異常，胎児発育不全，胎児機能不全，胎盤異常等との関連が指摘されており[23,24]，特に早い時期に発見される無形成型では染色体異常との関連が深い[20]。しかし，児に超音波検査で他の形態異常を認めない場合〔isolated single umbilical artery (iSUA)〕は，染色体異常のリスクを上げないと考えてよい[25,26]。

単一臍帯動脈の種類別の胎児機能不全による緊急帝王切開の頻度は，無形成型では皆無であったのに対して，閉塞型では 57% に認めたという報告がある[27]。なぜ閉塞型が胎児機能不全を起こしやすいかは明らかではないが，もともと胎児胎盤循環の環境が悪く，それが繰り返すことや増悪することで胎児機能不全が起こると考えられる。

実際の種類の鑑別は，分娩後の病理診断に委ねられるが，無形成型か閉塞型かの超音波診断は，妊娠中の複数回の超音波検査である程度可能で，少なくとも前の検査で 2 本確認されていた動脈が，妊娠経過中に 1 本になったとすれば，閉塞型の単一臍帯動脈である可能性が高いと考えられる。

2. 分娩中に早く気づきたい臍帯異常

臍帯下垂・脱出

臍帯下垂の状態が，破水して臍帯脱出となると，児の先進部と産道との間に挟まった臍帯が急激に圧迫され，高度変動一過性徐脈や遷延一過性徐脈等の胎児心拍数異常，胎児機能不全および重症新生児仮死を引き起こす。我が国の全国規模の報告でも，9% の児は死に至り，妊娠 36 週以降の場合でも死亡，後遺症のない確率は 9 割を切る[28]。

臍帯脱出を起こしてしまった場合は，用手還納は臍帯の余計な圧迫を惹起するだけでなく，一度脱出した臍帯は温度低下に伴う臍帯血管の攣縮によって，血流が悪化することが必至であり，内診指で胎児先進部を押し上げつつ，可及的速やかに緊急帝王切開を行うのが最も望ましい対応である[28,29]。可能な施設では超緊急帝王切開の適応となる。

臍帯下垂が存在する場合，軽い子宮収縮でも胎児先進部からの圧迫を受けやすく，胎児心拍数異常（変動一過性徐脈）を呈する場合が多い（図 3）。胎動等で臍帯下垂が自然に整復される場合もあるが，経過観察していても下垂した臍帯の場所が変わらない時，胎児心拍数異常のある時，分娩開始後や破水の危険性の高い時には，臍帯脱出を起こす前に帝王切開術を考慮する。臍帯脱出は，腟鏡診，内診によって拍動を有する臍帯を触知することで診断するのに対し，臍帯下垂は通常，経腟超音波検査で診断する。臍帯下垂は，経腟超音波によって破水前に臍帯が胎児の先進部よりも内子宮口側に存在する所見で容易に診断し得る。先進部と産道との隙間の狭い頭位には少なく，先進部と産道の間に余裕のある横位，骨盤位，双胎等に多い。また，臍帯の付着部位が子宮下部（低置胎盤等）の症例は臍帯下垂になりやすく，メトロイリンテルの使用によって胎児先進部が上方へ持ち上げられた結果，産道との間に隙間ができて臍帯下垂となる場合もある。羊水過多においても，胎児先進部が羊水腔内で浮動しているため先進部と子宮壁の間の隙間に臍帯が入り込みやすく，臍帯の下垂・脱出が起こりやすい。また，週数の早い

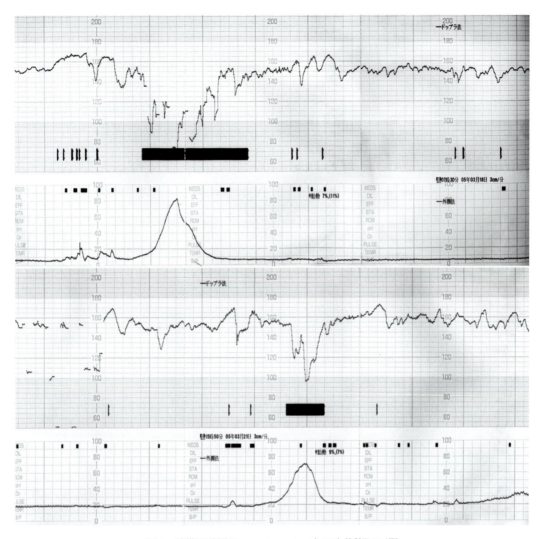

図3 臍帯下垂例の non-stress test（NST）（妊娠33週）
妊娠33週の切迫早産で入院中のNST所見である。散見される軽い子宮収縮にもかかわらず，変動一過性徐脈が発生しており原因精査の後，臍帯下垂が明らかとなった

切迫早産や頸管無力症の胎胞脱出症例も，羊水過多と同様に胎児に対して相対的に羊水腔が広い状態であるので，注意を要する[30〜34]。

これらのリスクがある場合やリスクを伴う処置をする場合は，こまめに超音波検査を施行する。また，軽い子宮収縮に伴って変動一過性徐脈等が出現し，他の臍帯異常が指摘されていない場合等も，臍帯下垂がないかを疑うべきである。

おわりに

臍帯異常の分娩管理を適切にするためには，それらを妊娠中に診断し，ハイリスクとローリスクに振り分けることが重要である。ハイリスク分娩と考えられる場合は，分娩誘発，選択的帝王切開，ダブルセットアップ，持続胎児心拍数モニタリングを行うことで対応する。実際の

分娩時の胎児心拍数モニタリングの判読に際しては，日産婦の胎児心拍数波形の分類に基づく分娩時胎児管理の指針（2010）[35]にも記載されているように，施設毎の事情や，胎児，胎盤・臍帯・羊水異常等，背景を考慮し対応することが求められている。本章で解説したように，分娩中の胎児心拍数モニタリングだけでなく，分娩前の超音波検査の評価と合わせて胎児心拍数図を解釈する質の高い管理が望まれる。分娩前の超音波検査によって臍帯異常のある場合では，異常波形に対して施設の状況に応じた早めの対応を実施することもできる。

文　献

1) Stillbirth Collaborative Research Network Writing G：Causes of death among stillbirths. JAMA：the journal of the American Medical Association 306：2459–2468, 2011
2) Vergani P, Cozzolino S, Pozzi E, et al：Identifying the causes of stillbirth: a comparison of four classification systems. Am J Obstet Gynecol 199：319 e311–314, 2008
3) Takita H, Hasegawa J, Nakamura M, et al：Causes of intrauterine fetal death are changing in recent years. J Perinat Med 46：97–101, 2017
4) Hasegawa J, Toyokawa S, Ikenoue T, et al：Relevant Obstetric Factors for Cerebral Palsy: From the Nationwide Obstetric Compensation System in Japan. PloS one 11：e0148122. 2016
5) Hasegawa J：Studies for early identification of umbilical cord abnormalities and for managements of high risk pregnancies with them. Acta Obst Gynaec Jpn 60：1723–1734, 2008
6) Hasegawa J, Matsuoka R, Ichizuka K, et al：Do fetal heart rate deceleration patterns during labor differ between various umbilical cord abnormalities? J Perinat Med 37：276–280, 2009
7) Krebs HB, Petres RE, Dunn LJ：Intrapartum fetal heart rate monitoring. VIII. Atypical variable decelerations. Am J Obstet Gynecol 145：297–305, 1983
8) Hasegawa J, Matsuoka R, Ichizuka K, et al：Atypical variable deceleration in the first stage of labor is a characteristic fetal heart-rate pattern for velamentous cord insertion and hypercoiled cord. J Obstet Gynaecol Res 35：35–39, 2009
9) Hasegawa J, Matsuoka R, Ichizuka K, et al：Velamentous cord insertion and atypical variable decelerations with no accelerations. Int J Gynaecol Obstet 90：26–30, 2005
10) Hasegawa J, Matsuoka R, Ichizuka K, et al：Velamentous cord insertion into the lower third of the uterus is associated with intrapartum fetal heart rate abnormalities. Ultrasound Obstet Gynecol 27：425–429, 2006
11) Catanzarite V, Maida C, Thomas W, et al：Prenatal sonographic diagnosis of vasa previa: ultrasound findings and obstetric outcome in ten cases. Ultrasound Obstet Gynecol 18：109–115, 2001
12) Oyelese Y, Catanzarite V, Prefumo F, et al：Vasa previa: the impact of prenatal diagnosis on outcomes. Obstet Gynecoly 103：937–942, 2004
13) Sepulveda W, Rojas I, Robert JA, et al：Prenatal detection of velamentous insertion of the umbilical cord: a prospective color Doppler ultrasound study. Ultrasound Obstet Gynecol 21：564–569, 2003
14) de Laat MW, Franx A, Bots ML, et al：Umbilical coiling index in normal and complicated pregnancies. Obstet Gynecol 107：1049–1055, 2006
15) Predanic M, Perni SC, Chasen ST, et al：Ultrasound evaluation of abnormal umbilical cord coiling in second trimester of gestation in association with adverse pregnancy outcome. Am J Obstet Gynecol 193：387–394, 2005
16) Strong TH Jr, Elliott JP, Radin TG：Non-coiled umbilical blood vessels: a new marker for the fetus at risk. Obstet Gynecol 81：409–411, 1993
17) Strong TH Jr, Jarles DL, Vega JS, et al：The umbilical coiling index. Am J Obstet Gynecol 170：29–32, 1994
18) Ezimokhai M, Rizk DE, Thomas L：Maternal risk factors for abnormal vascular coiling of the umbilical cord. Am J Perinatol 17：441–445, 2000
19) 大瀬寛子，長谷川潤一，仲村将光，他：臍帯巻絡の分娩経過に与える影響の部位・回数別検討．日周産期・新生児会誌 49：256–260, 2013
20) Benirschke K, Kaufmann P, Baergen R（ed）：Pathology of the human placenta. New York, Springer, 2006.
21) Monie IW：Genesis of single umbilical artery. Am J Obstet Gynecol 108：400–405, 1970
22) Gornall AS, Kurinczuk JJ, Konje JC：Antenatal detection of a single umbilical artery: does it matter? Prenat Diagn 23：117–123, 2003
23) Leung AK, Robson WL：Single umbilical artery. A report of 159 cases. Am J Dis Child 143：108–111, 1989
24) Martinez-Payo C, Gaitero A, Tamarit I, et al：Perinatal results following the prenatal ultrasound diagnosis of single umbilical artery. Acta Obstet Gynecol Scand 84：1068–1074, 2005

25) Murphy-Kaulbeck L, Dodds L, Joseph KS, et al : Single umbilical artery risk factors and pregnancy outcomes. Obstet Gynecol 116 : 843–850, 2010
26) Voskamp BJ, Fleurke-Rozema H, Oude-Rengerink K, et al : Relationship of isolated single umbilical artery to fetal growth, aneuploidy and perinatal mortality: systematic review and meta-analysis. Ultrasound Obstet Gynecol 42 : 622–628, 2013
27) 長谷川潤一,清水華子,仲村将光,他;単一臍帯動脈の発生機序の違いによる妊娠・分娩背景の検討．日周産期・新生児会誌 45 : 1424–1428, 2009
28) Hasegawa J, Sekizawa A, Ikeda T, et al : Clinical risk factors for poor neonatal outcomes in umbilical cord prolapse. J Matern Fetal Neonatal Med 29 : 1652–1656, 2016
29) Huang JP, Chen CP, Chen CP, et al : Term pregnancy with umbilical cord prolapse. Taiwan J Obstet Gynecol 51 : 375–380, 2012
30) Holbrook BD, Phelan ST : Umbilical cord prolapse. Obstet Gynecol Clin North Am 40 : 1–14, 2013
31) Boyle JJ, Katz VL : Umbilical cord prolapse in current obstetric practice. J Reprod Med 50 : 303–306, 2005
32) Kahana B, Sheiner E, Levy A, et al : Umbilical cord prolapse and perinatal outcomes. Int J Gynaecol Obstet 84 : 127–132, 2004
33) Koonings PP, Paul RH, Campbell K : Umbilical cord prolapse : A contemporary look. J Reprod Med 35 : 690–692, 1990
34) Hasegawa J, Sekizawa A, Ikeda T, et al : The use of balloons for uterine cervical ripening is associated with an increased risk of umbilical cord prolapse: population based questionnaire survey in Japan. BMC Pregnancy Childbirth 15 : 4, 2015
35) 岡井 崇,池田智明,瓦林達比古,他;日本産科婦人科学会周産期委員会：委員会提案—胎児心拍数波形の分類に基づく分娩時胎児管理の指針(2010年版)—(日本産科婦人科学会周産期委員会，胎児機能不全の診断基準作成と妥当性の検証に関する小委員会提言(2008年)の改訂版)．日産婦会誌 62 : 2068–2073, 2010

（長谷川　潤一）

20. 絨毛膜羊膜炎, 前期破水のCTGモニタリング

はじめに

　胎児心拍数モニタリングの目的は, 胎児の状態とその変化を経時的に把握し, その情報を活用して, 良好な分娩予後が得られるように分娩管理を行うことである。産科合併症がないローリスク妊娠においては, 胎児心拍数モニタリングの効果はある程度認められており, 新生児予後, さらには長期予後も予想可能である[1]。しかし, 子宮内感染症を原因とする早産, 前期破水例では胎児心拍数モニタリング所見に大きな異常がなくても, 神経学的長期予後が悪い例がみられることがある。本章では, 切迫早産, 前期破水等, 子宮内感染を合併した症例における胎児心拍数モニタリングに関して概説する。

早産と子宮内感染との関連性

　微生物の子宮内胎児胎盤への感染経路として, 母体循環からの経胎盤感染, 母体腹腔卵管経由の逆行性感染, 腟から子宮頸管を経る上行性感染がある[2]。細菌は卵膜を通り抜け羊水腔内に侵入するか, または膜に留まって増殖し, リポポリサッカライド等の細菌性毒素を放出する(図1)[3]。これらの化学物質は脱落膜や卵膜, 胎児の細胞内でサイトカインやケモカインを放出させ, 母体と胎児側に炎症反応を起こさせる。リポポリサッカライドやサイトカインは卵膜や脱落膜よりプロスタグランジンを放出させる。プロスタグランジンは頸管熟化や子宮収縮を引き起こす[4]。卵膜内の蛋白分解酵素が活性化すると前期破水につながる。胎児の炎症反応は視床下部, 下垂体, 副腎系を刺激して, 胎盤のcorticotropin releasing hormone(CRH)を増加, 陣痛発来機序が活性化され早産となる[5]。また, 早産と絨毛膜羊膜炎との関連性では, 早産であればあるほど(妊娠週数が早期であるほど)子宮内感染の関与が大きい[6]とされ, 30週未満で陣痛発来した症例の70%以上で絨毛膜羊膜炎を認めている。

子宮内感染と新生児の神経学的予後

　子宮内感染症は早産の原因であると同時に, 頭蓋内出血や脳室周囲白質軟化症等の原因でもあり, 児の神経学的後遺症のリスク因子である。背景にはサイトカインの関与があり, 子宮内感染症から胎児の全身性炎症反応(fetal inflammatory response syndrome:FIRS)を起こす機序が考えられている[7](図2)[3]。感染により, 発生したTNF(tumor necrosis factor)や, IL(interleukins)-1, 6, 8等のサイトカインは毛細血管に障害を与え, 血行障害を起こす。また, オリゴデンドロサイトやミエリン蛋白に直接毒性があり, 血行障害による組織の低酸素と相まって, 神経細胞を破壊する。グルタミン酸も放出され, 細胞膜受容体を刺激し, カルシウムをニューロン内へ浸透させ, 神経細胞は破壊され白質障害が起こる[7]。ウサギ胎仔を用いた実

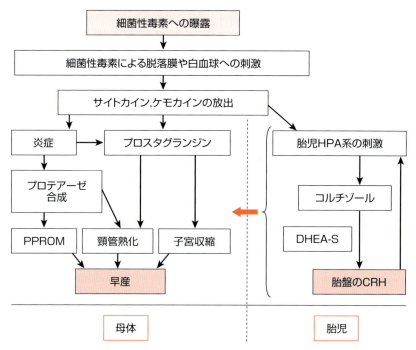

図1 子宮内感染が早産を引き起こす機序の概念図(Williams obstetrics, 23rd ed, p165 より引用)[3]
細菌毒素への曝露が頸管熟化や，子宮収縮の誘発や，オキシトシンの産生を含む，分娩開始の初期段階を引き起こす
CRH：corticotropin-releasing hormone, DHEA-S：dehydroepiandrosterone sulfate,
HPA：hypothalamic-pituitary-adrenal, PPROM：preterm premature rupture of the membranes

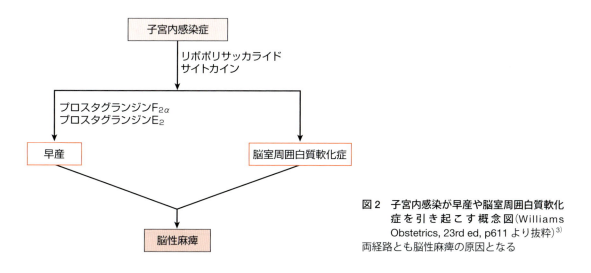

図2 子宮内感染が早産や脳室周囲白質軟化症を引き起こす概念図(Williams Obstetrics, 23rd ed, p611 より抜粋)[3]
両経路とも脳性麻痺の原因となる

験[8]では，大腸菌やサイトカインが脳白質に直接的にダメージを与えることが示されている。ヒト[9]においては，脳室周囲白質軟化症を合併し死亡した剖検例で，高濃度の TNF や IL-6 が脳から検出されている。子宮内感染があり，胎児サイトカインが高値であるほど重篤な合併症を起こす危険性が高い[7]。つまり，子宮内感染と FIRS，児の予後は密接に関連している。このため，子宮内感染例，特に FIRS 発症例においては胎児心拍数モニタリングが良好な結果であっ

表1 絨毛膜羊膜炎，臍帯炎に対するオッズ比と信頼区間（Abimbola ら，2007 より引用，一部改変）[19]

	Preterm オッズ比（95％信頼区間）	Term オッズ比（95％信頼区間）
頻脈	1.38（0.30〜6.42）	8.93（2.43〜32.84）*
徐脈		1.59（0.09〜27.14）
基線細変動の減少	0.71（0.34〜1.50）	2.12（0.55〜 8.21）
一過性頻脈	1.05（0.99〜1.11）	0.92（0.85〜 1.00）*
Reactivity	0.96（0.49〜1.87）	0.41（0.19〜 0.88）*
一過性徐脈	1.04（1.00〜1.08）*	1.04（1.01〜 1.08）*
遅発一過性徐脈	1.03（0.87〜1.22）	1.14（1.01〜 1.28）*
変動一過性徐脈	1.05（1.00〜1.10）	1.04（1.00〜 1.09）*
早発一過性徐脈	1.01（0.75〜1.35）	1.03（0.88〜 1.20）
遷延一過性徐脈	2.25（0.81〜6.25）	0.93（0.53〜 1.64）

*Denotes statistical significance, with $p<0.05$

ても，新生児予後不良例（疑陰性）が発生しやすい。このように CTG の有用性に関しては多くの検討がなされている。

子宮内感染症と胎児心拍数モニタリングパターン

切迫早産や前期破水等の子宮内感染と胎児心拍数モニタリングに関する初期の研究では，胎児頻脈や一過性徐脈の増加，reactivity の低下が報告されている[10,11]。また，急性臍帯炎発症例における徐脈や変動一過性徐脈，遅発一過性徐脈との関連性も報告されている[12〜14]。また，32 週未満症例においても子宮内感染における同様な変化が観察されている[12〜14]。

Vintzileos ら[11]は，前期破水患者において，分娩直前に non-reactive と判断された割合は感染症発症群で 78.1％，非発症群で 13.1％と報告した。また，胎児心拍数モニタリング所見の経時的変化では，入院時に reactive であったが徐々に non-reactive と判断された患者の 90％は新生児感染症を合併したのに対し，non-reactive とならなかった患者での感染率は 4.6％であり，reactivity は重要な鑑別点であると述べている。このほかにも，non-reactive NST と絨毛膜羊膜炎や新生児敗血症，羊水細菌培養陽性症例との関連性[15]も報告された。しかし，以後は胎児心拍数モニタリングで子宮内感染を予測することは困難であることが報告され始め[16,17]，頻脈[18]等の異常が出現することは確認されてはいるが，絨毛膜羊膜炎に特徴的なパターンは確認されていない。

Abimbola ら[19]は，病理学的に絨毛膜羊膜炎，臍帯炎と診断された症例と，感染を否定された matched control の分娩前 2 時間の胎児心拍数モニタリングを評価した（表1）[19]。統計学的に有意差を認めた心拍数パターンは preterm（23〜36 週）で，わずかな心拍数増加のみであったが，term（37 週以上）では頻脈，一過性頻脈の減少，基線細変動減少，遅発一過性徐脈や変動一過性徐脈の増加が感染症例に多かった。これらの変数は有意差を認めたものの，子宮内感染症を診断するという点では，感度，陽性反応予測値（表2）[19]ともに低かった。

同様な結果を Buhimschi ら[20]も報告している。重症子宮内感染症例においては，入院時の胎

表2 胎児心拍数モニタリングパターンの子宮内感染を診断する能力の妥当性（Abimbolaら，2007より引用，一部改変）[19]

	感度	特異度	陽性反応予測値	陰性反応予測値
頻脈	29.0	92.8	80.0	56.6
Reactivity	65.2	47.1	55.2	57.5
一過性頻脈	62.3	45.7	53.4	54.8
一過性徐脈	47.8	63.8	56.9	55.0
遅発一過性徐脈	31.9	81.9	63.8	54.6
変動一過性徐脈	44.2	65.2	56.0	53.9
頻脈＋reactivity	47.8	73.2	64.1	58.4
変動一過性徐脈＋reactivity	50.7	60.9	56.5	55.3
遅発一過性徐脈＋reactivity	62.3	49.3	55.1	56.7
遅発一過性徐脈＋頻脈	38.4	84.1	70.7	57.7
遅発一過性徐脈＋頻脈＋reactivity	42.0	75.4	63.0	56.5

児心拍数モニタリングで胎児頻脈を優位に認めるものの，感度は32％，陽性予測値73％であった．つまり，新生児敗血症症例の胎児心拍数モニタリングの半分以上はreassuring patternを呈していた．胎児頻脈を認めた時には子宮内感染症の存在を疑わせるが，確実に子宮内感染があると確信することはできず，reassuringであるからといって子宮内感染がないと否定することもできないという結果であった．Robinsonら[21]はカテゴリーII（p48 表3）に分類される胎児心拍数モニタリング所見を適応に緊急帝王切開を施行された症例と，reassuring patternのまま分娩停止を適応に帝王切開を施行された症例において，子宮内感染に関して比較検討したが，両群間の発症率に有意差を認めず，前向きに診断する困難性を報告している．

絨毛膜羊膜炎の組織学的ステージと，分娩時胎児心拍数モニタリング所見とを比較した研究では，相関関係がなかったとされている[22]．前期破水では臍帯圧迫による変動一過性徐脈を増加することはある．しかし，胎児頻脈以外に絨毛膜羊膜炎に特徴的なモニタリングパターンを特定することは困難と考えられる．

神経学的予後と胎児心拍数モニタリング

子宮内感染症を原因とする早産，前期破水例では胎児心拍数モニタリング所見に異常がなくても，神経学的予後が悪い例をみることがある．原因として低酸素や高度アシドーシスによる脳障害発症機序[23]ではなく，ほかのメカニズムが関与[7,9,24]している可能性が示唆されている．Sameshima[25]らは，子宮内感染があった139症例の胎児心拍数モニタリングを解析し，胎児心拍数モニタリングと臍帯動脈血液ガス値との関連性，胎児心拍数モニタリングと脳性麻痺（表3）との関連性を調査した．子宮内感染のあった24％にnon reassuring fetal heart rate patternが認められ，統計学的有意差があったが，子宮内感染に特有の波形は認めなかった．また，脳性麻痺を発生した症例に関しても特有の波形は認めず，臍帯動脈血液ガス値との関連性を認めなかった．脳性麻痺の発生は胎児頻脈の症例と妊娠週数が34週未満の症例で有意に多かった．しかしながら，胎児頻脈の感度は36％，特異度は53％と低値であった．

表3 子宮内感染症例における脳性麻痺に対するオッズ比と信頼区間
(Sameshima ら, 2005 より引用)[25]

	子宮内感染	
	オッズ比	95％信頼区間
Moderate to severe 変動一過性徐脈	2.3	0.4〜15.0
遷延一過性徐脈	0.0	0
Occasional to recurrent 遅発一過性徐脈	1.0	0.1〜7.0
基線細変動	0.3	0.03〜4.4
一過性頻脈	0.6	0.1〜4.8
胎児頻脈	11.1*	1.8〜67.1
妊娠週数	9.4	0.96〜92.5

*significant association with CP ($p<0.05$)

おわりに

子宮内感染症例において胎児心拍モニタリングでnon-reassuring patternを示す例があるが，感染症診断としての感度，特異度は低い。また脳性麻痺との関係では，胎児頻脈だけに統計学的に有意差を認めているが，その感度，特異度は低値である。胎児心拍数モニタリングは，早産において胎児低酸素，アシドーシスの診断に必要不可欠の検査であることには変わりないが，子宮内感染，また，その延長上にある神経学的後遺症を積極的に予測することは現時点では困難である。

文献

1) Sameshima H, Ikenoue T, Ikeda T : Unselected low-risk pregnancies and the effect of continuous intrapartum fetal heart rate monitoring on umbilical blood gases and cerebral palsy. Am J Obstet Gynecol 190 : 118-123, 2004
2) Goncalves LF, Chaiworapongsa T, Romero R : Intrauterine infection and prematurity. Ment Retard Dev Disabil Res Rev 8 : 3, 2002
3) Cunningham F, Leveno K, Bloom S, et al : Williams Obstetrics : 23rd ed. McGraw-Hill Professional, New York City, 2009
4) Challis JR, Sloboda DM, Alfaidy N, et al : Prostaglandins and mechanism of preterm birth. Reproduction 124 : 1, 2002
5) Keelan JA, Blumenstein M, Helliwel RJ, et al : Cytokines, prostaglandins and parturition-a review. Placenta 24 : S33, 2003
6) Goldenberg RL, Hauth JC, Andrews WW : Intrauterine infection and preterm delivery. N Engl J Med 342 : 1500-1507, 2000
7) Gomez R, Romero R, Ghezzi F, et al : The fetal inflammatory response syndrome. Am J Obstet Gynecol 179 : 194-202, 1998
8) Yoon BH, Kim CJ, Romero R, et al : Experimentally induced intrauterine infection causes fetal brain white matter lesions in rabbits. Am J Obstet Gynecol 177 : 797, 1997a
9) Yoon BH, Romero R, Kim CJ, et al : High expression of tumor necrosis factor alpha and interleukin-6 in periventricular leukomalacia. Am J Obstet Gynecol 177 : 406, 1997b
10) Blot P, Milliez J, Breart G, et al : Fetal tachycardia and meconium staining : a sign of fetal infection. Int J Gynaecol Obstet 21 : 189-194, 1983
11) Vintzileos AM, Campbell WA, Nochimson DJ : The use of the nonstress test in patients with premature rupture of the membranes. Am J Obstet Gynecol 155 : 149-153, 1986
12) Salafia CM, Ghidini A, Sherer DM, et al. Abnormalities of the fetal heart rate in preterm deliveries are associated with acute intra-amniotic infection. J Soc Gynecol Investig 5 : 188-191, 1998
13) Salafia CM, Mangam HE, Weigl CA, et al. Abnormal fetal heart rate patterns and placental inflammation. Am J Obstet Gynecol 1989 160 : 140-147, 1989

14) Salafia CM, Silberman L : Placental pathology and abnormal fetal heart rate patterns in gestational diabetes. Pediatr Pathol 9 : 513-520, 1989
15) Goldstein I, Copel JA, Hobbins JC : Fetal behavior in preterm premature rupture of the membranes. Clin Perinatol 16 : 735-754, 1989
16) Day D, Ugol JH, French JI : Fetal monitoring in perinatal sepsis. Am J Perinatol 9 : 28-33, 1992
17) Gonen R, Ohlsson A, Farine D : Can the nonstress test predict congenital sepsis? Am J Perinatol 8 : 91-93, 1991
18) Schiano MA, Hauth JC, Gilstrap LC 3rd : Second-stage fetal tachycardia and neonatal infection. Am J Obstet Gynecol 148 : 779-781, 1984
19) Abimbola J, Janyne E, Janice L : Intrapartum electronic fetal monitoring and the identification of systemic fetal inflammation. J Repro Med 52 : 762-768, 2007
20) Buhimschi CS, Abdel-Razeq S, Cackovic M, et al : Fetal heart rate monitoring patterns in women with amniotic fluid proteomic profiles indicative of inflammation. Am J Perinatol 25 : 359-372, 2008. doi : 10.1055/s-2008-1078761. Epub 2008 May 29.
21) Robinson BK, Su E, Grobman W, et al : The association of histologic placental inflammation with category II fetal heart tracings. Pediatr Dev Pathol 15 : 298-302, 2012. doi : 10.2350/12-02-1158-OA.1. Epub 2012 Jun 6.
22) Miyake H, Nakai A, Takeshita T : Fetal heart rate monitoring as a predictor of histopathologic chorioamnionitis in the third trimester. J Nihon Med Sch 75 : 106-110, 2008
23) Low JA, Lindsay BG, Derrick EJ : Threshold of metabolic acidosis associated with newborn complications. Am J Obstet Gynecol 177 : 1391-1394, 1997
24) Holcroft CJ, Askin FB, Patra A, et al : Are histopathologic chorioamnionitis and funisitis associated with metabolic acidosis in the preterm fetus? Am J Obstet Gynecol 191 : 2010-2015, 2004
25) Sameshima H, Ikenoue T, Ikeda T, et al : Association of nonreassuring fetal heart rate patterns and subsequent cerebral palsy in pregnancies with intrauterine bacterial infection. Am J Perinatol 22 : 181, 2005

（上塘　正人，田平　達則，前田　隆嗣）

21. 急変時のCTG
常位胎盤早期剥離，臍帯脱出，子宮破裂，胎児貧血

はじめに

　一般的に胎児健康状態が悪化してゆく過程において，胎児心拍数陣痛図（CTG）では遅発一過性徐脈の出現，一過性頻脈の消失，基線細変動の減少または消失というカスケードをたどることが知られている。しかしながら，胎児の状態の急変時には，このようなカスケードをたどることなく，急激な変化や非定型的な変化をきたすことが多い。

　本章では胎児急変の例として，常位胎盤早期剥離，臍帯脱出，子宮破裂，胎児貧血（母児間輸血症候群，臍帯潰瘍）のCTG所見を取り上げる。なお，症例のCTGは公益財団法人日本医療機能評価機構胎児心拍数モニターに関するワーキンググループが2014年に刊行した「脳性麻痺発症事例の胎児心拍数陣痛図－波形パターンの判読と注意点」[1]から引用した。

常位胎盤早期剥離

1. 症例1（図1）[1]

　妊娠41週，リスク因子として切迫早産，出生時体重2,900g台。子宮収縮があり入院。

　児娩出4時間24分前からのCTGは正常所見であった。児娩出1時間18分前からのCTGで頻脈，基線細変動中等度，遅発一過性徐脈を認めた。児娩出1時間1分前に遷延一過性徐脈を認め，正常波形に回復したかと思えたが，児娩出38分前からは徐脈となった。

　緊急帝王切開術にて娩出。Apgarスコアは1分値0点，5分値記載なし，臍帯血ガス分析記載なし，血性羊水および胎盤の凝血塊があり，原因分析報告書で常位胎盤早期剥離による脳性麻痺発症とされた。

2. 症例2（図2）[1]

　妊娠38週，リスク因子なし，出生体重3,400g台。計画分娩目的で入院，硬膜外麻酔による無痛分娩，メトロイリンテル・オキシトシン点滴で陣痛誘発。

　児娩出4時間30分前からのCTGは正常所見であった。児娩出4時間前以降に頻脈，基線細変動中等度，反復する遅発一過性徐脈を認めた（一過性頻脈を繰り返すパターンと誤りやすいので注意を要する）。児娩出44分前以降に遷延一過性から徐脈となった。

　緊急帝王切開術にて娩出。Apgarスコアは1分後0点，5分後0点，臍帯血ガス分析記載なし，血清羊水と術中所見における胎盤の剥離を認め，原因分析報告書で常位胎盤早期剥離による脳性麻痺発症とされた。

3. 常位胎盤早期剥離のCTG

　常位胎盤早期剥離のCTG波形は多様である[2]。我が国ではUsui[3]らが常位胎盤早期剥離のCTG40例の分娩前2時間以内の波形を解析し，うち異常波形32例の内訳は一過性頻脈の欠

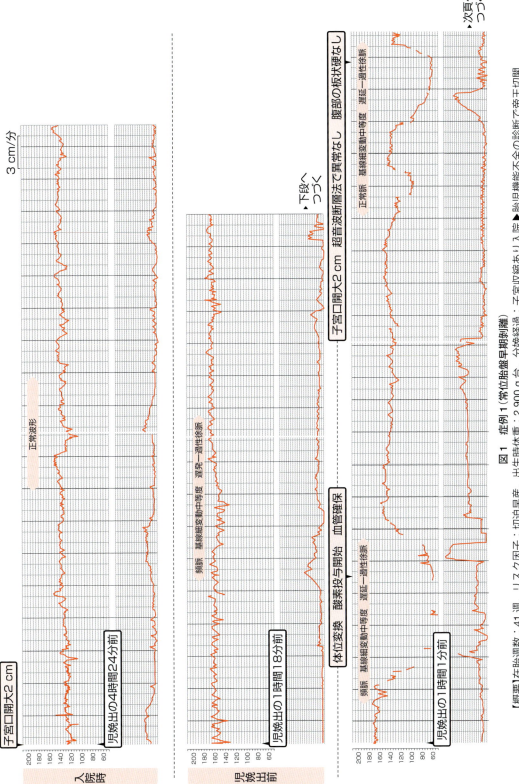

図1 症例1（常位胎盤早期剥離）

【概要】在胎週数：41週，リスク因子：切迫早産，出生時体重：2,900 g台，分娩経過：子宮収縮あり入院 ▶ 胎児機能不全の診断で帝王切開
（公益財団法人日本医療機能評価機構胎児心拍数モニターに関するワーキンググループ, 12-13, 2013）[1)]

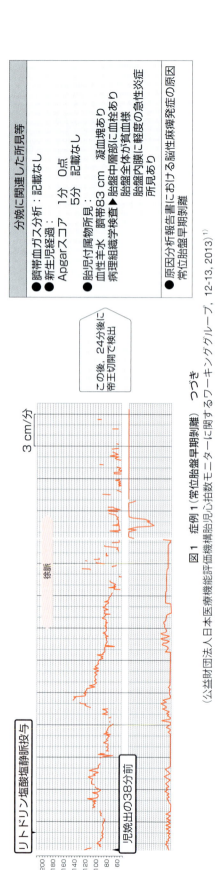

図1 症例1（常位胎盤早期剥離）つづき
（公益財団法人日本医療機能評価機構胎児心拍数モニターに関するワーキンググループ，12-13, 2013)[1]

如96%，遅発一過性徐脈45%，細変動減少26%，細変動消失23%，徐脈23%，頻脈13%，遷延一過性徐脈10%，高度変動一過性徐脈3%であったこと，基線細変動の消失か徐脈がある時には新生児予後が不良であったことを報告している。このように，常位胎盤早期剥離の特異的なCTG波形があるわけではなく，多くの胎児機能不全と同様の波形と悪化のカスケードをたどる。

また，子宮収縮についても，悪化すれば持続的な板状硬等の所見をきたすこともあるが，その前の段階では正常陣痛と鑑別できない場合も多い。ただ，常位胎盤早期剥離では頻収縮（10分間に5回を超える収縮）が多いとされている[4]ので，頻収縮をみた場合には常位胎盤早期剥離も鑑別として考える必要がある。

筆者の私見では，常位胎盤早期剥離の難しさは，以下の2点であると考える。
① CTG悪化のスピードが症例毎に異なること
② 基線細変動消失や徐脈のような決定的波形以外でも予後不良となることがあること

①のスピードに関しては，どのような症例でグレードA緊急帝王切開を実行すべきかがわかっていない，と言い換えることができる。Kayaniらは90 bpm未満の徐脈が3分以上持続したら帝王切開術を決定するという基準で解析したところ，決定から娩出まで20分を超えた場合には有意に予後不良例が増えたと報告している[5]。20分以内の娩出が可能な施設であれば徐脈が一つの基準となるだろうが，多くの施設では徐脈を待たずに帝王切開術を決定しなければならないことになる。だとすれば遅発一過性徐脈や基線細変動減少といったNICHDのカテゴリーII（p48 表3）の段階で帝王切開術を決定しなければならないことになるのだが，そこに②の問題が絡んでくる。Takanoらは，反復する遅発一過性徐脈や高度変動一過性徐脈等の常位胎盤早期剥離で脳性麻痺になる場合には，胎児発育不全や炎症等，他の因子が関与している可能性を示唆している[6]。

以上から，基線細変動減少や徐脈のような決定的波

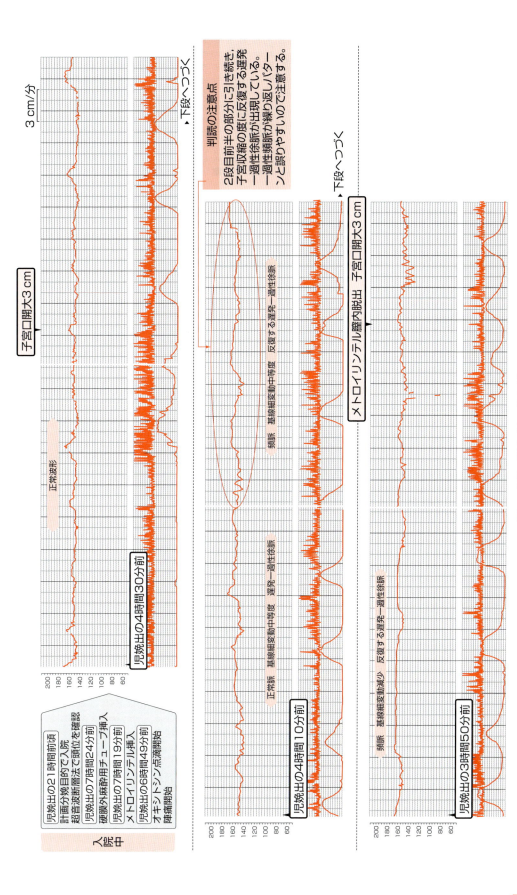

図 2 症例 2（常位胎盤早期剥離）

【概要】在胎週数：38 週，リスク因子：なし，出生時体重：3,400 g 台，分娩経過：計画分娩目的で入院 ▶ 硬膜外麻酔による無痛分娩，メトロイリンテル・オキシトシン点滴で陣痛誘発 ▶ 常位胎盤早期剥離・骨盤位・胎児機能不全の診断で帝王切開（公益財団法人日本医療機能評価機構胎児心拍数モニターに関するワーキンググループ, 16-17, 2013）[1]

臨床編 153

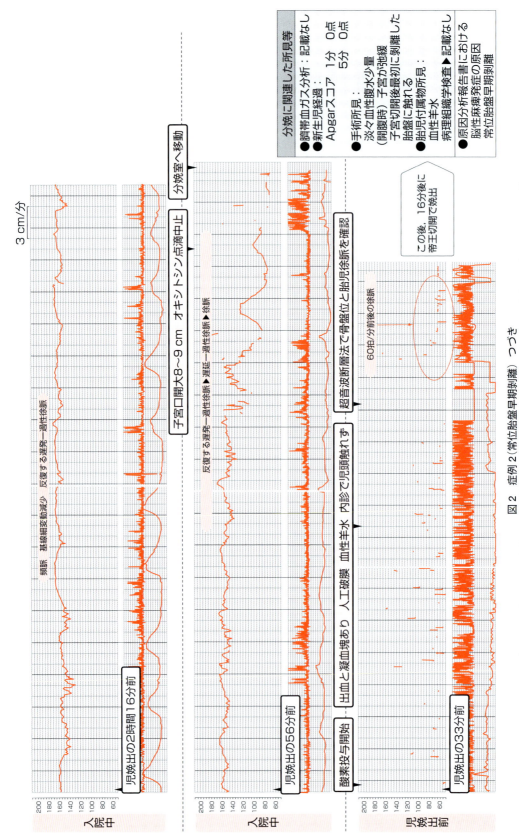

図2 症例2（常位胎盤早期剥離）つづき

(公益財団法人日本医療機能評価機構胎児心拍数モニターに関するワーキンググループ, 16-17, 2013)[1]

形ではただちに急速遂娩を決定して，できるだけ迅速に対応するとともに，胎児発育不全や前期破水後のような他のリスク因子によっては，遅発一過性徐脈や基線細変動減少といった波形の段階でも急速遂娩を決定する必要があると考えられる。もちろん，CTG以外の自他覚所見から総合的に娩出を検討すべきであることは言うまでもない。

臍帯脱出

1. 症例3（図3）[1]

妊娠40週，リスク因子胎児発育不全，出生体重2,600g台。陣痛誘発目的で入院，メトロイリンテル・オキシトシン点滴で陣痛誘発。

児娩出5時間48分前にメトロイリンテルを挿入し，児娩出3時間5分前からのCTGは正常所見であった。児娩出1時間28分前にメトロイリンテルが腟内に脱出，子宮口開大5cmであった。児娩出1時間15分前頃以降に正常脈，基線細変動減少，変動一過性徐脈を認めた。児娩出45分前頃に子宮口開大7cmで人工破膜を行い，直後に臍帯脱出が確認され，まもなく徐脈となった。

緊急帝王切開術にて娩出。Apgarスコアは1分後0点，5分後1点，臍帯血ガス分析記載なし。臍帯はワルトン膠質がほとんどなく，羊水量は少なかった。原因分析報告書で臍帯脱出による脳性麻痺発症とされた。

2. 症例4（図4）[1]

妊娠39週，リスク因子肥満・切迫早産，出生体重4,200g台。児娩出の1日と46分前に破水，21時間46分前から14時間11分前にかけてジノプロスト点滴で陣痛誘発。

児娩出7時間36分前に陣痛開始。児娩出3時間44分前からのCTGは正常所見であった。児娩出1時間2分前からのCTGで遷延一過性徐脈の疑われる部位および正常脈，基線細変動増加，変動一過性徐脈を認めた。児娩出34分前頃に人工破膜を行い，臍帯脱出が発症した。

骨盤高位およびクリステレル胎児圧出法施行後，緊急帝王切開術にて娩出。Apgarスコアは1分後1点，5分後1点，臍帯血ガス分析記載なし。原因分析報告書で臍帯脱出による脳性麻痺発症とされた。

3. 臍帯脱出のCTG

最近の我が国におけるコホート研究では，2,037,460例の分娩のうち369例（0.018％）で臍帯脱出が発生しており，リスク因子としては多胎，非頭位，切迫早産，前期破水等があげられている[7]。

さて，いざ臍帯脱出が発症してしまえば早晩，徐脈が持続し，待ったなしの急速遂娩が必要となる。そのような事態への準備ももちろん必要だが，臍帯脱出になる前に予知する方法はないものか。文献的には，徐脈発生前のCTGパターンに言及したものは見当たらない。しかし，症例3，4で見た通り，臍帯脱出前に非特異的なCTG異常波形（変動一過性徐脈や基線細変動の減少または増加）を認めることがある。このような異常波形の感度と特異度が明らかになることが望ましいが，とりあえずは人工破膜やメトロイリンテル脱出・抜去等，リスクが高いと考えられる処置では連続CTGモニタリングが無難であろう。産科医療補償制度では，メトロ

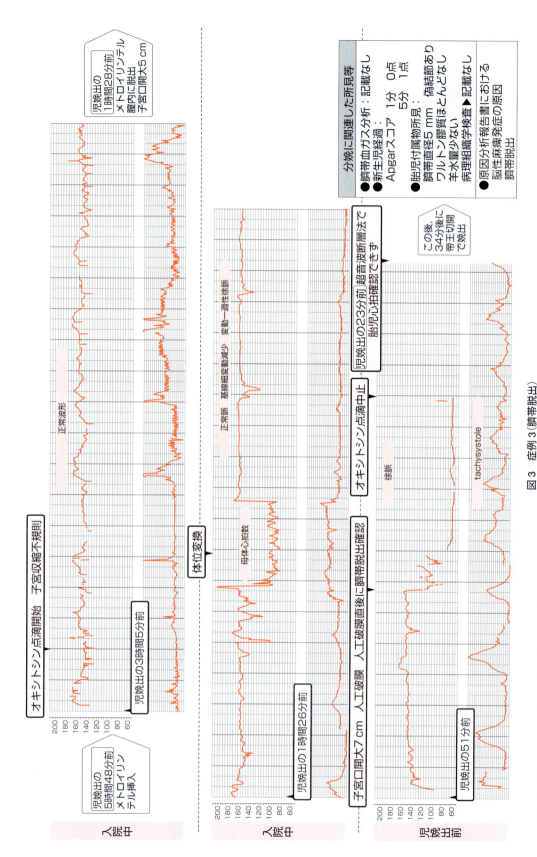

図3 症例3（臍帯脱出）

【概要】在胎週数：40週，リスク因子：切迫流産 胎児発育不全，出生時体重：2,600 g台，分娩経過：陣痛誘発目的で入院 ▶メトロイリンテル・オキシトシン点滴で陣痛誘発 ▶人工破膜 ▶臍帯脱出の診断で帝王切開（公益財団法人日本医療機能評価機構胎児心拍数モニターに関するワーキンググループ, 28, 2013）[1]

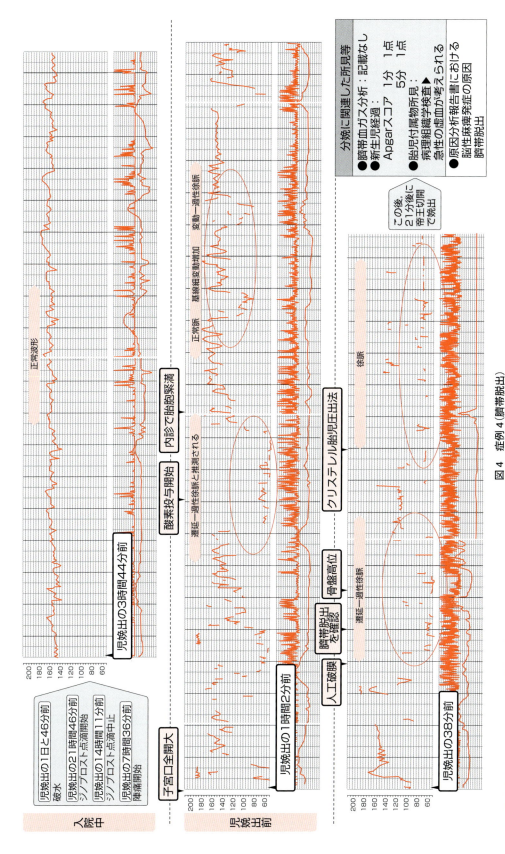

図4 症例4（臍帯脱出）

【概要】在胎週数：39週，リスク因子：肥満　切迫早産，出生時体重：4,200g台，分娩経過：破水のため入院▶ジノプロスト1点滴で陣痛誘発▶ジノプロスト点滴中止▶陣痛再発▶人工破膜▶臍帯脱出の診断で帝王切開（公益財団法人日本医療機能評価機構胎児心拍数モニターに関するワーキンググループ, 29, 2013）[1]

イリンテル脱出から時間が経過してから臍帯脱出が発症した症例も報告されている[8]。

子宮破裂

1. 症例5（図5）[1]

妊娠39週，リスク因子帝王切開既往，出生体重3,000 g台。児娩出16時間28分前に破水のため入院。Trial of labor after cesarean delivery（TOLAC）としていた。入院後のCTGは正常所見であった。

児娩出7時間43分前に陣痛開始，児娩出2時間52分前からのCTGで正常脈，基線細変動中等度，早発一過性徐脈と変動一過性徐脈が混在し，また頻収縮の所見を認めた。児娩出1時間6分前頃に遷延一過性徐脈を，児娩出55分前に頻脈を認め，児娩出45分前頃には胎児心拍の記録が不明瞭となった。また，子宮収縮もほとんど記録されていない。児娩出34分前頃から胎児心拍が再び記録されるが，頻脈，変動一過性徐脈から徐脈となった。

緊急帝王切開術にて娩出。Apgarスコアは1分後1点，5分後4点，臍帯動脈血ガス分析pH6.5台。子宮破裂で胎盤は腹腔内に脱出していた。原因分析報告書では子宮破裂による脳性麻痺発症とされた。

2. 子宮破裂のCTG

子宮破裂の大半は子宮手術既往の症例である。TOLACを試みる医療機関は減少傾向にあると推測されているが[9]，帝王切開既往妊婦の母数そのものが増加傾向であること，また子宮筋腫手術後の妊婦も少なからず存在するので，今後減少するのか増加するのかは不明である。

さて，子宮破裂もいざ発症してしまえば徐脈の持続となるが，その前段階のCTG波形については（臍帯脱出にくらべれば）知見が蓄積されている。以前から変動一過性徐脈をはじめとする一過性徐脈が要注意とされてきた[10]。近年の非破裂TOLAC症例を対照にした研究では，破裂例で分娩第1期の頻脈や40分以上持続する基線細変動減少が多く，一過性徐脈の発生そのものは対照群でも多い（破裂群92％，対照群74％）ことから有意差は認められないが，高度変動一過性徐脈の回数が分娩第1期で10回以上だと有意に子宮破裂を起こしやすいという結果が得られている[11]。この研究では頻収縮については有意差が認められていないが，他の研究では分娩第1期・第2期ともに頻収縮が関連しているとの報告もあり[12]，胎児心拍数だけでなく頻収縮にも注意を払うべきと考える。

母児間輸血症候群

1. 症例6（図6）[1]

妊娠36週，リスク因子なし，出生体重2,600 g台。妊娠35週の妊婦健診時のCTGは正常所見であった。

妊娠36週の妊婦健診時のCTGでは，基線細変動の減少と一過性頻脈の減少が認められていた。その数日後に胎動減少の自覚があり，その2〜3か月後に受診，入院時には80 bpm前後の徐脈が持続していた。

緊急帝王切開術にて娩出。Apgarスコアは1分後1点，5分後1点，臍帯動脈血ガス分析

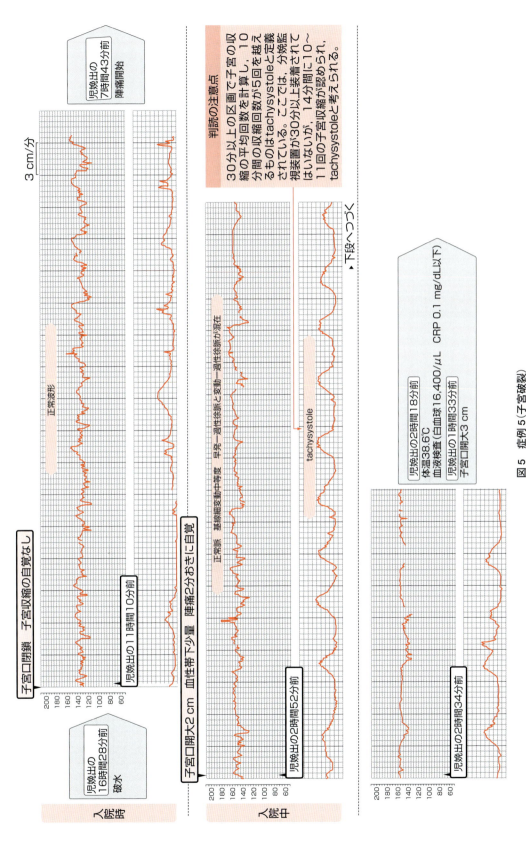

図 5 症例 5（子宮破裂）

【概要】在胎週数：39 週，リスク因子：帝王切開既往　GBS（+），出生時体重：3,000 g 台，分娩経過：破水のため入院 ▶ TOLAC ▶ 胎児機能不全の診断で帝王切開。TOLAC：trial of labor after cesarean delivery（帝王切開既往妊婦に対して，経腟分娩を試行すること）（公益財団法人日本医療機能評価機構胎児心拍数モニターに関するワーキンググループ，38-39, 2013）[1)]

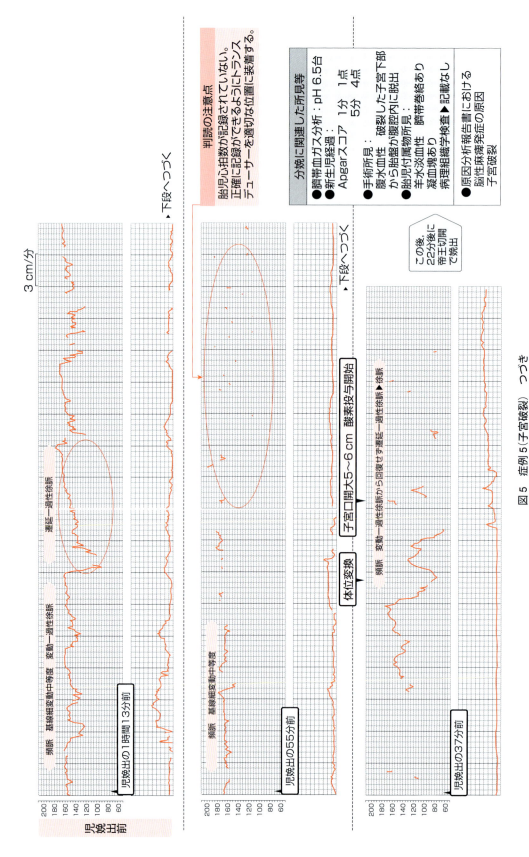

図5 症例5（子宮破裂） つづき

（公益財団法人日本医療機能評価機構胎児心拍数モニターに関するワーキンググループ, 38-39, 2013）[1]

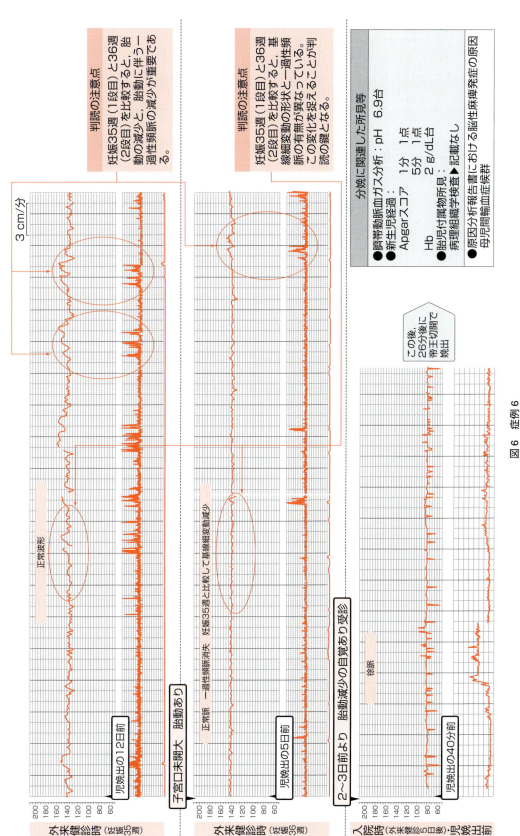

図6 症例6

【概要】在胎週数：36週，リスク因子：なし，出生時体重：2,600 g 台，分娩経過：胎動減少の自覚あり受診▶胎児機能不全の診断で帝王切開（公益財団法人日本医療機能評価機構産科医療補償制度再発防止に関するワーキンググループ，42, 2013)[1]

臨床編　161

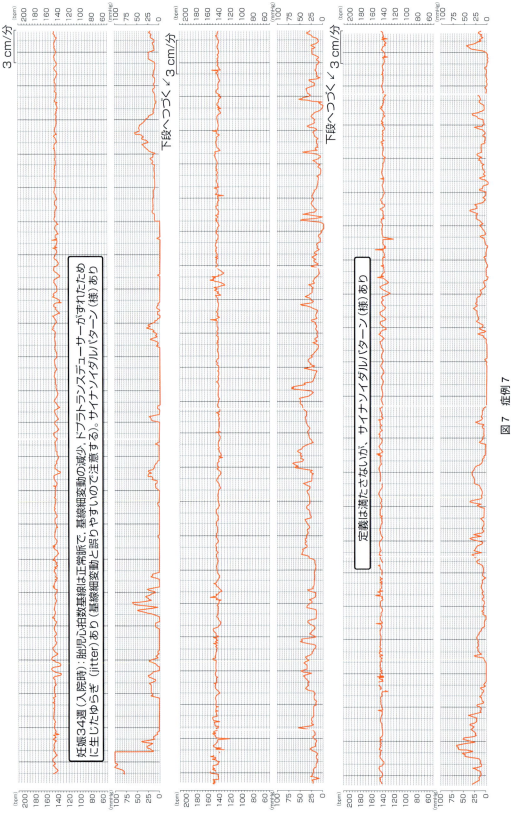

図7 症例7

【概要】分娩歴：1回経産婦，妊娠経過：特記事項なし，分娩経過：妊娠34週，前日夜より胎動なくなったことを自覚し，当該分娩機関受診。CTG異常あり，慢性的な胎児機能不全のため入院，帝王切開術実施（公益財団法人日本医療機能評価機構産科医療補償制度再発防止委員会，94-95，2016）[14]

pH6.9 台。新生児の Hb 値 2 g/dL 台であり，原因分析報告書では母児間輸血症候群による脳性麻痺発症とされた。

2. 症例7（図7）

妊娠 34 週，胎動減少自覚し受診，CTG 異常所見のため入院し経過観察。入院時 CTG にて正常脈，基線細変動減少，サイナソイダルパターン様所見あり。

緊急帝王切開術にて娩出。Apgar スコアは 1 分後 1 点，5 分後 2 点，臍帯動脈血ガス分析 pH7.0 台。新生児 Hb 値 1.1g/dL であり，また母体胎児 Hb 3.2% であった。原因分析報告書では母児間輸血症候群による脳性麻痺発症とされた。

3. 母児間輸血症候群の CTG

母児間輸血症候群といえば胎児貧血，胎児貧血といえばサイナソイダルパターンと連想しがちであるが，実際の母児間輸血症候群でサイナソイダルパターンを含む non-reassuring fetal status の頻度は多くはない。1997 年の Giacoia のレビューによれば，報告された 134 例の母児間輸血症候群症例のうちサイナソイダルパターンは 21 例（16%）にすぎなかったとされている[13]。産科医療補償制度の症例検討でも，分析対象 20 例の CTG 所見は基線細変動減少 14 例（78%），遅発一過性徐脈 8 例（44%），一過性頻脈消失 7 例（39%）サイナソイダルパターン（「サイナソイダルパターン様」と表現されたものも含む） 6 例（33%）となっている[14]。まずは，母児間輸血症候群 = サイナソイダルパターンという思考に捉われないことが必要であろう。

また日産婦の定義では，サイナソイダルパターンには基線細変動消失が要件となっているが，外測法では基線細変動消失を正確に描出できない可能性も考慮する必要がある。症例 7 ではサイナソイダルパターン様に見える部分も含めて微妙に基線細変動があるように見えるが，再発防止委員会ではドプラトランスデューサーがずれたために生じたゆらぎ（ジッタ：jitter）の可能性を示唆している。

おわりに

常位胎盤早期剝離，臍帯脱出，子宮破裂，母児間輸血症候群の CTG を見てきたが，本稿で例示した CTG はいずれも産科医療補償制度対象症例であり，すべて結果として脳性麻痺となった症例ばかりである。このような CTG に進展する前の非特異的な異常の段階で，これらの疾患を疑い，厳重経過観察と緊急帝王切開術の準備をしておくことが重要であると考える。

文 献

1) 公益財団法人日本医療機能評価機構胎児心拍数モニターに関するワーキンググループ：脳性麻痺発症事例の胎児心拍数陣痛図-波形パターンの判読と注意点，2014.
2) Oyelese Y, Ananth CV：Placental abruption. Obstet Gynecol 108：1005-1016, 2006
3) Usui R, Matsubara S, Ohkuchi A, et al：Fetal heart rate pattern reflecting the severity of placental abruption. Arch Gynecol Obstet 277：249-253, 2008
4) Heinonen PK, Kajan M, Saarikoski S：Cardiotocographic findings in abruptio placentae. Eur J Obstet Gynecol Reprod Biol 23：75-78, 1986
5) Kayani SI, Walkinshaw SA, Preston C：Pregnancy outcome in severe placental abruption. BJOG 110：679-683, 2003
6) Takano Y, Furukawa S, Ohashi M, et al：Fetal heart rate patterns related to neonatal brain damage and neonatal death in placental abruption. J Obstet Gynaecol Res 39：61-66, 2013

7) Hasegawa J, Ikeda T, Sekizawa A, et al：Japan Association of Obstetricians and Gynecologists, Tokyo, Japan. Obstetric risk factors for umbilical cord prolapse：a nationwide population-based study in Japan. Arch Gynecol Obstet 294：467-472, 2016
8) 公益財団法人日本医療機能評価機構産科医療補償制度再発防止委員会．第3回産科医療補償制度再発防止に関する報告書，2013
9) 箕浦茂樹：文献からみた我が国の帝王切開の変遷．周産期医学 46：1061-1064, 2016
10) American College of Obstetricians and Gynecologists：ACOG Practice bulletin no. 115：Vaginal birth after previous cesarean delivery. Obstet Gynecol 116：450-463, 2010
11) Andersen MM, Thisted DL, Amer-Wahlin I, et al：Danish CTG Monitoring during VBAC study group. Can Intrapartum Cardiotocography Predict Uterine Rupture among Women with Prior Caesarean Delivery? A Population Based Case-Control Study. PLoS One 11：e0146347, 2016
12) Sheiner E, Levy A, Ofir K, et al：Changes in fetal heart rate and uterine patterns associated with uterine rupture. J Reprod Med 49：373-378, 2004
13) Giacoia GP：Severe fetomaternal hemorrhage：a review. Obstet Gynecol Surv 52：372-380, 1997
14) 公益財団法人日本医療機能評価機構産科医療補償制度再発防止委員会：第6回産科医療補償制度再発防止に関する報告書，2016

（石川　浩史）

22. 胎内発症中枢神経系機能障害のCTG

はじめに

　胎児心拍数陣痛図（CTG）は妊娠中，あるいは分娩中の胎児の状態を評価する検査法であり，現在のところ最も汎用されている胎児健常性の評価法である．CTGでは胎児心拍数とその変化をパターン認識して用いるが，その前提は胎児の中枢神経系が正常に発達し生理的な心拍数制御機構が働いていることである．逆にいえば，この制御機構が破綻したり発達の障害が起こったりした場合は，CTGによる健常性評価の想定外となる[1]．しかしながら，臨床の現場では中枢神経系制御機構の破綻を前もって予想する方法はなく，また，他によい評価法がないことから，解釈不能なCTGをみて悩むという事態が起こり得る．

　胎内での中枢神経系機能発達に異常が生じている理由としては，胎児の機能発達自体に影響を与えるような疾病や母体環境が存在する場合や，正常に発達していた中枢神経に何らかの外因が加わった場合が考えられる．前者としてはエビデンスが十分ではないものの，心疾患や中枢神経系の先天性疾患がある胎児のCTGは酸素化への反応が相関しない場合があるとの報告や，胎児発育不全（fetal growth restriction：FGR）や子宮内感染症等ではCTG所見と胎内の酸素化あるいは神経学的予後の関連が通常とは異なることが知られている[1〜3]．一方，外因としては薬物の経胎盤移行や低酸素・虚血による不可逆なダメージ等があげられる．

　本章では形態異常や発育不全等もみられず，妊婦健診で特に問題も指摘されていなかった胎児が，胎内で一過性の虚血により中枢神経系機能に不可逆なダメージが生じたと考えられる症例のCTGや臨床経過を紹介する．

胎内発症の低酸素性虚血性脳症（HIE）

　低酸素性虚血性脳症（hypoxic ischemic encephalopathy：HIE）は児の出生後の脳性麻痺（cerebral palsy：CP）等の脳障害の主たる原因の一つである．古典的には大半が分娩時に生じると考えられてきたHIEであるが，実際には分娩開始前に胎内ですでに発症している場合が少なくないことがわかってきた．我が国でも産科医療補償制度の原因分析報告書等により，多数のCP症例の分析が可能になり新たな知見が得られるようになっている[4,5]．

　胎内で一過性の循環障害が起こったことを直接示すのは困難であるため，我々は一般的な低酸素・アシドーシスを起こし得る病態が存在した症例，新生児期に起こった症例等を除外する方法で，胎内での一過性の循環障害に起因するHIEと推定される症例を抽出し検討した[6,7]．2015年6月末までに産科医療補償制度で原因分析された33週以降の単胎分娩の脳性麻痺596例のうち，ガス分析値pH≧7.2の症例は137例あり，そのうち画像上HIEの所見があり，発症時期が新生児期ではなく他に中枢神経障害をきたす原因疾患や明確な低酸素状態を起こし得

る状態がない症例は 53 例であった．あくまで除外という手法を用いた検討ではあるが，胎内での一過性の循環障害に起因する HIE が CP の原因であると推定される症例は，33 週以降の単胎分娩 CP の 9% に相当した．CP と診断された症例のみを母集団としたこと，分娩時の低酸素血症，アシドーシスが HIE の原因であると説明する基準に一般的な pH7.0 ではなく pH7.2 未満という基準を用いたことから，循環障害の受傷領域によって CP 以外の運動障害や発達障害を生じたものや，分娩時にそれ自体では CP の発症を説明できない軽度のアシドーシスを生じているものも考慮すると，CP そしてまた諸種の発達障害の中には診断がついていないもの，原因不明とされているものも含めて胎内の一過性の循環障害に起因するものが，より高い頻度で含まれていると推察される．この検討において，胎内発症の HIE による中枢神経系機能障害と推定された 53 例の臨床像としては，CTG 異常（一過性頻脈や細変動の異常）が 74% に，胎動減少が 15 例，羊水量の増加が 5 例にみられた．CTG の基線細変動の異常の有無で 2 群に分けて検討すると，細変動異常を有する症例では，有さない症例に比して分娩週数が早く，Apgar スコアが低く，胎動減少のある症例が多く，羊水過多を認める症例が少なかった[6,7]．

受傷からの推定期間と CTG 所見

さらに，これらの症例のうちの 37 症例を低酸素イベントが起こったと推定される時点から児娩出までの期間が 1 週間前後あるいはそれ以内，2 週間前後ないしそれ以上と考えられた症例に分けて表示したものが表である．胎動減少等，発症時期を示唆するイベントから，1 週間前後かそれ以前に娩出となった症例では，CTG 異常や低 Apgar スコア（5 分値 7 点以下）を呈す症例が多く，逆にイベントから娩出までの経過が 2 週間前後ないしそれ以上の症例で羊水量の増加が一部みられた（表）．以下に仮想のモデル症例を提示する（図）．

1. **仮想症例 1：受傷から比較的早期に認知され娩出となる症例**

妊娠 35 週 0 日の健診まで異常なく経過，発育ならびに non-stress test（NST）は正常（reassuring pattern）であった．36 週 0 日健診時に「3〜4 日前から胎動が少ない」と訴えがあり CTG 装着．基線 170 bpm　基線細変動減少，一過性頻脈なし．子宮収縮は不規則，無痛性だが，収縮時に軽度変動，軽度遅発一過性徐脈がみられる．胎児機能不全（non-reassuring fetal status：NRFS）の診断で速やかに帝王切開分娩となった．児は 2,450 g，Apgar スコア 1 分 3 点，5 分 5 点，臍帯動脈血 pH 7.26．蘇生処置を行ったが，呼吸障害，新生児仮死のため NICU 入室となった．生後 7 日の MRI では基底核を中心とした HIE の所見であった．

胎動減少や直近受診時の所見等から推察したイベントの時期から数日〜1 週間前後で娩出となった症例では，直近に胎動減少のエピソードがあり，CTG では頻脈やサイナソイダルパターン，基線細変動の減少，消失を高頻度に認め，Apgar スコアも低い．また，CTG の異常があるので帝王切開分娩も多いが，臍帯血動脈 pH は異常ない（表，図 A）．このように受傷から比較的早期に受診し娩出となった（胎児機能不全として娩出した）症例では，受診や娩出の時点では低酸素・アシドーシスがないにもかかわらず，あたかもその時点で低酸素・アシドーシスがあるかのような CTG を示すのが特徴である．

表 胎内での虚血イベントの時期を推定できた37症例におけるイベント発生から分娩までの期間と臨床像
（Fukushimaら，2016 / 福嶋，2017より引用，改変）[6,7]

症例	発症から分娩までの期間	分娩週日	低酸素イベントの推定発症時期	胎動減少	羊水量異常	特記事項	基線	基線細変動	一過性頻脈	一過性徐脈	分娩様式	Apgar 5分値	臍帯血pH
1		39+2	39+0-39+2				S, T	減少	減少	あり	CS	2	7.28
2		38+5	37+5-38+5				T	減少	消失		CS	2	7.21
3		37+2	36+3-37+2					減少		あり	CS	3	7.38
4		36+2	36+2以前	36+0			T	減少	消失	なし	CS	4	7.36
5		40+4	40+1-40+4	40+1		胎児腹水		減少		あり	TV	4	7.33
6		39+0	38+1-39+0		37週, 過少		T	減少			CS	4	7.41
7		34+4	34+2以前	34+2			T	減少			CS	5	7.38
8		38+2	分娩数日前	分娩数日前			T	減少	消失	なし	VE	6	7.41
9		38+2	37+2-38+2					減少			CS	6	7.25
10		40+0	39+4-40+0					減少	消失		TV	7	7.31
11		41+5	40+6-41+3				T	減少	消失	なし	CS	7	7.33
12		40+5	40+3-40+5					減少		あり	TV	7	7.26
13		39+1	38+2-39+1					減少	減少	あり	TV	8	7.32
14	1週間前後ないしそれ以下	38+6	38+5	38+5				減少	消失	あり	CS	8	7.20
15		37+5	分娩数日前				T	減少	減少	あり	VE	9	7.36
16		39+3	38+1-39+2					減少	消失		TV	5	7.45
17		36+5	35+1-36+3	35+1			T	減少	消失	なし	CS	6	7.45
18		35+1	34+0-35+1	34+0				減少	消失		CS	6	7.38
19		38+0	記載なし	37+0	38週, 過少		S	減少			CS	9	7.29
20		38+3	36+0-38+2					減少/増加		あり	VE	6	7.29
21		35+0	34+2以前	34+2				消失	消失	なし	CS	1	7.35
22		38+3	分娩数日前	分娩数日前				消失			CS	3	7.42
23		35+4	35+3以前	35+0			S	消失			CS	3	7.36
24		41+4	41+0-41+4					消失	消失	あり	CS	4	7.35
25		39+0	分娩数日前	37+2				消失	消失		TV	1	7.25
26		37+0	36+4-36+6				T	正常	正常	なし	TV	5	7.40
27		38+0	37+0-38+0					正常		あり	VE	8	7.26
28		40+0	39+1-39+6							あり	TV	8	7.31
29		38+4	32+3-36+2					減少	減少		TV	5	7.33
30		37+1	28+5以前		28週, 過多			正常		あり	TV	6	7.25
31		39+1	26-34			PVL		正常	なし	あり	TV	不明	7.35
32	2週間前後ないしそれ以上	41+0	35以前	35	38週, 過多	反屈位				あり	CS	8	7.25
33		36+0	記載なし			PVL, 多発拘縮					TV	8	7.32
34		36+4	36+3以前			PVL				あり	CS	9	7.33
35		40+3	妊娠早期		29週, 過多					あり	VE	9	7.25
36		37+4	35+4以前	35+4	37週, 過多			正常	減少		TV	8	7.37
37		40+3	37+5-40+2					増加	なし	あり	TV	8	7.22

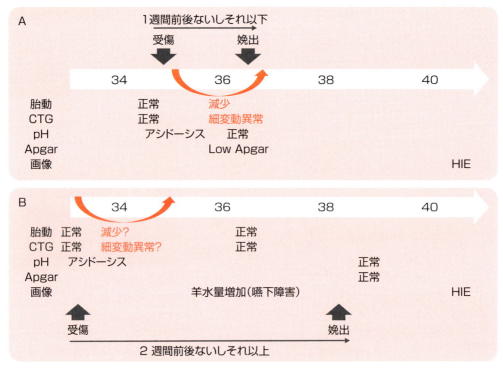

図　受傷からの期間とCTG所見や臨床経過の仮説
A：仮想症例1；受傷から比較的早期に認知され娩出となる症例
B：仮想症例2；受傷から比較的時間が経過してから娩出となる症例

2．仮想症例2：受傷から比較的時間が経過してから娩出となる症例

　妊娠32，35週の健診で異常なし，妊娠36週の健診でやや羊水多めで，75g糖負荷試験が行われたが異常なし。38週の健診では羊水量は概ね正常化，以後胎児発育も正常，37週時のNSTも正常（reassuring pattern）で問題なく経過していた。妊娠38週5日，陣痛発来。分娩は順調に進行。分娩中のCTGでは，第2期に早発一過性徐脈を認めるものの基線細変動は保たれ，回復良好。娩出前の数分間に高度一過性徐脈が散発したが，スムースに娩出した。出生体重2,856g，Apgarスコア1分8点，5分8点，臍帯動脈血pH7.32。出生後軽度の呼吸障害が続き，痙攣もみられたため近隣のNICUに搬送。MR検査を行ったところHIEの所見であった。

　このように，受傷から2週間前後ないしそれ以上の期間が経過したと思われる症例では，胎動やCTG，Apgarスコアの異常はあまりみられなかったが羊水過多や児の反屈や拘縮が認められる症例があった（表，図B）。受傷から比較的長く経過した症例では，陣痛が発来した時にはCTGは全く正常である症例もあれば，仮想症例1と同じく低酸素・アシドーシスがないのに諸種の徐脈がみられる症例や基線細変動の増多等がみられる症例もあり，受傷の程度や領域，陣痛による修飾等によって，多様な所見を示し得ると考えられる。また受傷が早産期であったような場合には，正期産期に異常なく分娩となっても，生後の画像上，脳室周囲白質軟化症（periventricular leukomalacia：PVL）というような症例もみられる。

　仮想症例1，2の経過を併せて考えると，中枢神経系に不可逆な変化を与えるような一過性

の胎内虚血イベントがあると，最初の数日から1週間は胎動減少やCTG異常がみられる。これが次第に回復し一定の時間が経過した後はCTG異常がみられなくなる一方で，症例によっては嚥下障害に起因する羊水過多，痙性麻痺を反映した所見がみられる場合があると考えられる。この経過はBrain-death like syndromeの症例報告ともよく合致する[8,9]。

臨床的にどう扱うか

　胎内発症HIEにより中枢神経系障害を生じた胎児が示すCTG所見は非特異的であるが，基線細変動異常は比較的共通してみられる所見である。多くの場合，減少や消失等，あたかもその時点で低酸素，虚血が生じているのと同じようなパターンを示すものが多いが，中にはサイナソイダル様のパターンや増加を示す症例もみられた。基線，基線細変動の変化にせよ，一過性頻脈の減少や一過性徐脈の出現にせよ，本来CTG所見に変化が起こるのには理由がある。逆にいえば，以前のNSTでリアクティブパターン (reactive pattern) がみられていたにもかかわらず，推測できる原因なく突如みられなくなった場合や，FGR等がないのに弱い収縮でこれまでなかった一過性徐脈が出現する等，背景や原因を推定できない所見の変化は中枢神経障害を示唆する一つの所見といえるかもしれない。妊婦健診の経過やそれまでの受診時のNST所見との説明のできない乖離が生じているような時には"普通は起こらないこと"が起こっている可能性を念頭におくべきであろう。

　これらの症例，特に仮想症例1のように受傷から早期に娩出となる症例では，NRFSの診断で帝王切開分娩となることが多いが，すでに中枢神経系にはHIEによる不可逆なダメージが生じているため帝王切開は予後改善につながらない。突然の胎動減少で受診，CTGにおける基線細変動消失を示した症例で，胎内で児の眼球運動パターンやリズムを観察し，娩出前に中枢神経系機能障害を診断した報告もあるが[10,11]，一般臨床の現場では選択することが難しい対応である。とはいえドプラ血流計測やbiophysical profile等，比較的短時間でその時点で低酸素・アシドーシスの有無を推察する方法がないわけではない。仮想症例1のように表現形がNRFSをとる場合のみならず，仮想症例2のように有意な胎児心拍数異常がみられなくても，娩出後の児の状態が想定より悪い場合もある。したがって，発症の予測や胎内での正確な診断や予防的介入による発症回避は困難と思われるが，CTGだけに頼ることなくこのような病態を想起しておくことが重要である。また，受傷領域によってはCP以外の発達障害等の原因となる可能性もあり，幸いにして分娩周辺期に異常がなかった場合でも胎動減少，説明のつかないCTG異常や羊水過多がみられた症例では，分娩時に仮死やアシドーシスがない場合でも慎重に神経学的予後をフォローする必要があると考える[6,11]。

文献

1) 金子政時：胎児機能不全-CTGから．産科と婦人科 82 (suppl)：80-83, 2015
2) Blair EM, Nelson KB：Fetal growth restriction and risk of cerebral palsy in singletons born after at least 35 weeks' gestation. Am J Obstet Gynecol 212：520：e1-7, 2015
3) Scher AI, Petterson B, Blair E, et al：The risk of mortality or cerebral palsy in twins：a collaborative population-based study. Pediatr Res 52：671-681, 2002
4) Nelson KB, Ellenberg JH：Antecedents of cerebral palsy. Multivariate analysis of risk. N Engl J Med 315：81-86, 1986

5) Matsuda Y, Umezaki H, Ogawa M, et al：Umbilical arterial pH in patients with cerebral palsy. Early Hum Dev 90：131-135, 2014
6) Fukushima K, Morokuma S, Kitadai Y, et al：Analysis of antenatal-onset cerebral palsy secondary to transient ischemia in utero using a national database in Japan. J Obstet Gynaecol Res 42：1297-1303, 2016
7) 福嶋恒太郎：胎内での一過性虚血による中枢神経障害に関する検討－産科医療補償制度原因分析症例ならびにMFICU連絡協議会参加施設症例での検討から－．産婦人科の実際 66：113-120, 2017
8) Schifrin BS, Hamilton-Rubinstein T, Shields JR：Fetal heart rate patterns and the timing of fetal injury. J Perinatol 14：174-181, 1994
9) Ueda K, Ikeda T, Katsuragi S, et al：Spontaneous in utero recovery of a fetus in a brain death-like state. J Obstet Gynaecol Res 36：393-396, 2010
10) Iwasaki S, Morokuma S, Yumoto Y, et al：Acute onset antenatal fetal neurological injury suspected prenatally based on abnormalities in antenatal testing：a case report. J Matern Fetal Neonatal Med 22：1207-1210；2009
11) Morokuma S, Fukushima K, Otera Y, et al：Ultrasound evaluation of fetal brain dysfunction based on behavioral patterns. Brain Dev 35：61-67, 2013

（福嶋　恒太郎）

23. CTG 判読における問題点
Interobserver difference と intraobserver difference

はじめに

分娩中施行される胎児心拍数モニタリングは，子宮収縮と胎児心拍数の所見を組み合わせることで胎児の状態を把握し，分娩進行中に起こり得る危険な徴候を迅速に捉え適切に対応するために有効な手段である。

日本産科婦人科学会周産期委員会[1]が 2003 年に報告した「胎児心拍数図の用語と定義」は，我が国における胎児心拍数パターンの判読の標準化を図るものであり，それを踏まえ 2008 年に提案[2]（2010 年に一部改定[3]）した「胎児心拍数波形の判読に基づく分娩時胎児管理の指針（案）」は，胎児 well-being の評価と臨床的対応の標準化を目指すものであるが，千差万別の「生体の波形」の判読には検者による相違が常に生じ得る。しかも，広く行われている外測法では記録そのものの不明瞭・不正確さも起こり得る。本章では，胎児心拍数陣痛図（CTG）判読の問題点である検者間誤差（interobserver difference）ならびに検者内誤差（intraobserver difference）について，実際の症例から考えてみたい。

判読の誤差はどこで生じやすいのか？

筆者らの研究[4]では，CTG 判定項目の一致率は，心拍数基線と基線細変動で高く，一過性徐脈では早発・変動・遅発・遷延のいずれも中等度にとどまった（表）。さらに，波形レベル判定に 2 段階以上の不一致を認めた症例を抽出・解析[5]したところ，判定不一致の因子として，①一過性徐脈の評価，②基線細変動の評価，③サイナソイダルの評価における検者間誤差が明らかとなった。波形がバラエティに富む一過性徐脈において誤差が生じやすいのは想像に難くな

表　CTG 判定項目別の一致率（鈴木ら，2010 より引用）[4]

CTG 判定項目	一致率（%）	κ 係数
心拍数基線	91.2	0.65
基線細変動	88.2	0.62
一過性頻脈	55.9	0.23
早発一過性徐脈	88.2	0.19
変動一過性徐脈	64.1	0.44
遅発一過性徐脈	80.6	0.57
遷延一過性徐脈	84.7	0.61
サイナソイダル	97.1	0.53

κ 係数	0〜0.2	0.2〜0.4	0.4〜0.6	0.6〜0.8	0.8〜1.0
信頼性	ごく軽度の一致	軽度の一致	中等度の一致	高度の一致	ほぼ完全な一致

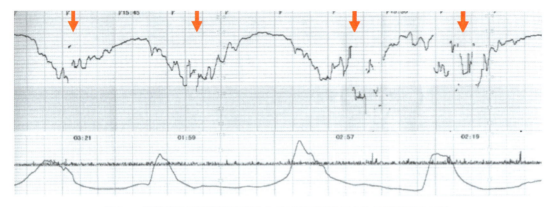

図 1　一過性徐脈の判読（軽度変動 9.1％/高度遅発 81.8％/高度遷延 9.1％）
妊娠 40 週 0 日，初産婦，子宮口開大 9 cm→20 分後，経腟自然分娩。児 3,512 g，Ap 8/9，臍帯動脈血 pH 7.212

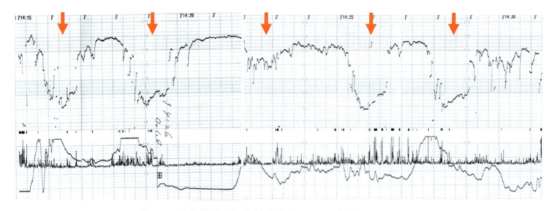

図 2　一過性徐脈の判読（高度変動 81.8％/高度遷延 18.2％）
妊娠 40 週 1 日，初産婦，子宮口開大 5 cm，発熱→1 時間 40 分後，帝王切開分娩。児 3,134 g，臍帯動脈血 pH 7.295，pO$_2$ 15.5 mmHg，BE－3.1 mEq/L

いが，心拍数基線や基線細変動のように一致率が高い項目であっても，分娩中（特に第 II 期）では基線そのものの同定が難しくなり，誤差が生じやすくなる。サイナソイダルに関しては，「あり」と判読した時点で対応が大きく異なるため，判読には慎重を要する。

実　例

1．一過性徐脈：変動・遅発・遷延の判別

　　図1の一過性徐脈は，高度遅発一過性徐脈と判読した検者が最も多いが，子宮収縮とのタイミングや波形から変動一過性徐脈としたり，持続時間の捉え方で遷延一過性徐脈とした検者もいた。図2の一過性徐脈は，波形から一見して高度変動一過性徐脈と判読されるが，持続時間で遷延一過性徐脈と判読され得る部分もある。

　一過性徐脈については，最下点までの到達時間（30 秒未満またはそれ以上）と徐脈の持続時間（2 分未満またはそれ以上）に数値を設定したことにより，いわゆる「30 秒ルール」が独り歩きする傾向にある。子宮収縮に伴い急速に下降する変動波形であっても，最下点までに 30 秒か

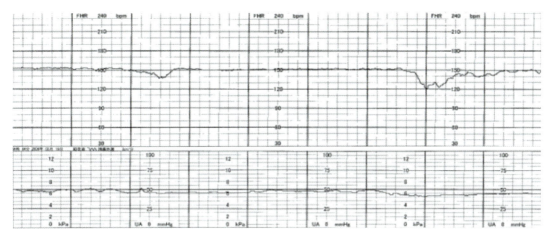

図3　基線細変動の判読（減少：58.3%／消失：41.7%）
妊娠40週4日，経産婦，子宮口開大3cm→2時間30分後，帝王切開分娩。児4,642g，Ap 8/8，臍帯動脈血 pH 7.269, pO$_2$ 18.8 mmHg, BE−0.7 mEq/L

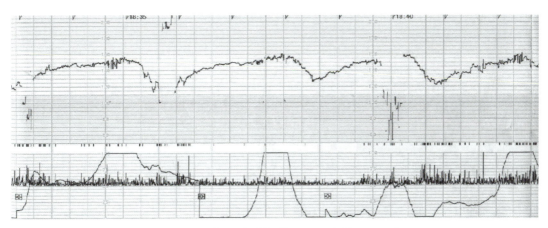

図4　基線細変動の判読（正常：54.5%／減少：45.5%）
妊娠35週3日，経産婦，子宮口開大6cm→15分後，経腟自然分娩。児2,200g，Ap 8/9，臍帯動脈血 pH 7.280

かれば遅発一過性徐脈なのか，およそ2分で回復した徐脈はどう取り扱うべきか，判読に迷うところである。

2. 基線細変動：減少と消失の判別

　基線細変動は胎児の低酸素血症やアシドーシスと関連があり，CTG判読上最も重要な項目である。消失または減少で解釈と対応が大きく異なるため，波形が曖昧な場合には，胎児刺激による波形変化を確認した後に判定する必要がある。また，CTG記録に関しては，用紙ならびにディスプレイを問わず，横軸（記録速度）は1分間に3cm，縦軸（胎児心拍数）は1cm当たり30 bpmを標準とするよう定義[1]されているが，機種による記録速度や胎児心拍数の目盛の違い（20 bpmまたは30 bpm）で基線細変動の判定を誤る可能性がある[6]ことに注意する。ちなみに，図3は30 bpm/cmの機種であり，図4は20 bpm/cmの機種である。

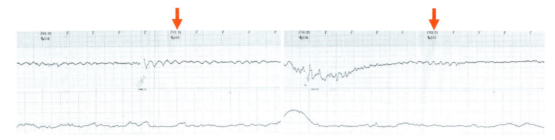

図5 サイナソイダルの判読（あり：45.5%／なし：54.5%）
妊娠39週4日，経産婦，子宮口開大0cm→帝王切開分娩，児3,360g，Ap 0/0，臍帯動脈血 pH 7.295，pO_2 19.4 mmHg，BE－4.0 mEq/L，母体血 HbF 5.3%，母体胎児輸血症候群の診断

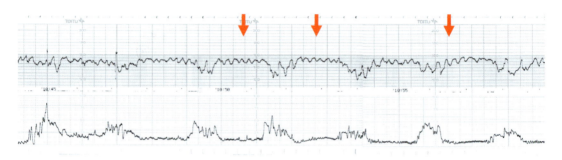

図6 サイナソイダルの判読（あり：25.0%／なし：75.0%）
妊娠39週1日，初産婦→50分後，経腟自然分娩，児3,096g，Ap 8/9，臍帯動脈血 pH 7.328，pO_2 19.0 mmHg，BE－2.0 mEq/L

図4では一過性徐脈が頻発しており，2分以上の安定した区画を認めず，基線の判読が難しいが，陣痛間欠期の細変動は減少している。心拍数基線として判断できない胎児心拍数基線以外の部分においても，細変動を判定する場合は「心拍数基線細変動の分類」は適応される[1]ため，一過性徐脈の有無にかかわらず，あるいは一過性徐脈の最中でも，細変動に着目し正確に判読することが求められる。

3. サイナソイダル：サイナソイダル様波形との判別

サイナソイダルパターンは，心拍数曲線が規則的でなめらかなサインカーブを示し，1分間に2〜6サイクルで振幅が平均5〜15bpm（大きくても35bpm以下）の波形が10分以上持続するものを称する[3]。図5では基線細変動の減少とともに波形が出現しているが，持続時間が短い。しかし，今後この波形の持続時間が長くなってくる場合には注意を要する。図6はサイナソイダルパターンと紛らわしいが，分娩進行中に時折認められる「サイナソイダル様波形」である。

胎児の予後不良を示唆する「典型的サイナソイダル」と，胎児の予後との関係性が低い「サイナソイダル様波形」とでは，解釈と臨床的対応が大きく異なるため，波形判読に迷う場合には，その前後の波形や症例の臨床情報の再確認が必要である。

おわりに

　胎児生理学，特に心拍数の制御機序やその変動の生理学的・病理学的意義についての解析は未だ不十分であり，まして分娩中にはさまざまな因子が複雑に絡み合うことを考えると，心拍数の変化のみで胎児の状態を推量することには限界もある．しかし，分娩中の胎児評価は心拍数パターンの判読に頼らざるを得ない．繰り返しになるが，「生体の波形」の判読には検者による相違が常に生じ得ることを念頭に入れつつ，誤差の生じやすいポイントに留意した判読を心がけたい．

文　献

1) 日本産科婦人科学会周産期委員会：胎児心拍数図の用語及び定義検討小委員会報告（委員長　岡村州博）．日産婦誌 55：1205-1216, 2003
2) 日本産科婦人科学会周産期委員会：胎児機能不全の診断基準の作成と検証に関する小委員会報告（委員長　岡井崇）．日産婦誌 60：1220-1221, 2008
3) 日本産科婦人科学会周産期委員会：胎児機能不全の診断基準とその妥当性の検討委員会報告（委員長 池田智明）．日産婦誌 62：1518-1520, 2010
4) 鈴木則嗣，高野忠夫，林　千賀，他：「胎児心拍数波形の判読に基づく分娩時胎児管理の指針」の有用性についての検討．日本周産期・新生児医学会雑誌 46：494, 2010
5) 岡村州博，他：周産期医療従事者のスキルミックスに関する研究．妊産婦死亡及び乳幼児死亡の原因究明と予防策に関する研究（研究代表者　池田智明）．厚生労働科学研究費補助金成育疾患克服等次世代育成基盤研究事業 平成22年度総括・分担研究報告書, pp263-275, 2011
6) Parer JT：Handbook of Fetal Heart Rate Monitoring, WB Saunders, Philadelphia, 1997

（佐藤　多代，菅原　準一，岡村　州博）

24. 我が国における臨床成績

はじめに

　我が国では，2010年に5段階のレベルに細分化した胎児心拍数波形の分類および対応と処置が新しく提言された。この提言内容は2011年に改訂された産婦人科診療ガイドライン産科編に掲載され，現在は2017年版[1]に踏襲されている。現時点では，新たな提言を踏まえた臨床成績が蓄積途上であり，取扱指針（2010年度版）の有用性に関するエビデンスはほとんどない。本章では，分娩時胎児管理指針が提言されるに至った歴史的な背景に触れ，胎児心拍数陣痛図（cardiotocogram：CTG）の臨床成績からみた我が国における現状を述べてみたい。

我が国におけるCTGの現況

　CTGの究極的な目的は，分娩中の胎児低酸素・アシドーシスを早期発見して児の死亡および神経学的後遺症をゼロにすることにほかならない。1970年代に胎児心拍をモニタリングすることで分娩中の胎児死亡が減少したと報告された際には，一時的には大いなる期待が寄せられた。現在の我が国では，産婦人科診療ガイドライン産科編において分娩時にCTG装着を行うよう明記されているように，CTG装着をしない医療機関は皆無といってよい。しかし，これほど普及していて臨床上欠かすことのできない検査手技であると信じられているにもかかわらず，帝王切開や器械分娩を増加させる上に新生児仮死や脳性麻痺を減少させるエビデンスは見当たらない（表1）[2]。

　CTGに求められている過大ともいえる期待は，他に代わる有効で簡便な検査がなく，測定者間誤差等，まだまだ改善の余地が残されているからこその期待であるといってもよい。さらに，胎児の状態が悪いと診断してしまう高い偽陽性率はあるものの，正常の心拍パターンであるのに児の状態が悪い偽陰性率が低いこともCTGが利用され続けている理由である。

表1　CTG装着と間欠的児心音聴取の比較（Alfirevicら，2008より引用）[2]

	relative risk	95%CI	p value
Apgarスコア<7（5分）	0.97	0.72〜1.31	0.8
Apgarスコア<4（5分）	1.43	0.61〜3.37	0.4
UapH<7.10	0.92	0.27〜3.11	0.9
NICU入院	1.01	0.93〜1.10	0.8
新生児痙攣	0.5	0.31〜0.80	0.004
周産期死亡	0.85	0.59〜1.23	0.4
脳性麻痺	1.74	0.97〜3.11	0.06
帝王切開	1.66	1.30〜2.13	0.00007
器械分娩	1.16	1.01〜1.32	0.03

測定者間の判定誤差が大きいという課題に対して，National Institute of Child Health and Human Development（NICHD），American College of Obstetricians and Gynecologists（ACOG）[3]で定義の改訂見直しを行った末に，2003年我が国においても日本産科婦人科学会より「胎児心拍図の用語と定義」が発表され[4]，2006年には胎児機能不全の診断名が登場した。診断や定義がほぼ完成したことを受けて，2007年に周産期委員会にて胎児の総合評価に関する小委員会が，2008年に胎児機能不全の診断基準の作成と検証に関する小委員会が設置された。

そこで，今までの知見に基づき，胎児の低酸素・アシドーシスと基線細変動に重きを置いて，あまり複雑にしないというコンセンサスの下で胎児心拍数波形のリスクに応じた段階的分類を発表した。この管理指針（2008年度版）は，先のNICHDの管理を全面的に参考にした上で，日本の施設の現状を尊重し，対応にある程度幅をもたせるものになっており，臨床的にはかなり実用的なものになっている。同委員会では2009年に分類を一部変更し，2010年度版として胎児心拍数図判読の新基準として提言を行っている[5]。

2011年3月に改訂された産婦人科診療ガイドライン産科編2011において，胎児心拍波形のレベル分類が掲載されたことにより，産科診療に携わるほとんどすべての医師や助産師が日常診療上活用できるようになったが，まだまだ国内における実際の運用やレベル分類の効果を検証するには時間を要する。国内においては産科に関する介入研究が行いにくい現実があり，胎児心拍図が与える影響について大規模な前方視的研究はない。

CTGの我が国における臨床成績

日本産科婦人科学会の周産期登録事業に参加した131施設において，2008～2009年にかけて出産した22週以降の146,195例について，周産期データベースを基にCTG異常の有無および心拍数波形内容を比較検討し，我が国におけるCTGの臨床成績を検討した。周産期データベースは我が国における出産の10%程度を網羅する臨床成績が蓄積されている重要なものであるが，登録施設は手挙げ方式によるため，2次あるいは3次の周産期センターが多く，データをそのまま一般化できない欠点を併せもつ[6]。

入力すべき項目のうち分娩時のCTGに関する調査では，まず異常の有無を記載し，次いで異常の場合にはその種類を記載する。選択できるCTG異常の種類は，早発一過性徐脈（ED）・遅発一過性徐脈（LD）・軽度変動一過性徐脈（MVD）・高度変動一過性徐脈（SVD）・基線細変動の消失（LV）・遷延一過性徐脈・徐脈（BRADY）・頻脈（TACHY）・その他（OTHER）の8種類であり，複数選択が可能である。

分娩時のCTG異常出現数は146,195例中33,204（22.7%）例であり，4～5人に1人はCTG異常が分娩中に出現している結果となる。当センターの分娩データベースによるCTG異常出現率は約11%であるが，これは急速遂娩をはじめとして，酸素投与，血管確保等の保存的処置を分娩時処置として行った者に対してのみCTG異常と入力していることが多いため，処置を行わずに経過をみたCTG異常を含めると周産期データベースと同様の結果になったかもしれない。

CTG異常の種類は，早発一過性徐脈が3,740例（11.3%），軽度変動一過性徐脈が12,618例

表2 母体酸素投与とCTG異常（2008～2009年日産婦学会周産期データベースより作成）

	ED	MVD	SVD	LD	BRADY	LV	TACHY	OTHER	合計
酸素投与なし（人）	2,623 (70.1%)	8,468 (67.1%)	3,898 (53.2%)	2,081 (63.9%)	1,615 (52.2%)	624 (66.9%)	300 (76.1%)	1,595 (86.8%)	21,204 (63.9%)
酸素投与あり（人）	1,117 (29.9%)	4,150 (32.9%)	3,431 (46.8%)	1,177 (36.1%)	1,481 (47.8%)	309 (33.1%)	94 (23.9%)	241 (13.2%)	12,000 (36.1%)
合計（人）	3,740	12,618	7,329	3,258	3,096	933	394	1,836	33,204 (100%)

LV：基線細変動の消失，TACHY：頻脈，ED：早発一過性徐脈，MVD：軽度変動一過性徐脈，SVD：高度変動一過性徐脈，LD：遅発一過性徐脈，BRADY：遷延一過性徐脈＋徐脈，OTHER：その他

表3 分娩方法とCTG異常（2008～2009年日産婦学会周産期データベースより作成）

	ED	MVD	SVD	LD	BRADY	LV	TACHY	OTHER	合計
正常経腟分娩（人）	3,334 (89.2%)	9,618 (76.2%)	3,815 (52.1%)	1,169 (35.9%)	1,259 (40.7%)	174 (18.6%)	113 (28.7%)	1,153 (62.8%)	20,635 (62.1%)
器械分娩（人）	268 (7.2%)	1,410 (11.2%)	1,663 (22.7%)	472 (14.5%)	817 (26.4%)	65 (7.0%)	40 (10.1%)	146 (8.0%)	4,881 (14.7%)
帝王切開分娩（人）	110 (2.9%)	1,371 (10.9%)	1,772 (24.1%)	1,588 (48.7%)	989 (31.9%)	690 (74.0%)	237 (60.2%)	502 (27.9%)	7,269 (21.9%)
その他（人）	28 (0.7%)	219 (1.7%)	79 (1.1%)	29 (0.9%)	31 (1.0%)	4 (0.4%)	4 (1.0%)	25 (1.3%)	419 (1.3%)
合計（人）	3,740	12,618	7,329	3,258	3,096	933	394	1,836	33,204 (100%)

（38.0%），高度変動一過性徐脈が7,329例（22.1%），遅発一過性徐脈が3,258例（9.8%），遷延一過性徐脈・徐脈が3,090例（9.3%），頻脈が394例（1.2%），基線細変動の消失が933例（2.8%），その他が1,836例（5.5%）であった。つまり全分娩の10.0%において，分娩中に深刻なCTG異常（高度変動一過性徐脈・遅発一過性徐脈・遷延性一過性徐脈・徐脈・基線再変動の消失）が起きていることになる。今回の検討では重複しているものは，より臨床的に重症度が高いと思われる徐脈を選択した。例えば，早発一過性徐脈と変動一過性徐脈が重複している場合には変動一過性徐脈を，変動一過性徐脈と遅発一過性徐脈が重複している場合には遅発一過性徐脈を，遅発一過性徐脈と徐脈が重複している場合には徐脈を選択した。また，基線細変動の消失を含むものはすべて基線細変動の消失とした。一方，頻脈については重複可とした。

1. CTG異常と母体への処置について

胎児心拍数波形分類に基づく対応と処置における一般的な保存的処置には，体位変換，酸素投与，輸液，陣痛促進薬注入速度の調節等があるが，周産期データベースにおける選択項目としては酸素投与があり，表2に示した。遷延性徐脈や高度変動一過性徐脈は約半数の症例で酸素投与が行われていた。反対に，早発一過性徐脈では70.1%の症例で酸素投与がなされていなかった。頻脈の場合は一般的に胎児心拍数波形のレベルが一つ上がるが，基線細変動が保たれていてほかの徐脈がみられない場合はレベル2となり，早発一過性徐脈と同様の対応と処置が要求される。今回の検討では頻脈の場合，72.0%の症例で酸素投与は行われていなかった。

2. CTG異常と分娩方法

CTG異常が出現した際の分娩方法を表3に示した。吸引分娩と鉗子分娩は器械分娩として

表4 臍帯動脈血ガス(UApH)の値とCTG異常(2008〜2009年日産婦学会周産期データベースより作成)

	ED	MVD	SVD	LD	BRADY	LV	TACHY	OTHER	合計
UApH 7.2≦ (人)	2,286 (88.9%)	8,855 (90.2%)	4,855 (83.2%)	2,029 (82.7%)	1,760 (71.8%)	549 (77.8%)	263 (88.9%)	900 (84.7%)	21,497 (85.3%)
UApH＜7.2 (人)	285 (11.1%)	966 (9.8%)	981 (16.8)	423 (17.3%)	692 (28.2%)	157 (22.2%)	33 (11.1%)	162 (15.3%)	3,699 (14.7%)
合計(人)	2,571	9,821	5,836	2,452	2,452	706	296	1,062	25,196 (100%)

表5 新生児仮死の有無とCTG異常(2008〜2009年日産婦学会周産期データベースより作成)

	ED	MVD	SVD	LD	BRADY	LV	TACHY	OTHER	合計
新生児仮死なし(人)	3,644 (97.4%)	12,164 (96.4%)	6,870 (93.7%)	2,919 (89.6%)	2,816 (91.0%)	749 (80.3%)	379 (96.2%)	1,720 (93.7%)	31,261 (94.1%)
新生児仮死あり(人)	96 (2.6%)	454 (3.6%)	459 (6.3%)	339 (10.4%)	280 (9.0%)	184 (19.7%)	15 (3.8%)	116 (6.3%)	1,943 (5.9%)
合計(人)	3,740	12,618	7,329	3,258	3,096	933	394	1,836	33,204 (100%)

表6 ApgarスコアとCTG異常(2008〜2009年日産婦学会周産期データベースより作成)

	ED	MVD	SVD	LD	BRADY	LV	TACHY	OTHER	合計
Apgarスコア(1分) (mean±SD)	8.55±0.97	8.20±1.19	7.88±1.56	7.28±2.17	7.07±2.43	6.28±2.64	7.30±2.02	7.01±2.83	7.86±1.76
Apgarスコア(5分) (mean±SD)	9.28±0.75	9.00±0.85	8.84±1.08	7.84±2.06	8.32±1.94	7.84±2.06	8.45±1.49	8.03±2.85	8.80±1.36

まとめた。最も帝王切開率が高かったものは基線細変動の消失の74.0%であり、2番目は頻脈が54.4%と半数以上を占めていた。頻脈に対しては、CTG単独というより母体発熱や羊水混濁等の子宮内感染を疑う所見をはじめとした総合的な判断によるものと推察される。次いで遅発一過性徐脈が48.7%であった。

器械分娩の頻度が最も高いCTG異常は遷延一過性徐脈＋徐脈の26.4%であり、2番目は高度変動一過性徐脈が22.7%であった。この2種類の徐脈は、帝王切開率もそれぞれ31.9%、24.1%と同様な割合であった。急速遂娩が必要と判断した時には、ほぼ半数の症例で器械分娩が実行できる状態まで分娩が進行していたためと考えられる。

3. CTG異常と新生児所見

CTG異常の種類による臍帯動脈血pHを表4に、新生児仮死の割合を表5に、Apgarスコアを表6に示した。臍帯動脈血pH＜7.2の割合が最も多いのは、遷延一過性徐脈＋徐脈で28.2%であった。次いで基線細変動の消失が22.2%、遅発一過性徐脈が17.3%であった。

新生児仮死の出現頻度も同様な傾向がみられたが、基線細変動の消失が19.7%と最も多く、次いで遅発一過性徐脈が10.4%、遷延一過性徐脈＋徐脈が9.0%と続いた。Apgarスコアも平均値では、基線細変動の消失が7.28±2.17(1分後)と唯一6点台であり一番低かった。続いて遷延一過性徐脈＋徐脈が7.07±2.43であった。一方、軽度変動一過性徐脈と早発一過性徐脈のApgarスコアはそれぞれ1分後では8.20±1.19, 8.55±0.97であり、5分後では9.00

表7 胎児心拍数波形のレベル分類と臍帯動脈血 pH および base excess（Sadaka ら, 2011 より引用）[7]

	胎児心拍数波形				p 値[a]
	1	2	3	4	
pH					
分娩第 1 期[b]	7.25±0.07	7.24±0.08	7.23±0.06	7.16±0.11	0.008
分娩第 2 期[c]	7.26±0.07	7.26±0.07	7.23±0.07	7.18±0.12	<0.001
Base excess					
分娩第 1 期[b]	−5.19±3.12	−5.38±3.05	−6.73±2.82	−9.07±4.95	0.005
分娩第 2 期[d]	−4.07±2.20	−4.73±2.93	−6.22±2.72	−7.91±5.14	<0.001

[a]Overall differences.
[b]1 vs 4 ; $p<0.05$, 2 vs 4 ; $p<0.05$
[c]1 vs 4 ; $p<0.01$, 2 vs 3 ; $p<0.05$, 2 vs 4 ; $p<0.01$, 3 vs 4 ; $p<0.05$
[d]1 vs 3 ; $p<0.01$, 1 vs 4 ; $p<0.01$, 2 vs 3 ; $p<0.01$, 2 vs 4 ; $p<0.05$

± 0.85, 9.28 ± 0.75 と高値であった。

　一般的に，CTG 異常の出現と関連性が疑われるものに，母体合併症として喘息等の呼吸器疾患，心疾患，子宮疾患，血液型不適合，糖尿病等がある。また妊娠合併症としては，妊娠高血圧症候群，子癇，胎盤早期剥離，子宮内感染，子宮破裂，過強陣痛等がある。周産期データベースを用いた今回の検討では，母体合併症と起こりやすい CTG 異常の間に一定の傾向はみられなかった。一方，症例数は少ないものの，妊娠合併症として胎盤早期剥離や子宮破裂では，圧倒的に持続徐脈と高度変動一過性徐脈が多かった。いずれも頻度は低いが，一度発症すると母児ともに悲劇的な結果も起こり得る疾患であり，注意が必要である。

　周産期データベースの CTG 異常項目等は，現在提唱されている「胎児心拍数波形の分類に基づく分娩時胎児管理の指針」に沿うような改変が望ましいが，自発的な参加により継続されているデータベースである上に，症例の蓄積という面からも安易な変更は困難と考えられる。ただ 10 年以上経過し，さまざまな試行錯誤を経て今日のデータベースが完成されている。現在は新生児フォローアップとのリンクやデータ項目の改訂にも積極的に取り組まれているようなので，今後の推移を見守りたい。

今後の課題

　Sadaka ら[7]は，341 例の分娩時心拍数図波形について管理指針（2008 年度版）を用いて検証している。分娩第 1 期での波形の中央値はレベル 1 で，分娩第 2 期での波形の中央値はレベル 2 であり，分娩第 1 期から第 2 期を通じてレベル 5 の波形はみられなかった。波形レベルと臍帯血動脈 pH には有意な差が認められた（表7）とし，我が国の 5 段階にレベル分類された胎児心拍数図波形は，産科医療従事者にとって共通認識の下で標準化された治療を行うためには有用なものであると結論づけている。

　今後の課題としては，何より分娩時胎児管理の指針の有用性を検証するために症例のさらなる蓄積が必要である。同時に，レベル分類と児の予後にギャップがある症例についても個々に再検討する必要がある。測定者間誤差の問題も，胎児機能不全診断基準とその妥当性の検討委員会において，CTG 判読の一致率が 4 名以上で 74％，2 名以上で 88％と高率であるとの報告

があるが,これについても一般臨床の現場において再検証が必要であろう。CTGの目的の一つである脳性麻痺予防は,分娩中の低酸素が原因となるものは約10%程度ということもあり,CTGによる産科的介入をいかに早めても発症を100%防ぐことはできない。また,CTGで観察されるものは胎児の心拍数であり,交感・副交感神経反射を主体とする心拍数の増減であり,胎児の全身状態のすべてを表しているものではない。CTG判読の際には,パターン化されたレベル分類とそれに対応する処置を行いながらも,その背後にある胎児の生理を理解しようとする努力が求められている。

文 献

1) 日本産科婦人科学会/日本産婦人科医会:産婦人科診療ガイドライン産科編2017, 2017
2) Alfirevic Z, Devane D, Gyte GML:Continuous cardiotocography(CTG)as a form of electronic fetal monitoring (EFM)for fetal assessment during labour, Cochrane library, 2008
3) National Institute of Child Health and Human Development Research Planning Workshop:Electronic fetal heart rate monitoring:Research guidelines for interpretation. Am J Obstet Gynecol 177:1385-1390, 1997
4) 日本産科婦人科学会周産期委員会:胎児心拍数図の用語及び定義検討小委員会報告(委員長 岡村州博). 日産婦誌55:1205-1216, 2003
5) Okai T, Ikeda T, Kawarabayashi T, et al:Intrapartum management guidelines based on fetal heart rate pattern classification. J Obstet Gynecol Res 36:925-928, 2010
6) 齋藤 滋,海野信也,金山尚祐,他:周産期委員会(平成22年度各種委員会活動報告). 日産婦誌63:1318-1335, 2011
7) Sadaka A, Furuhashi M, Minami H, et al:Observation on validity of the five-tier system for fetal heart rate pattern interpretation proposed by Japan Society of Obstetrics and Gynecologists. J Matern Fetal Neonatal Med 24:1465-1469, 2011

(倉澤 健太郎)

25. トレーニングの実際

はじめに

　胎児心拍数陣痛図（CTG）は，胎児低酸素症，胎児アシドーシス，およびそれらに発展する可能性の予測に40年以上にわたり使用されており，現在，胎児心拍数図の解釈は分娩を管理する上で重要な因子の一つと位置づけられている。分娩監視装置の使用が児の死亡率低下につながるという明らかなエビデンスはないが，一方で，胎児心拍パターンがreassuring patternの場合には，その時点で胎児低酸素症が起こっている可能性は非常に低く，胎児の健常状態の確認に役立つと考えられている。1979年にNational Institutes of Health（NIH）consensus conferenceは，分娩監視装置を用いず児心拍の聴診のみで管理する場合，分娩第1期には15分毎，分娩第2期には5分毎の聴診を推奨している[1]。しかし，産婦人科医・助産師が不足する現場で，このように頻回に聴診を行うことは，現実問題として難しく，我が国ではほとんどすべての分娩に際して分娩監視装置が胎児well-beingの評価に用いられている。

　近年，増加傾向にある院内助産システムでは，助産師や看護師等，産婦のケアを直接行うスタッフが胎児心拍パターンを判読し，状況に応じて医師に報告することとなる。したがって，助産師や看護師による分娩監視装置の判読が分娩管理上重要な役割を果たすため，判読方法に関する教育やトレーニングが課題となる。しかし，一般的にCTGの判読は再現性が低く，判読者の経験に左右され，さらに教育実施者の経験（主観）にも影響されやすく，教育自体が困難になる。こうした現状に対し日本産科婦人科学会周産期委員会から，胎児心拍数波形の分類に基づく分娩時胎児管理の指針が提案された。この提案は，CTGの判読，対応の標準化を目的としたもので，院内助産システムを安全に運営する上で，有益なツールといえる。本章では日本産科婦人科学会の指針とその有用性を紹介するとともに，院内助産を実施する上で参考になるよう，当科の院内助産システムで実際に用いている独自のスコアを解説する。

胎児心拍数波形の分類に基づく分娩時胎児管理の指針の有用性

　胎児心拍数パターンと胎児低酸素症の関連についての過去の研究に基づき，分娩中のCTGの解釈のためのガイドラインが英国（2001年），カナダ（2007年），および米国（2008年）で提案された。これを受けて，我が国でも日本産科婦人科学会の周産期委員会から，胎児心拍数波形の分類に基づく分娩時胎児管理の指針が2008年に提案された。この指針では胎児心拍数パターンは，パターンから予測される胎児低酸素症等のリスクに合わせてレベル1〜5に分類されている。特筆すべきは，それぞれのレベルの対応と処置が医師，助産師に分類され示されている点である（表1, 2）。また，この分類ではレベル3〜5を，胎児低酸素症または低酸素症に発展することが警戒される状態である「胎児機能不全」と定義している。

表1 胎児心拍数波形のレベル分類

レベル表記	日本語表記
レベル1	正常波形
レベル2	亜正常波形
レベル3	異常波形（軽度）
レベル4	異常波形（中等度）
レベル5	異常波形（高度）

表2 胎児心拍数波形分類に基づく対応と処置（主に32週以降症例に対して）

波形レベル	対応と処置	
	医師	助産師**
1	A：経過観察	A：経過観察
2	A：経過観察 または B：監視の強化，保存的処置の施行および原因検索	B：連続監視，医師に報告する
3	B：監視の強化，保存的処置の施行および原因検索 または C：保存的処置の施行および原因検索，急速遂娩の準備	B：連続監視，医師に報告する または C：連続監視，医師の立ち会いを要請，急速遂娩の準備
4	C：保存的処置の施行および原因検索，急速遂娩の準備 または D：急速遂娩の実行，新生児蘇生の準備	C：連続監視，医師の立ち会いを要請，急速遂娩の準備 または D：急速遂娩の実行，新生児蘇生の準備
5	D：急速遂娩の実行，新生児蘇生の準備	D：急速遂娩の実行，新生児蘇生の準備

＜保存的処置の内容＞
一般的処置：胎位変換，酸素投与，輸液，陣痛促進薬注入速度の調節・停止等
**医療機関における助産師の対応と処置を示し，助産所におけるものではない

　胎児心拍数波形の分類に基づく分娩時胎児管理の指針の詳細については他章に譲るが，我々は周産期委員会の提唱する胎児心拍数波形の分類の再現性について，2,784回の子宮収縮を含む65分娩の分娩加速期以降の胎児心拍数図で検討した．その結果，従来から行われていた主観的な判読に基づく分類では，繰り返し判読した場合の一致率である判読者内の再現性が比較的高いのに対し，複数の判読者が判読した場合の一致率である判読者間の再現性が低い（表3）．この結果は，胎児心拍数図評価の再現性について，判読者内再現性は良好であるが，判読者間再現性は低いとする過去の研究と同様であった[2,3]．一方，周産期委員会が提唱する胎児心拍数波形の分類では判読者内，判読者間ともに高い再現性が認められ，臨床上有益なことがわかる[4]．したがって，CTGのパターン分類には賛否両論あるが，再現性の観点からいえば，極めて有用なツールといえる．そこで，当院では分娩取り扱いに際し，この指針を利用して助産師や看護師の報告基準を設定し，運用している．

当院の分娩管理

　当院では2005年より助産師が主体となった分娩管理，つまり分娩入院時，助産師が運用基準に則って管理し，正常分娩の範囲を逸脱した場合に医師へ連絡，対処を行ういわゆる院内助

表3 日産婦周産期委員会の提唱する胎児心拍数波形のレベル分類と主観的分類の再現性（重み付けκ係数）

	判読者間再現性	判読者内再現性	
		Observer 1	Observer 2
日産婦レベル分類	0.70	0.77	0.73
主観的分類	0.59	0.69	0.72

判読者再現性：2人の周産期専門医による判読の一致率
判読者内再現性：同一医が2回判読した場合の1回目と2回目の判読の一致率
κ係数：0.61以上の場合，臨床上使用可能

産のシステムを取り入れている。したがって，医師連絡が必要な危険な胎児心拍パターンかどうか判読し，遅滞なく連絡できるようにすることが，当院の管理上重要な要素となる。当院では，日本産科婦人科学会周産期委員会の指針提唱後，特に産婦人科診療ガイドライン産科編に明記された後には助産師や看護師もこの指針を学習し，胎児心拍パターンがレベル2以上を呈した際にレベルと所見を医師に報告するよう取り決めている。特にレベル3以上が出現した場合，急速遂娩の可能性を考慮して直ちに報告すると同時に，監視の強化，保存的処置，急速遂娩の準備を進める。連絡を受けた医師は実際の波形を確認し，分娩管理方針を決定する。このように取り決めることで，異常胎児心拍数パターン出現時の報告のばらつきが減少し，報告漏れのリスクを減らすことができた。

　一方で，この分娩取り扱い指針は胎児心拍パターンのみを用いてレベル分類されているため，分娩を取り扱う者は方針決定の際，指針に加えて，①異常な波形が反復するかどうか，②基礎疾患の有無（例えば潜在的な胎児低酸素症の原因となる胎児発育不全や妊娠高血圧症候群の有無，羊水混濁の存在等），といった点を加えて考慮し，総合的に判断している。助産師や看護師への教育においても，指針と前述の二つの追加内容を理解し，報告の緊急度合いやその後の急速遂娩の準備の必要性について判断する能力の向上が重要である。そこで，当院では前述の分娩取り扱い指針を基に波形の連続性，妊娠中の異常や分娩進行状況も加味した独自のスコア「NRFSスコア」を考案し，教育に役立てているので紹介する。

NRFSスコア

1. NRFSスコアのシステム

　表4に当院で作成したNRFSスコアを紹介する。当院のNRFSスコアでは，ベースライン・基線細変動や一過性頻脈・合併症の有無も分娩取り扱い方針に影響を与える重要な要素と考え，評価に加えている。

1）ベースライン

　ベースラインの正常値では0点とする。165〜180 bpmの軽度頻脈で1点，心拍出量が保てない状態と考えられる200 bpmを超える高度頻脈は6点を加点する。同様に，100〜105 bpmの軽度な徐脈に3点，95 bpm以下の高度な徐脈に6点を加点する。

2）基線細変動・一過性頻脈

　一般に，基線細変動の減少・消失は胎児低酸素状態が推定されるため，基線細変動の減少に

表4 NRFSスコア

1. ベースライン	①	＞200			6	
		165〜180			1	
		110〜160			0	
		105〜110			3	
		≦95			6	
2. 基線細変動・一過性頻脈	②	増加			1	
		正常			0	
		減少または一過性頻脈の消失			2	
		消失			6	
3. 一過性徐脈・一過性徐脈出現頻度	③	一過性徐脈	なし	早発	遅発	変動	遷延
		軽度	—	0	2	1	4
		高度	—	3	3	3	4
	④	単発〜2回			0	
		頻発（3回以上）			1	
		連発（3回以上）遷延は2回			3	
4. 母児の状態	⑤	分娩加速期以前・分娩遷延・微弱陣痛のいずれか			1	
	⑥	FGR・羊水過少・羊水混濁のいずれか			1	
	⑦	妊娠37週未満			1	

NRFSスコア使用方法
①〜⑦の各枠より該当する点数を合計する
＊各枠で複数該当するものがあれば，点数の高いほうを優先する

2点，消失に6点を加点する。また，基線細変動の増加も同様に1点を加点する。さらに一過性頻脈の消失も，低酸素状態の初期症状が推定され，基線細変動の減少と同様に2点を加点する。このグループの中で複数の所見を含むものについては，その点数が高いほうを採用する。

3）一過性徐脈・一過性徐脈出現頻度

一過性徐脈は，その種類によって点数を加点する。一過性徐脈の定義は基本的には日本産科婦人科学会周産期委員会の定義に則るが，Kubliら[5]の報告に基き，最下点が70 bpm未満で60秒を超えるものを高度（日産婦の定義とは異なる）とした細分類を加えている。

さらに，その出現頻度によっても加点することを試みた。子宮収縮毎に3回以上連続して出現するものを連発（遷延一過性徐脈の場合は2回）とし3点，3回以上出現するが連続性のないものを頻発として1点，単発〜2回未満の場合は0点を加点する。

このカテゴリーの中でも，複数の所見があてはまる場合には，一過性徐脈＋出現頻度の点数が高い所見を採用する。

4）母児の状態

母児の状態についても加点する。まず，分娩状況で分娩に時間を要する微弱陣痛等の所見があれば1点を加える。基礎疾患に関しても，胎児低酸素を起こしやすい状態が推定されるFGR・羊水過少・羊水混濁のいずれかが認められる場合，1点加点する。最後に37週未満の早産も胎児の未熟性を考慮し，1点加点する。以上のように，母児の状態によって，最高3点が加点される。

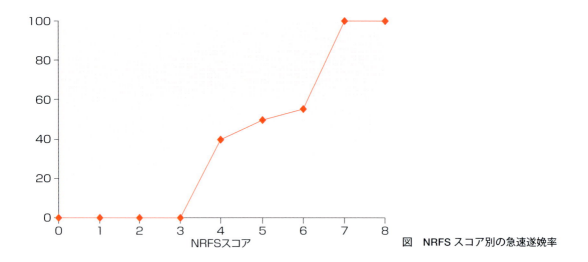

図　NRFSスコア別の急速遂娩率

表5　NRFSスコアによる教育：医師連絡と対応について

点数	連絡	対応
0点		自然経過観察
1〜3点	定時連絡	分娩監視強化
4点	直ちに連絡	厳重な分娩監視
6点	直ちに連絡	急速遂娩の準備，新生児蘇生の準備

　以上のように，ベースライン，基線細変動・一過性頻脈，一過性徐脈・出現頻度，母児の状態からそれぞれ加点し，最終評価とする。すなわち，NRFSスコアの太枠からそれぞれ該当項目を一つずつ選び，その合計得点が最終評価の点数となる。

2. NRFSスコアによる教育：分娩取り扱いの基準

　NRFSスコアによる分娩取り扱い基準を設定する前に，事前調査を行った。その結果，NRFSスコア別の急速遂娩率を検討すると，NRFSスコア0〜3点では急速遂娩となった症例はなかったが，4点から増加し，7点以上では100％が急速遂娩であった（図）。ROC（receiver operating characteristic）曲線では，NRFSスコア6点をカットオフ値とした時に，感度0.69，特異度0.87で急速遂娩の予告ができるという結果が得られた。この結果から，4点では直ちに医師へ連絡，6点以上の場合には急速遂娩と判断するのが最も適切と考えられた（表5）。このNRFSスコアは未だ試行段階であり，臨床応用には更なる検討を要する。

CTG判読のカンファレンス

　当院では胎児心拍数波形を理由に緊急遂娩を行った症例全例と，その他判断に迷った症例等について，毎週医師と助産師や看護師を交えたカンファレンスを行っている。CTGの判読は検者間再現性が低いことが知られており，判読に際して意見が異なることもよくある。そのような場面では，スタッフ内で意見を出し合って，波形の判読と対応について振り返りを行い，検者間再現性を高めるよう努力している。このようなカンファレンスも，診療チーム全体の

CTG 波形の判読能力を向上させ，適正な現場での対応を可能にしていると考える。

おわりに

　CTG の判読方法に関する教育やトレーニングは，院内助産システムを運用する上で重要な課題となる．一般的に CTG の判読は，判読者の経験に左右され，さらに教育実施者の経験（主観）にも影響されやすいため，再現性が低く，教育自体が困難である．胎児心拍数波形の分類に基づく分娩時胎児管理の指針やスコアリングシステムの活用はこのような問題を軽減し，教育精度の向上に有益な方法と推察される．さらに，CTG 判読のカンファレンス等による日常の努力は，診療チーム全体の判読力向上に必要不可欠であると考えられる．

文　献
1) Antenatal Diagnosis Ⅲ, NIH publication, Washington DC, 1979
2) Lotgering FK, Wallenburg HC, Schouten HJ：Interobserver and intraobserver variation in the assessment of antepartum cardiotocograms. Am J Obstet Gynecol 144：701-705, 1982
3) Borgatta L, Shrout PE, Divon MY：Reliability and reproducibility of nonstress test readings. Am J Obstet Gynecol 159：554-558, 1988
4) Hayashi M, et al：Fetal heart rate classification proposed by the Perinatology Committee of the Japan Society of Obstetrics and Gynecology：Reproducibility and clinical usefulness. Journal of Nippon Medical School 79：2012
5) Kubli FW, et al：Observations on heart rate and pH in the human fetus during labor. Am J Obstet Gynecol 104：1190-1206, 1969

（林　昌子，中井　章人）

26. CTG 判読トリアージと標準化への試み

はじめに

　出産時のより高い安全性と満足度が希求される今日の産科臨床現場で，産婦に寄り添う我々産科スタッフの役割と責任はますます重くなるばかりである。当院は，年間出産数約1,000件の有床（19床）診療所にて，正常出産に関しては医師（8名）・助産師（20名）・看護師（10名）の連携チームの中で，臨床経過に伴う多くの初期判断は他施設と同じく助産師に依存されているのが現状である。一方，助産師養成課程カリキュラムにおける胎児心拍数陣痛図（CTG）の講義時間数は十分とはいえず，国家資格取得後にCTG判読トレーニングが充実しているともいえない。これは助産師だけの問題でなく，産科医師・産科看護師も同じであり，ここに我が国の産科臨床における看過できない課題があると認識している。

　そこでより安全な分娩管理を目指して，CTG判読を繰り返し学ぶことにより，スタッフ間の標準化とシステム化を計りつつ，分娩時リアルタイムマネジメント法[1,2]を医師・スタッフ全員で受け入れ，同じ判断基準で適切な行動をとることができるための取り組みを試みる機会を得たので，その我々なりに試行錯誤しながらのトレーニング経過を振り返り，その結果についていくらかの考察を加えながら報告させていただく。

CTG 判読上のマネジメント・トリアージと標準化への試み（当院の場合）

　より安全な分娩管理マネジメントシステム導入のためには，産科医師だけでなく助産師・看護師等，産科スタッフ全員が，CTGを正しく判読でき，適格な臨床判断と行動ができるようになる必要性があるとの認識の下に，ISO9001認証（2001年取得）時の手法を参考に，CTGトリアージへの取り組みと品質管理を目的としたプロジェクトチームができた。

1. プロジェクトチームと勉強会

　チームの構成メンバーは，医師2名，助産師3名，看護師2名にて，期間は1年間，毎月1回3時間の企画・検討会を開催し，当初はCTGの事例検討と問題集作りからキックオフした。ファシリテーターは当時国立循環器病センター（NCVC）周産期科部長（現　三重大学教授）の池田智明先生に，月1回週末の土曜日半日を利用してお願いした。当初から池田先生のご指導の下「このプロジェクトが成功すれば，我々の臨床現場が変わる」，「CTG判読の標準化とシステム化は産科スタッフへのベネフィットが大きい」そして「我々がモデルケースとなり伝道師を目指そう！」，「マンパワー不足の産科業界にとって朗報である」との大きな夢と高い志を抱いてのスタートであった[3]。

　この高いモチベーションのすべては2006年3月，カリフォルニア大学サンフランシスコ校（UCSF）のJulian Parer教授による院内講演会が契機となりブレイクした。講演内容は「胎児心

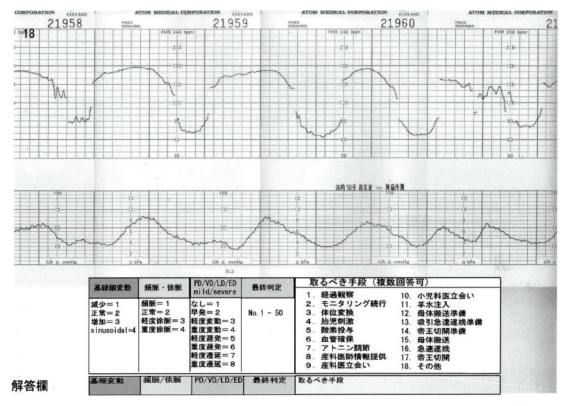

図1　本調査にて使用されたCTG判読テスト事例
下段の解答欄に解答番号を選択し記入する

拍数モニタリングの最新情報と臨床的応用について」であり，池田先生に通訳と解説をしていただいた。これ以降，スタッフ間のCTG判読への意識の高まりとともに新しい分娩管理システム構築への意欲が高まり，毎月の勉強会とプロジェクト進捗検討会が開かれた。

　これらの勉強会を通して大きく変わった点は，①心拍数基線細変動の評価を最優先する，②心拍数基線は2分以上で評価し，正常脈を110〜160 bpmとして，5の倍数として表記する，③一過性徐脈における30秒ルールの徹底，④一過性徐脈の軽度と高度の判定基準の明確化，⑤遷延一過性徐脈は2分間以上持続をもって判定し，80 bpm未満を高度とする，⑥臨床対応と処置の5段階レベル分類は，我々のローカルルールとの整合性を6カ月後に再検討する，―であった。

　この導入には時機が熟していたためか，水を得た魚のごとくスタッフ自らが，自主的に当院で経験した特筆的な症例を1例ずつ選び出し，各々CTG判読とアクションについて各自が学びながら，CTG診断力向上とアクションの妥当性検討を繰り返していった。

2. CTG判読テストを全員参加で実施（計3回のテストによるトレーニング）

　キックオフから2カ月後に産科医師・産科病棟スタッフでCTG判読テストを実施した（図1）。プロジェクトチームで検討し選択したCTG 24例をコピーし，問題集とした。ベテラン医師から助産師，そしてそれまでCTGに興味を抱いていなかった看護師まで病棟医療スタッフ全員が，各勤務の合間に，解説用小冊子「胎児心拍数パターンを基にした分娩時リアルタイムマネー

ジメント法，2006年4月初版」（全員に配布）をめくりながら，第1回目テストに挑戦した。

　このテスト結果は，個々の正診率を競ったり比較したりするものではなく，医療スタッフとチームのCTG判読の標準化と全員のレベルアップ（品質管理）が目的とされているため，オープンで明るく前向きに取り扱われるように配慮された。さらに単なる正解合わせに終わらせないために，再度池田先生にお願いして，「テスト後の勉強会」を開催した。勉強会直前に各自の回答を返却し，そのまま1例ずつスライドでスクリーン上に写し出して，各症例についてCTGの読み方・診断根拠とアクション等を解説していただいた。参加スタッフは，各々自分の回答用紙をみながら，その場で正解を確認できた。勤務の都合で不参加のスタッフには，参加スタッフまたはプロジェクトチームのメンバーが個々に説明した。これらの回答用紙は，勉強会実施後にすべて再回収し，実施プロトコールに基づいて2カ月後に第2回目のCTG判読テストを実施した。この勉強会における学習効果判定のために，CTG問題は同じものをシャッフルして，前回と同様に実施した[3]。

　第2回目テスト後にも，再度池田先生にお願いして，解答とともに各CTGの解説とアクションコメントをいただいた。それからさらに約6カ月後，第3回目のCTG判読テスト（CTG症例は更新）を実施した。その後3回分のテスト結果は，正解と解説を添えて全員に返却し，各自の振り返りと自己学習に供した。

3. 合計3回のCTG判読テスト結果（表）にみる学習効果と問題点

　1回目と2回目のテストは，シャッフルして並べ替えただけの同症例のCTGであったが，得点率に改善がみられたのは，①基線細変動（中等度），②一過性徐脈（軽度変動性，軽度・高度遅発性，軽度遷延性），③対処と処置（レベル3，5）であった（$p < 0.05$，proportional test）。3回目のテストは，CTG問題を更新しているが，学習効果として有意に改善したのは，基線心拍数頻脈と一過性徐脈の正診率のみであった。一過性徐脈の正診率は，1回目56％，2回目55％，3回目61％と，ほかの所見項目に比べて有意に低いので，さらなる学習効果を期待するには一過性徐脈に関する重点的な判読トレーニングが重要であるといえる[4]。さらに臨床診断とアクションに直結するグループ別カラーレベル判断の正診率が，各々60％，53％，56％であるのは低すぎると思われる。中でも産科特有の緊急対応が求められるレベル4（オレンジ）とレベル5（レッド）の判断は，限りなく100％に近い正診率を目指して，今後さらなるトレーニングの必要性があると痛感した。

　これらが契機となり，その後継続的にCTG判読トレーニングを可能とするための試みとして，当院HP上にて練習問題とテストをアップ（パスワードで関係者のみ利用）したり，モバイルCTGモニター（トーイツKK社製）や集中トレーニングCD-ROM（池田智明著，メディカ出版，2010年3月）等，CTGブームの高まりからブレイクへと発展していった。

多施設大規模調査によるCTG判読力向上のための質的特性評価

1. 全国産科開業54施設におけるCTG判読テスト（TOGトライアル）

　多施設を対象として産科診療に携わる医療スタッフのCTG判読力調査が，我々も所属する東京オペグループ（TOG）会員54施設における産科スタッフ1,182名（産科医97名，助産師

表　当院合計3回およびTOGのテスト結果集計

		test 1	test 2	test 3	TOG
baseline variability（基線細変動）	accuracy（正診率）	76	<u>78</u>	75	78
	loss of variability（消失）	81	75	80	77
	moderate variability（中等度）	73	<u>81</u>	73	78
baseline heart rate（基線心拍数）	accuracy（正診率）	95	88	95	93
	tachycardia（頻脈）	73	59	<u>92</u>	87
	normocardia（正常脈）	99	94	95	94
deceleration（一過性徐脈）	accuracy（正診率）	56	55	<u>61</u>	57
	no deceleration（なし）	94	73	71	76
	early deceleration（早発）	—	—	59	66
	mild variable deceleration（軽度変動）	25	<u>29</u>	<u>45</u>	43
	severe variable deceleration（高度変動）	100	64	91	88
	mild late deceleration（軽度遅発）	38	<u>45</u>	45	33
	severe late deceleration（高度遅発）	19	<u>36</u>	<u>59</u>	58
	mild prolonged deceleration（軽度遷延）	46	<u>50</u>	55	41
	severe prolonged deceleration（高度遷延）	90	88	88	78
group judge（グループ別判断）	strict judge（パターン番号）	46	42	43	42
	カラー分類	60	53	56	54
	green group（グリーン）：レベル1	61	50	63	68
	blue group（ブルー）：レベル2	62	46	56	53
	yellow group（イエロー）：レベル3	55	<u>57</u>	55	51
	orange group（オレンジ）：レベル4	60	56	55	49
	red group（レッド）：レベル5	57	<u>64</u>	59	43

基線細変動・基線心拍数・一過性徐脈の正診率（％）ならびにパターン番号・カラー分類一致率（％）
・test 1, 2は同じCTG問題をシャッフルして使用（n＝14）
・test 3はCTG問題更新（n＝22）
・TOGは，全国多施設大規模調査（n＝1,182）
・下線＿は，改善所見項目（学習効果が期待できる）

353名，看護師732名）の協力で実施された。

2. CTG問題作成とテスト前伝達講習会

　問題は当院集積CTG例から，米国NICHDの分類に基づきCTG波形配分のバランスを考慮し，25問を選択して作成した。テスト前に各施設の代表者を対象に，分娩時リアルタイムマネジメント教育者研修会（池田先生講義，当院の宮木医師講義，友野助産師体験発表）を開催し，代表者には帰院後各施設で配布された解説用小冊子「胎児心拍数パターンを基にした分娩時リアルタイムトリアージ法」に沿って参加者対象のテスト前伝達講習会をしてもらった。

3. 調査結果と考察

　調査（テスト）は2007年3月に各施設で実施され，結果は大量であったが当院にて集計し宮木が解析した（表，TOG）。解析には相関分析，一元配置分散分析を用いた。正診率は基線細変動/基線心拍数/一過性徐脈に関して各々78.1/92.8/56.8％であり，やはりCTG判読のトレーニングには最も低い正診率を示した一過性徐脈に重点をおくべきであることが確認された（表，TOG）。また平均点の高い施設ほど，得点の分散値が低い傾向がみられた（$p = 0.008$）（図2）。

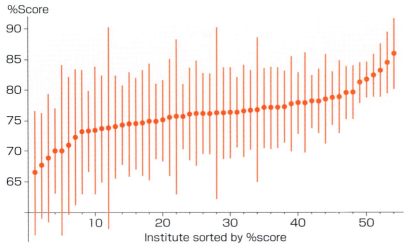

図2 医療施設毎の平均正診率
平均点の高い施設ほど得点の分散値が低い傾向がみられた($p=0.008$)

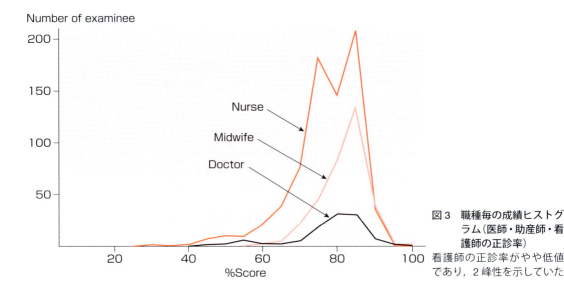

図3 職種毎の成績ヒストグラム(医師・助産師・看護師の正診率)
看護師の正診率がやや低値であり、2峰性を示していた

職種別では医師/助産師/看護師の正診率は、77.4 ± 6.9/78.1 ± 7.4/74.4 ± 8.9%(平均± SD)であり、看護師の正診率だけがやや低値であった($p < 0.001$)。さらに施設の職員数は成績に関係なく、施設の成績順位が、その施設毎の看護師の成績と相関している($p < 0.01$)との結果は興味深く、注目される。職種毎の成績ヒストグラム(図3)が示すように、看護師が示す2峰性の低い側の正診率の山を解消する対策として学習トレーニングを繰り返したり、CTG判読に興味を抱けるようになる勉強会を企画する等、工夫と改善への必要性が示唆された[5]。

CTG判読による分娩時リアルタイムマネジメント法導入について

　ここで、我々がなぜこの分娩時リアルタイムマネジメント法導入に取り組む動機を抱くようになったのか、当時の記録を整理して振り返ってみたいと思う。2006年に米国UCSF教授(当時)Parer先生より「胎児心拍数モニタリングの最新情報と臨床的応用について」をご講演してい

ただき，我々は正に「目から鱗」状態のインパクトを受けた。講演冒頭のスライドから米国多発テロ9・11事件を思い起こすワールドトレードセンタービルに衝突する旅客機の画像は今も瞼にくっきり刻まれている。産科の臨床は，確かにテロ対策に匹敵するリスクマネージメントの現場であると思い知らされた瞬間であった。

1. 産科臨床現場へのトリアージ導入

Parer教授が提示された警戒レベル5段階トリアージの概念は産科の現場に導入可能であり，CTG判読の統一見解と標準化が進めば産科臨床の現場が変わり，スタッフのモチベーションが高まり，QOLも向上すると確信した。当時（2006年3月）は我々にはもちろんのこと，我が国においてもこの概念はなく，身震いするほど衝撃的であった。マンパワー不足と過重労働の中で予測不能な突発事象やハイリスク症例への対応，そして医療訴訟多発傾向等，産科医療の危機が懸念される時代的局面にて，「暗やみに一条の光明を得る」のごとく，直感的に「我々はこれを導入したい」と強く思った。多忙な池田先生にもファシリテーターとして，1年間の期間限定とはいえ無理をお願いして，プロジェクトが始まった。

2. CTG波形診断の統一化と対応処置に関する標準化

当時のCTG診断基準は，大学や地域間で解釈に微妙な差異があり，産科スタッフ間でも異なるために，新入職スタッフとはたびたびディスカッションして，ローカルルールへの意見統一とガイドラインの修正が必要とされた。当院CTGリアルタイムトリアージ導入後は，完璧ではないにしても判断基準が統一化され，アクションへの標準化が意識されながら，産科スタッフ間に徐々に浸透し，定着しつつある。そして，2011年4月には，「産婦人科診療ガイドライン産科編2011」として正式に我が国におけるCTG診断基準が示され，さらに2011年11月には，美しく上梓された診療ガイドライン小冊子「分娩監視装置モニターの読み方と対応」（日本産婦人科医会医療安全委員会発行）が全会員に配布され，とても使いやすく重宝している。

おわりに

我が国における出産には必須となりつつあるCTGが臨床に導入されてから50余年，CTG機器や胎児心拍数モニタリングシステムは，今では我が国の産科施設に広く普及している。学会・研究者と臨床現場において長らく切望されていたCTG診断基準および臨床対応に関する判断基準が，「産婦人科診療ガイドライン産科編2011」として日本産科婦人科学会・日本産婦人科医会で合意され，世界に先行して2011年公式に提示された。以後，産婦人科診療ガイドライン産科編は2014，2017と改訂され，胎児心拍数波形分類に基づく対応と処置に関して内容の変更が示された。2014では波形レベル2の症例に対し助産師の対応として「経過観察または連続監視，医師に報告する」とされていた[6]ものが，2017では「連続監視，医師に報告する」と改められた[7]（推奨レベルC）。今後も症例の蓄積や新たな知見に伴い，判読基準や推奨される対応の変更が想定されるため，随時アップデートしていくことが必要である。

また，スタッフの新規採用や異動に伴い新たに判読のトレーニングを行う必要もある。このため当院では，新規職員への胎児心拍数モニタリング判読トレーニングや医師，助産師，看護師が参加する定期的な勉強会，症例検討会を行い，スタッフ間での知識の維持向上と新しい知

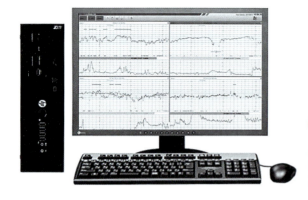

図4 最新分娩監視システム（GE 社製 Trium2.0）によるCTG モニター（4 画面表示）
日産婦学会ガイドラインに準拠してCTG の経時変化をリアルタイム判定し，参照レベルカラー分類にてリスクを可視化するとともにアラーム音で報知する

見の共有に努めている。

　我々臨床医は，この画期的な CTG トリアージのガイドラインに基づき産科医療の安全性と確実性の担保を目指して今後ともさらに研鑽を重ね，トレーニングを繰り返していきたいものである。さらに業界の動きも活性化され，最近当院に導入された分娩監視システムは，海外に先駆けて開発され，日本産科婦人科学会ガイドライン準拠の通知機能を兼備し，産科診療スタッフをサポートしてくれる（図4）。このように産科スタッフをサポートし，我々の QOL を向上させる産科周辺機器やサポートシステムが今後さらに開発され，充実することを期待するものである。

　最後に，このたびの「CTG 判読による分娩時リアルタイムマネジメント法」導入プログラムにかかわってくださったすべての方々に深く感謝申しあげます。中でも Julian Parer 先生と池田智明先生には，筆舌に尽くせないほどのご指導とご配慮をいただきました。心より感謝申しあげます。

文　献

1) Parer JT, Ikeda T：A framework for standardized management of intrapartum fetal heart rate patterns. Am J Obstet Gynecol 197：26. e1-6, 2007
2) 池田智明：胎児心拍数モニタリングを基にした分娩管理法．ペリネイタルケア 26：350-356, 2007
3) 友野康江，宮木康成，三宅　馨：「胎児心拍数パターンを基にした分娩時リアルタイムマネージメント法」導入に取り組んで．ペリネイタルケア 26：356-361, 2007
4) 友野康江：スタッフ全員で学習に取り組み，モニター判断力を磨く．ペリネイタルケア 27：692-695, 2008
5) 宮木康成，三宅　馨，友野康江，他：胎児心拍モニタリング理解度の調査．東京オペグループ会誌 51：81-83, 2012
6) 日本産科婦人科学会／日本産婦人科医会：産婦人科診療ガイドライン産科編 2014, 2014
7) 日本産科婦人科学会／日本産婦人科医会：産婦人科診療ガイドライン産科編 2017, 2017

（三宅　貴仁，友野　康江，宮木　康成）

27. 新生児専門医に必須な胎児心拍数モニタリングの基礎知識

はじめに

　胎児心拍数モニタリングは，歴史が古いものの未だに改訂を繰り返している事実が示すように，その評価法については定まっていないのが現状である[1]。一方，新生児が周産期低酸素性脳症になった際には，分娩経過中の胎児心拍モニタリング所見が重要な判断材料とされる等，周産期医療にとって必要不可欠な検査法として定着している。そこで本章では，新生児専門医に必須な胎児心拍数モニタリングの基礎知識として，米国家庭医学会（American Academy of Family Physician：AAFP）での胎児心拍数モニタリングの解説と解釈を中心にして[2]，胎児状態が良好と考えられる心拍数モニタリングの状態（米国の National Institute of Child Health and Human Development：NICHD 基準でカテゴリーⅠ）と，胎児の状態が悪いと考えられる状態（NICHD 基準カテゴリーⅢ）を中心に解説する。

CTG 判読上のマネジメント・トリアージと標準化への試み（当院の場合）

　AAFP の中で行われている Advanced Life Support in Obstetrics（ALSO）のカリキュラム内での記憶法で紹介されている胎児状態の把握法を紹介する（表1）。

1. Determine risk（DR：リスク評価）

　例えば，早産，FGR，妊娠高血圧症候群，絨毛膜羊膜炎等のリスクが胎児にあるかどうかを最初に判断する。

2. Contractions（C：子宮収縮評価）

　胎児心拍数パターンを判断するためには，陣痛曲線が正確に記録されている必要がある。日本においては外側式の圧トランスデューサーを使用することがほとんどであるため，装着法に誤りがないか確認する。その上で陣痛が10分間に5回以下の場合正常と判断し，5回を超える時「tachysystole ＝頻収縮」と判断する。

3. Baseline rate（BRA：基準心拍数評価）

　基準心拍数の正常値は 110〜160 bpm であり，異常値の際には，原因究明を行う。

4. Variability（V：基線細変動評価）

　基線細変動は胎児の中枢神経系の状態を評価するために最も重要な情報であるとされている。NICHD では，6〜25 bpm の変動が正常であると定義している。

5. Accelerations（A：一過性頻脈）

　胎動や音響刺激に伴う急激な胎児心拍数の上昇があ

表1　米国家庭医学会（American Academy of Family Physician：AAFP）での胎児心拍モニタリングの把握法

DR：Determine risk
C：Contractions
BRA：Baseline rate
V：Variability
A：Accelerations
D：Decelerations
O：Overall assessment and written plan

る場合，胎児の状態は良好と判断する。

6. Decelerations（D：一過性徐脈）

20分間の子宮収縮の50％以上に認められる胎児心拍数の低下を反復（recurrent）の一過性徐脈と分類し，それより少ない場合は間欠的（intermittent）と分類する。また，胎児心拍数下降の過程を緩徐（gradual）と急速（abrupt）に分けて，一過性徐脈を下記のように分類する。

1）Early decelerations（早発一過性徐脈）

子宮収縮の開始とともに発生して，ピーク時に最下点となり，子宮収縮終了とともに消失する緩徐な一過性徐脈をいう。胎児頭部の圧迫により生じるとされる。

2）Variable decelerations（変動一過性徐脈）

子宮収縮に一致するもののさまざまなタイミングおよび形態で発生する一過性徐脈で，心拍数低下は少なくとも15 bpm以上で，持続時間は15秒以上2分未満持続するものをいう。急速な心拍数低下や回復，基線細変動が保たれていて，子宮収縮に際して心拍数低下を起こす直前，直後に一過性の心拍数の上昇を伴うことが特徴とされる。その多くは，子宮収縮に伴う臍帯の圧迫によるものと考えられており，問題は少ないと判断される。しかしながら，胎児低酸素症を伴い，遅発一過性徐脈になることがあるので注意が必要である。

3）Late decelerations（遅発一過性徐脈）

子宮収縮より常に遅れて開始し，対称的にきれいな形で，子宮収縮のピークより遅れて最下点に達して，子宮収縮が収まってから遅れて戻るような緩徐な一過性徐脈をいう。子宮胎盤循環不全によるものとされるが，一時的な母体血圧低下や過強陣痛によって起こる場合もある。また，早期の遅発性一過性徐脈は，徐脈の程度が軽く，診断が難しい場合もあるので細心の注意が必要である。

4）Prolonged decelerations（遷延一過性徐脈）

2分以上10分未満の持続する徐脈を遷延一過性徐脈という。急激な分娩の進行に伴う胎児頭部圧迫や臍帯圧迫，子宮胎盤循環不全等の原因が考えられる。

7. Overall assessment（O：総合判断）

総合判断については，NICHDおよび日本産科婦人科学会によるたびたびのモニター所見の解釈改訂に示されるように，難しい場合も多い。

新生児専門医に必須なポイント

NICHDのカテゴリー分類がシンプルであり，新生児専門医に有用である。NICHDの分類では，三つのカテゴリーに分けられ，カテゴリーⅠは正常，カテゴリーⅡは中間，カテゴリーⅢは異常という分類（表2）[3]となっている。新生児専門医は，この中でカテゴリーⅠとⅢを理解する必要がある。

カテゴリーⅠは，基準心拍数，基線細変動は正常で一過性徐脈を認めないパターンで，胎児状態はよいと考えられ，持続的なモニタリングでよいとされている。

カテゴリーⅢは，10分以上の持続性の徐脈が認められたり，基線細変動の消失を伴った一過性徐脈の繰り返しやサイナソイダルパターンとされ，子宮胎盤循環不全や胎児低酸素血症，

表2 NICHD分類カテゴリーⅠ〜Ⅲとその対応（Macoonesら，2008より一部引用，改変）[3]

NICHD分類Ⅰ	以下のすべてが認められると胎児の酸塩基平衡は正常であることを示す。 基準心拍数：110〜160 bpm 基線細変動正常 変動・遅発性一過性徐脈を認めず 早発一過性徐脈の有無は無関係 一過性頻脈の有無は無関係
NICHD分類Ⅱ	分類Ⅰ，またはⅢに当てはまらないもの
NICHD分類Ⅲ	以下の1）または2）の所見が認められた際には胎児はアシドーシスとなっている可能性が高い。酸素投与，体位変換，昇圧剤，陣痛促進剤の中止を考慮する。 1）基線細変動の消失と 　（ア）繰り返す遅発一過性徐脈 　（イ）繰り返す変動一過性徐脈 　（ウ）徐脈（基準心拍数低下） 2）サイナソイダルパターン

アシドーシスを示すものと考えられている。

以上の二つのカテゴリーを理解することが必須であり，その中間がカテゴリーⅡで胎児状態の判断が難しい領域が含まれるという理解が新生児専門医に必須であろう。

付記

前項で述べた二つのカテゴリーはわかりやすいが，実際のCTGの大半はカテゴリーⅡに入ってしまい対応に苦慮する場合も少なくない。そこで，日本産科婦人科学会では，3段階ではなく5段階に分類して，それぞれどのような処置・対応をしたらよいかの提言を行っている[4,5]（詳細は「15．心拍数波形のレベル分類に基づく分娩時胎児管理指針」参照）。

文献

1) ACOG Practice Bulletin. Management of intrapartum fetal heart rate tracings, 116, 2010
2) Baily RE：Intrapartum fetal monitoring. American Family Physician 80：1388-1396, 2009
3) Macones GA, Hankins GD, Spong CY, et al：The 2008 National Institute of Child Health and Human Development Workshop Report on Electronic Fetal Monitoring：Update on Definitions, Interpretation, and Research Guidelines. Obstet Gynecol 112：661, 2008
4) 日本産科婦人科学会周産期委員会：胎児機能不全の診断基準の作成と検証に関する小委員会報告（委員長　岡井崇）．日産婦誌60：1220-1221, 2008
5) 日本産科婦人科学会周産期委員会：委員会提案―胎児心拍数波形の分類に基づく分娩時胎児管理の指針（2010年版）．日産婦誌62：2068-2073, 2010

（田中　守）

索引

A

AAFP	195
acceleration	57, 71, 105, 116, 195
Advanced Life Support in Obstetrics	195
AFI	37
ALSO	195
American Academy of Family Physician	195
amniotic fluid index	37
antepartum fetal surveillance	33

B

baseline rate	195
baseline variability	64
beat–to–beat variability	64
beat–to–beat 計測	18
behavioral state	16, 65
Biophysical profile score	36
BPP	36
BPP における評価項目	36
BPS	36
bradycardia	13, 57

C

Caldeyro–Barcia 分類	41
cascade の概念	38
cerebral palsy	147, 165
contraction stress test	34
Contractions	195
CST	34
CST の判定基準	34
CTG 異常	177
CTG 異常時の分娩方法	178
CTG 異常の種類	177
CTG の判読	112
CTG の目的	10, 11
CTG の臨床成績	177
CTG 判読トリアージ	188
CTG 判読トレーニング	188
CTG 判読のカンファレンス	186

D

deceleration	58, 72, 106, 116, 171, 172, 196
Determine risk	195

E

early deceleration	13, 58, 106, 116, 196

F

FBM	36, 90
fetal behavioral states	35
fetal breathing movement	36, 90
fetal distress	16
fetal hypoxemia	32, 77
fetal hypoxia	32, 58, 64
fetal inflammatory response syndrome	144
FHR baseline	104, 115
FHR baseline variability	104
FIRS	144
fluctuation	64, 65

H

HIE	165
Holter 型胎児心電図	89
Hon 分類	40
Human Behavioral States 分類	35
hypoxic ischemic encephalopathy	165

I

interstitial cells of Cajal	84
intrapartum fetal surveillance	32

J

jitter	25, 26, 99, 163

L

late deceleration	13, 15, 66, 107, 116, 196
long-term variability	54, 64
LTV	54, 64

M

MBPP	38
modified biophysical profile	38

N

NICHD カテゴリー分類	196
NICHD 定義	43
NICHD 分類	43
non-reactive NST	118
non-reassuring fetal status	16, 46
non-REM 期	65
non-REM 睡眠状態	115
non-stress test	35, 114
NRFS	46
NST	35, 114
NST の記録時間	115
NST の記録速度	114
NST の実施時期	115
NST の判定基準	117
NST の判読	115
NST 判読での注意点	121

O

OCT	83
Overall assessment	196
oxytocin challenge test	83

P

periodic or episodic change of FHR	57, 105
pH 値	71
prolonged acceleration	106
prolonged deceleration	13, 61, 107, 117, 196

Q

QT 延長症候群	90

R

R-R wave interval	64
reactive NST	117
REM 期	65

S

S/N 比	25
Sawtooth FHR pattern	134
short-term variability	54, 64
sleeping phase	115
STV	54, 64

T

tachycardia	57
TOLAC	158
Trial of labor after cesarean delivery	158

U

UPI	33
uteroplacental insufficiency	33

V

variability	64, 195
variability 判読	65
variable deceleration	13, 60, 107, 116, 196
VAS	119

VAST	115
vibro-acoustic stimulation	119
vibro-acoustic stimulation test	115

W

wandering baseline	57

あ

明らかな異常パターン	120
アシデミア	66
アシドーシス	62, 70, 117, 118
アシドーシスとモニタリング所見	73
アシドーシスのリスク評価	49
圧受容体	52, 60
圧受容体刺激	64

い

一過性徐脈	58, 72, 106, 116, 171, 172, 196
一過性徐脈の判読	172
一過性徐脈の分類法	40
一過性頻脈	57, 71, 105, 116, 195
一過性変動	116
院内助産システム	182

え

英国の胎児心拍数パターン分類	47
遠心性刺激	52

お

オキシトシン負荷試験	83
音振動刺激	119
音振動刺激試験	115

か

ガードリング型外測陣痛計	85
外測陣痛計	21, 22, 29, 85
外測陣痛計測	21, 28
外測陣痛計のサイズ	85
外測陣通計のセンシング機構	22
外測法	84
化学受容体	53, 60
化学受容体刺激	64
カナダの胎児心拍数パターン分類	47
過捻転	137
カハール細胞	84
管理指針	177

き

期外収縮	100
基準心拍数評価	195
基線細変動	54, 72, 77, 115, 171, 173
基線細変動減少	110, 122
基線細変動消失	111
基線細変動正常	110
基線細変動増加	78, 111, 122
基線細変動に影響する因子	121
基線細変動の判読	173
基線細変動評価	195
求心性刺激	52
急性実験	76
教育	182
筋運動受容体	53

け

頸部巻絡	138
血圧調節系の分類	51
検者間誤差	171
検者内誤差	171
巻絡	137

こ

交感神経	64
誤カウント状態	25

固定(用)ベルト	101, 114	
コンボリューション積分	29	

さ

臍帯圧迫	33
臍帯異常	136
臍帯炎	146
臍帯下垂	62, 140
臍帯巻絡	138
臍帯静脈	83
臍帯脱出	33, 62, 140, 150, 155
臍帯動脈	83
臍帯動脈血 pH 値	70
臍帯付着部異常	138
サイトメガロウイルス感染症	73
サイナソイダルパターン	68, 105, 111, 116, 121, 132, 163, 171, 174
サイナソイダルパターンの出現原因	132
サイナソイダルパターンの判読	174
サイナソイダル様波形	174
坂元分類	41
産科合併症	144
参照系独立成分分析法	89

し

子宮過剰収縮	62
子宮筋の自発収縮	84
子宮収縮	84
子宮収縮曲線	85
子宮収縮の基本的性質	83
子宮収縮評価	81, 83, 195
子宮胎盤機能不全	33
子宮胎盤血流量	81
子宮胎盤循環	82
子宮内圧	29
子宮内感染症	144
子宮破裂	62, 150, 158
子宮平滑筋	83
指向性	18, 29
自己相関	19, 29
自己相関法	24, 96
持続収縮曲線	85
ジッタ	25, 26, 99, 163
児頭圧迫	58
児頭誘導胎児心電信号	17
重症胎児低酸素血症	58
絨毛膜羊膜炎	58, 144, 146
受傷からの推定期間	166
循環調節	51
瞬時心拍数	18
常位胎盤早期剥離	150
小収縮曲線	85
徐脈	13, 57
徐脈性不整脈	58
心奇形	73
心筋虚血	90
神経学的予後	144, 147
信号対雑音比	25
新生児仮死	179
心臓の発生	55
陣痛	21, 84, 100
陣痛計	21
陣痛計測	21
陣痛図	100
陣痛の質	87
陣痛の周期	103
陣痛波形	100
心拍数基線細変動	91
心拍数細変動	90
心拍数測定方法	19
心拍数パターン分類	40
心拍数変動波	64, 65

す

睡眠サイクル	54
ステロイド投与	122

せ

生起時刻	18
切迫早産	144, 155
ゼロ設定	102
遷延一過性徐脈	13, 61, 107, 117, 196
遷延一過性徐脈の原因	62
遷延一過性頻脈	106
前期破水	144, 155
染色体異常	73
全身性炎症反応	144
前置血管	138

そ

総合判断	196
相互相関	29
早産	144
双胎妊娠	125, 138
双胎妊娠での同時胎児心拍数記録	126
双胎用の分娩監視装置	102, 125
早発一過性徐脈	13, 58, 106, 116, 196

た

胎児 well-being	88, 114
胎児が健康であると判断できる条件	118
胎児仮死	16, 46
胎児監視用	29
胎児機能不全	16, 110, 182
胎児呼吸様運動	36, 90
胎児ジストレス	46
胎児循環	83
胎児状態評価	34
胎児徐脈	57
胎児徐脈の原因	58, 119
胎児心音信号	17
胎児信号	17
胎児心磁信号	17
胎児心電信号	17
胎児心電図	88
胎児心電図計測	89
胎児心電図検査法	88
胎児心電図装置	88
胎児心拍信号	17
胎児心拍数	51, 57
胎児心拍数異常波形の研究	76
胎児心拍数一過性変動	57, 105
胎児心拍数基線	104, 115
胎児心拍数基線の異常	119
胎児心拍数基線細変動	104
胎児心拍数細変動	64
胎児心拍数図の品位	23
胎児心拍数の変化	70
胎児心拍数波形	70, 104
胎児心拍数波形の分類	104, 110
胎児心拍数波形の分類に基づく分娩時胎児管理の指針	104, 110
胎児心拍数波形のレベル分類	110, 183
胎児心拍数波形分類に基づく対応と処置	111
胎児心拍数波形分類の判定	110
胎児心拍数パターン	71
胎児心拍数パターンの判定基準	46
胎児心拍数変動パターン	12
胎児心拍数変動パターンの定義	12
胎児心拍数モニタリング	90, 109
胎児心不全	58
胎児睡眠サイクル	35
胎児生理学	76
胎児中枢神経障害	131
胎児低酸素	62
胎児低酸素血症	32, 77
胎児低酸素症	32, 58, 64

項目	ページ
胎児に問題があると考えられるCTG	11
胎児に問題がないと考えられるCTG	11
胎児敗血症	58
胎児汎下垂体機能低下症	58
胎児評価項目	36
胎児貧血	58, 150, 163
胎児頻脈	57
胎児頻脈性不整脈	58
胎児頻脈の原因	58, 119
胎児不整脈	90
胎動の減少	133
胎内活動	65
胎盤早期剥離	33
胎盤の構造	81
多施設大規模調査	190
多胎	155
多胎における胎児心拍数モニタリング	127
多胎妊娠	125
畳み込み積分	29
ダブルカウント	24, 98
単一臍帯動脈	140
段階的分類	177

ち

項目	ページ
チェックマークパターン	133
チェックマークパターン variant	134
千鳥足現象	25
遅発一過性徐脈	13, 15, 66, 107, 116, 196
遅発一過性徐脈発生の機序	32, 59, 78
中枢神経系の異常	73
中枢神経系の奇形	73
超音波ドプラ胎児心拍信号	17
超音波ドプラ法	18, 96
超音波ドプラ方式	29
長期の母体低血糖	58

て

項目	ページ
低酸素状態	117
低酸素性虚血性脳症	165
定常雑音	25
低体温	58
電極装着例	89
典型的サイナソイダル	174

と

項目	ページ
同期性	125
同期性陣痛	87
同期率	87, 125
動脈化学受容体	53
動脈血 pH 値	70
独立成分分析法	89
ドプラ音	98
ドプラ計測	18
ドプラ検出	29
ドプラ効果	29
ドプラ信号	18
ドプラ探触子	20
ドプラ探触子の装着方法	20
トランスデューサー	22, 28, 114
トランスデューサーの取り付け位置	101
トレーニング	182

な

項目	ページ
内測法	84

に

項目	ページ
日産婦定義	44
日産婦分類	44
乳幼児突然死症候群	90

の

項目	ページ
脳室周囲白質軟化症	144
脳性麻痺	147, 165

脳保護	79		**へ**	
			米国家庭医学会	195
は			米国の胎児心拍数パターン分類	48
ハーフカウント	24, 99		閉塞型の単一臍帯動脈	140
パスカルの原理	29		辺縁付着	137, 138
判定不一致の因子	171		変化分の検出	29
反復する遅発一過性徐脈	120		変動一過性徐脈	13, 60, 107, 116, 196
反復する変動一過性徐脈	120		変動一過性徐脈の発生機序	61
ひ			**ほ**	
ピットフォール	96		母児間輸血症候群	132, 158
非頭位	155		母体甲状腺機能亢進症	58
非同期性陣痛	87		母体心拍数	96
標準化	182, 188		母体低血圧	62
頻収縮	152		母体低酸素	62
品胎妊娠	127		母体発熱	58
頻脈	57		母体腹壁誘導胎児心電図	88
			母体腹壁誘導胎児心電図装置	92
ふ			発作持続時間	103
フォイルストレインゲージ	85		**ま**	
副交感神経	79		慢性実験	76
副交感神経遮断薬	55, 58			
腹壁誘導胎児心電信号	17		**む**	
分娩管理	183		無形成型の単一臍帯動脈	140
分娩時胎児管理指針	176		無脳児	64
分娩時胎児心拍数(FHR)モニター	117			
分娩時のCTG異常出現数	177		**め**	
分娩時のCTGに関する調査	177		迷走神経	64, 76
分娩時リアルタイムマネジメント法	188		迷走神経刺激薬	68
分娩進行に伴う胎児の下降	29		迷走神経反射	77, 78
分娩第2期における迷走神経刺激	58			
分娩中の胎児監視	32		**も**	
分娩取り扱いの基準	186		モニタリング所見と胎児のpH値	73
分娩前胎児死亡率	36			
分娩前の胎児監視	33		**や**	
			薬剤	122

薬剤によるピットフォール　　　　　103

ゆ
　有感領域　　　　　　　　　　　　　20
　ゆらぎ　　　　　　　　25, 26, 99, 163

よ
　羊水指数　　　　　　　　　　　　　37
　羊水量　　　　　　　　　　　　　　37

ら
　卵膜付着　　　　　　　　　　　　138

り
　リスク評価　　　　　　　　　　　195
　臨床成績　　　　　　　　　　　　176

れ
　歴史　　　　　　　　　　　　　　 76

その他
　α遮断薬　　　　　　　　　　　　78
　β刺激薬　　　　　　　　　　　　58
　β遮断薬　　　　　　　　　　　　58
　1 絨毛膜 2 羊膜双胎　　　　　　　130
　2 チャンネル外測陣痛計　　　　　 87
　2 絨毛膜 2 羊膜双胎症例　　　　　127
　30 秒ルール　　　　　　　　104, 108
　3-tier system　　　　　　　　　　 46
　3 段階分類　　　　　　　　　　　 46
　5-tier system　　　　　　　　　　 48
　5 段階分類　　　　　　　　　　　 48

CTG モニタリングテキスト 改訂版

定価（本体 2,300 円＋税）

2018 年 5 月 15 日第 1 刷発行

編集代表　馬場一憲，松田義雄
編　　集　日本母体胎児医学会

発行者　蒲原一夫
発行所　株式会社 東京医学社　www.tokyo-igakusha.co.jp
　　　　〒101-0051　東京都千代田区神田神保町 2-40-5
　　　　編集部　TEL 03-3237-9114　　FAX 03-3237-9115
　　　　販売部　TEL 03-3265-3551　　FAX 03-3265-2750
　　　　郵便振替口座　00150-7-105704
© 日本母体胎児医学会，2018
Printed in Japan

正誤表を作成した場合はホームページに掲載します。
印刷・製本／三報社印刷
乱丁，落丁などがございましたら，お取り替えいたします。
・本書に掲載する著作物の複製権・翻訳権・上映権・譲渡権・公衆送信権（送信可能化権を含む）は（株）東京医学社が保有します。
・ JCOPY 〈出版者著作権管理機構 委託出版物〉
本書の無断複製は著作権法上での例外を除き禁じられています。複製される場合は，そのつど事前に出版者著作権管理機構（TEL 03-3513-6969，FAX 03-3513-6979，e-mail：info@jcopy.or.jp）の許諾を得てください。
ISBN978-4-88563-290-7 C3047 ¥2300E